中国食品药品检验检测技术系列丛书

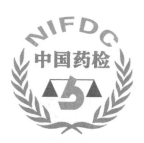

医疗器械安全通用
要求检验操作规范

中国食品药品检定研究院　组织编写

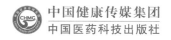

中国健康传媒集团

中国医药科技出版社

内 容 提 要

　　本书是《中国食品药品检验检测技术系列丛书》之一。本书定位于基础和通用的检验技术，特别是与安全性相关的方面，分为"医疗器械常用化学和生物检验技术规范""医用电气设备安全通用要求检验技术规范"和"医用电气设备电磁兼容要求检验技术规范"三篇。针对各篇，编者主要依据GB/T 14233、GB/T 16886、GB 9706.1、YY 0505等标准详细介绍其具体检验检测技术。

　　本书的内容具有很强的实用性和可操作性，是进行无源和有源医疗器械检验检测的重要工具书，也可作为大专院校教学参考用书。

图书在版编目（CIP）数据

　　医疗器械安全通用要求检验操作规范/中国食品药品检定研究院组织编写. —北京：中国医药科技出版社,2019.8

　　（中国食品药品检验检测技术系列丛书）

　　ISBN 978-7-5214-1217-8

　　Ⅰ.①医…　Ⅱ.①中…　Ⅲ.①医疗器械–卫生检查–技术操作规程–中国　Ⅳ.①R194.5-65

　　中国版本图书馆CIP数据核字(2019)第114881号

中国食品药品检验检测技术系列丛书

医疗器械安全通用要求检验操作规范

美术编辑　　陈君杞
版式设计　　易维鑫

出版　　**中国健康传媒集团**｜中国医药科技出版社
地址　　北京市海淀区文慧园北路甲 22 号
邮编　　100082
电话　　发行：010-62227427　　邮购：010-62236938
网址　　www.cmstp.com
规格　　889×1194mm ¹/₁₆
印张　　26
字数　　567 千字
版次　　2019 年 8 月第 1 版
印次　　2019 年 8 月第 1 次印刷
印刷　　三河市万龙印装有限公司
经销　　全国各地新华书店
书号　　ISBN 978-7-5214-1217-8
定价　　**298.00 元**

获取新书信息、投稿、为图书纠错，请扫码联系我们。

《医疗器械安全通用要求检验操作规范》

编　委　会

主　　编　张志军

副 主 编　杨昭鹏　余新华　施燕平　何　骏　孟志平　陈鸿波　郑　佳

编　　委　（按篇和姓氏笔画排序）

第一篇　医疗器械常用化学和生物检验技术规范

万　敏　王巨才　王文庆　王春仁　卢大伟　史建峰　付步芳

刘成虎　孙晓霞　杜晓丹　连　环　沈　永　陈　亮　陈丹丹

柯林楠　黄元礼　韩倩倩

第二篇　医用电气设备安全通用要求检验技术规范

王　权　王　葳　王建军　许慧雯　李　文　李　澍　李佳戈

邵玉波　苑富强　柳晶波　韩晓鹏

第三篇　医用电气设备电磁兼容要求检验技术规范

王　权　王建军　许慧雯　李　澍　李佳戈　轩辕凯　肖　潇

张　芸　张宜川　邵玉波　苑富强　赵佳洋　徐　扬　高　中

缪　佳

《医疗器械安全通用要求检验操作规范》

参加编写单位

（按行政区划排列）

国家药品监督管理局医疗器械标准管理中心
北京市医疗器械检验所
辽宁省医疗器械检验检测院
上海市医疗器械检测所
江苏省医疗器械检验所
山东省医疗器械产品质量检验中心
湖北省医疗器械质量监督检验研究院
海南省医疗器械检测所

前言
Foreword

自1996年开始,中国食品药品检定研究院(原中国药品生物制品检定所)为配合《中国药典》等国家药品标准实施,组织全国药品检验系统专家连续四次编撰出版《中国药品检验标准操作规范》(1996年、2000年、2005年和2010年)及《药品检验仪器操作规程》(2005年和2010年),旨在推动全国药品检验系统检验方法和仪器操作的规范化。

党中央、国务院和地方各级政府历来高度重视食品药品监管工作。作为监管的重要技术支撑,检验机构在产品上市前和上市后的监管中发挥着越来越重要的作用。随着我国药品、医疗器械、食品、化妆品产品质量要求的不断提高,检验技术的不断进步,检验领域的不断扩大,检验检测操作的进一步规范更显迫切。在既往工作的基础上,中国食品药品检定研究院组织全国药品、医疗器械、食品、化妆品检验检测机构的专家编撰《中国食品药品检验检测技术系列丛书》。

本套《丛书》涵盖药品、医疗器械、食品、化妆品检验检测操作规范、仪器操作规程及疑难问题解析等内容,并介绍了检验检测新技术、新方法、新设备的应用,具有较强的实用性和可操作性。将为促进医药产业发展,发挥技术支撑功能,提升药品监管水平起到重要作用。

《医疗器械安全通用要求检验操作规范》是系列丛书之一。

医疗器械产品种类繁杂,其检验检测涉及的领域非常广泛,本书定位于基础和通用的检验技术,特别是与安全性相关的方面,分为"医疗器械常用化学和生物检验技术规范""医用电气设备安全通用要求检验技术规范"和"医用电气设备电磁兼容要求检验技术规范"三篇。

第一篇"医疗器械常用化学和生物检验技术规范"主要依据GB/T 14233《医用输液 输血 注射器具检验方法》系列标准、GB/T 16886《医疗器械生物学评价》系列标准、《中华人民共和国药典》等,GB/T 14233和GB/T 16886系列标准是进行化学和生物学方面检验与评价的常用依据,本篇按原理、仪器设备、试剂、检验步骤、分析判定、注意事项等体例内容编写。

第二篇"医用电气设备安全通用要求检验技术规范"主要依据即将发布的GB 9706.1《医用电气设备 第1部分：基本安全和基本性能的通用要求》（IEC60601-1:2012）强制性国家标准，按照依据标准条款、检验设备、测试步骤、结果判定、原始记录表格和操作注意事项的体例编写，分为标准概述、通用要求、ME设备对电击危险的防护、ME设备和ME系统对机械危险的防护、对超温和其他危险的防护、控制器和仪表的准确性和危险输出的防护、ME设备的结构、ME系统和其他九个部分。

第三篇"医用电气设备电磁兼容要求检验技术规范"主要依据YY 0505《医用电气设备 第1-2部分：基本安全和基本性能的通用要求并列标准：电磁兼容 要求和试验》强制性行业标准，按照依据标准条款、检验设备、测试步骤、结果判定、原始记录表格和操作注意事项的体例编写，分为标准概述，识别、标记和文件要求，发射试验以及抗扰度试验四个部分，并在测试步骤中细化了具体的测试布置以及测试方法。

本书的编写人员均为长期从事医疗器械检验检测的业务骨干，具有丰富的实际操作以及复杂技术问题处理经验。在编写过程中经过多次集体讨论，互相取长补短，达成格式和内容的协调一致。本书的内容具有很强的实用性和可操作性，是进行无源和有源医疗器械检验检测的重要工具书。

因时间仓促，本书难免存在疏漏和不足之处，还请广大读者批评指正，以便进一步修订完善。

编委会
2019年6月

目录
Contents

第二篇　医用电气设备安全通用要求检验技术规范

第三篇　医用电气设备电磁兼容要求检验技术规范

第一篇
医疗器械常用化学和生物检验技术规范

第一章
生物学评价试验检验技术规范

第一节 概述和发展趋势

一、生物学评价简史

医用生物材料的评价在开始应用到临床时就已经考虑到其安全性问题，评价和材料的开发相互伴随不可分离，没有评价的材料是不可能应用到临床的，并且随着生物材料和医疗器械的发展，生物材料的评价方法和标准不断完善和细化，并且具有更好的操作性。早在1976年美国国会立法授权美国食品药品监督管理局（FDA）管理医疗器械实行售前审批制度。随后1979年美国国家标准局和口腔协会发布"口腔材料生物学评价标准"，1980年英国标准局（BS）公布了牙科材料生物学评价的标准方法，1982年美国材料试验协会发布"生物材料和医疗器械的生物学评价项目选择标准"，1984年国际标准化组织（ISO）颁布"口腔材料生物学评价标准"，1986年美国、英国和加拿大的毒理学和生物学专家制定了"生物材料和医疗器械生物学评价指南"，1987年美国药典会发布了"医用塑料的生物学评价试验方法（体外）"，1988年又发布了"医用塑料的生物学评价试验方法（体内）"，1989年英国发布了"生物材料和医疗器械生物学评价标准"，1990年西德发布了"生物材料生物学评价标准"，1992年日本发布了"生物材料和医疗器械生物学评价指南"。国家标准化组织（ISO）在1989年制定了"生物材料和医疗器械生物学评价标准"，共17个ISO 10993系列标准。我国在20世纪80年代也开始了生物材料的生物学评价研究，并在1994年组团参加国际标准化组织并申请由观察员国成为正式会员国，并在1997年开始将ISO 10993医疗器械生物学评价系列标准转化成我国的国家标准，即GB/T 16886医疗器械生物学评价系列标准，成为我国医疗器械生物学评价的基本标准，也是目前我国广泛使用的生物材料和医疗器械生物学评价的标准体系。

二、生物学评价的标准和原则

生物学评价是针对直接和人体接触或体内使用的生物医用材料，提供一套系统完整的生物学评价程序和方法。通过体外试验和体内试验评价生物医用材料对细胞和动物体可能潜在的有害作用，并通过试验综合评价预期在临床使用的安全性，将风险降低到最低程度。为了确保在临床使用的安全性，在完成物理和化学性能、加工性能和灭菌性能等有效性满足要求后，必须进行生物学评价试验。生物学评价是建立在试验基础上，并结合医疗器械风险管理过程进行评价和试验。

（一）生物学评价标准

生物医用材料安全性评价主要是采用医疗器械生物学评价系列标准，即世界标准化组织（ISO）制定的10993系列标准，国内已经转化为国家标准GB/T 16886系列标准。ISO 10993系列标准由ISO194技术委员会制定，目前194技术委员会已经制定21个标准：GB/T 16886医疗器械生物学评价 第1部分：风险管理过程中的评价与试验；第2部分：动物保护要求；第3部分：遗传毒性、致癌性和生殖毒性试验；第4部分：与血液相互作用试验选择；第5部分：体外细胞毒性试验；第6部分：植入后局部反应试验；第7部分：环氧乙烷灭菌残留量；第8部分：生物学试验参照样品的选择和定性指南；第9部分：潜在降解产物的定性与定量框架；第10部分：刺激与迟发型超敏反应试验；第11部分：全身毒性试验；第12部分：样品制备与参照样品；第13部分：聚合物医疗器械降解产物的定性与定量；第14部分：陶瓷降解产物的定性与定量；第15部分：金属与合金降解产物的定性与定量；第16部分：降解产物和可溶出物的毒代动力学研究设计；第17部分：可沥滤物允许限量的确立；第18部分：材料化学表征；第19部分：材料物理化学、形态学和表面特性表征；第20部分：医疗器械免疫毒理学试验原则与方法；ISO/CD10993-21 生物医学材料生物学评价标准编写指南。由于GB/T 16886（ISO 10993）医疗器械生物学评价标准不断在更新，建议在采用这些标准时应使用这些标准的最新版本。

（二）生物学评价试验选择和原则

无论国内还是国外政府批准的是以终产品形式提供的医疗器械产品，而不是用于制造医疗器械的每个材料，因此生物学评价按照医疗器械法规的要求是对终产品的评价。最终医疗器械的生物相容性不仅取决于材料，也取决于材料的加工、生产方式（包括灭菌方法）、可能存在于终产品的加工残留物。因此在本书中使用的材料或医用生物材料这样的术语指的是医疗器械终产品而不是指的每个材料成分。

进行生物材料生物学评价是测定和人体接触的构成医疗器械的材料引起潜在的毒性。构成医疗器械的材料直接或通过释放一些物质引起局部或全身生物学反应、引发肿瘤、产生生殖和发育毒性反应。因此任何用于人体的医疗器械都需要进行系统的试验以确保潜在的风险降低到可接受的程度。

生物材料的生物学评价应选择合适的试验进行评价，在试验选择时应考虑材料的化学特性以及人体接触的性质、程度、频次和时间。一般来说这些试验包括：体外细胞毒性试验；刺激试验；致敏试验；急性、亚慢性和慢行毒性试验；血液相容性试验、植入试验、遗传毒性试验、致癌性试验、生殖发育毒性试验。然而，根据特殊器械或材料特性、器械的预期用途、目标人群和人体接触的特性，这些试验可能不足以证明特殊器械的安全性，因此有必要对某些器械针对特殊的目标器官进行附加试验，例如神经毒性和免疫毒性试验。例如，直接与脑组织和脑脊液接触的神经医疗器械需要进行动物植入试验评价对脑组织、癫痫易感性、脉络丛和蛛网膜颗粒分泌和吸收脑脊液的影响。

三、生物学评价试验中注意的问题

（一）应采用最终产品或代表性样品

如果最终产品不能作为测试样品，应制作测试样品。如果测试样品和终产品有差异，应进行附加试验证明测试样品的合理性：例如测试样品的可萃取物的成分和量应基本相同，也可以采用极限萃取和表面表征的方法。

（二）原位聚合和生物降解材料

测试样品建议采用代表性的终产物，毒性试验采用终产物以及聚合或降解不同时间点如开始、中间和最终的降解产物。体内试验观察点根据聚合和降解动力学，应观察到聚合物消失或生物学反应趋于稳定。

（三）机械性问题引起的生物学反应

对于涂层或多种材料部件的器械，有潜在机械性损伤引起的生物学反应，例如涂层的脱落。

（四）亚微米或纳米成分

ISO 10993标准对于这类材料有一定的局限性。生物学评价需要考虑测试样品的表征；浸提条件的选择；确保样品能代表临床适用情况。试验选择在参照文献中验证的试验应尽量采用标准的生物学试验，确保亚微米成分不会干扰试验，考虑附加试验分析材料吸收、分布、蓄积以及代谢和清除。

（五）样品的浸提

采用ISO 10993-12规定的方法，首选表面积和浸提介质的比例的方法，如果无法计算表面积时采用重量的方法。采用极性和非极性浸提介质。浸提条件通常采用37℃72小时、50℃72小时、70℃24小时或121℃1小时，对于长期接触和永久植入的器械，在37℃浸提不能充分浸提出材料的可萃取物质，有必要对浸提条件进行研究，确认最佳浸提条件。应注意浸提液状态颜色，有无颗粒等，浸提液是否处理例如过滤、离心等。浸提液制备后应尽快使用，避免储存。

（六）多部件或材料器械

多部件器械并且接触时间不同应对每个部件单独进行浸提并进行试验。多材料制备器械并且接触面积或接触部位不同，应对新材料单独进行浸提试验。例如球囊导管中的球囊采用新材料，应对球囊和球囊导管分别浸提进行试验。

（七）先进行体外试验，后进行动物试验

如果体外试验都通不过，就不必做动物试验。根据我们多年的经验，一般是先进行溶血试验和细胞毒性试验。

（八）进行生物学试验

必须要在认可的专业实验室并由经过培训且具有实践经验的专业人员进行。在对最终产品作出评价结论时，也应考虑到产品的具体用途及有关文献。

（九）需重新进行生物学评价的情况

当最终产品投放上市后，如果制造产品的材料来源或技术条件发生变化；产品的配方、工艺、灭菌条件改变；储存期内产品发生变化；产品用途发生变化；有情况表明产品用于人体时会产生副作用时，要对产品重新进行生物学评价。

四、生物学评价的目的和意义

生物学评价属于医疗器械风险管理的范畴。GB/T 16886.1-2011标准名称确定为《医疗器

械生物学评价 第1部分：风险管理过程中生物学评价与试验》，很好地说明了医疗器械生物学评价与风险管理的关系。标准以资料性附录B的形式介绍了医疗器械生物学评价在风险管理过程中应用的指南，供精通医疗器械评价的人员参考。而YY/T 0316–2016/ISO14971：2007《医疗器械 风险管理对医疗器械的应用》则以资料性附录I的形式，介绍了医疗器械生物学危害的风险分析过程的指南，供精通风险管理的人员参考。两个标准的侧重面是不同的。YY/T 0316把医疗器械生物学评价纳入到了医疗器械风险管理的范畴。生物学评价的结果，应作为风险管理的输入，提供给从事风险管理的专业人员对风险进行控制和管理，认识到这一点非常重要。

生物学评价的目的是将生物材料和器械的风险减低到临床可接受的程度。一般来讲，实验室的试验结果都只对受试样品负责。然而，人们更期望于实验室动物试验结果能对一个时期内的器械/材料的生物安全性负责。这不仅要求实验室的试验方法可靠，还要求医疗器械制造商应建立良好的生产质量体系，保证能持续提供质量均一的器械/材料。如果器械/材料不稳定，实验室的试验数据再准确也没有意义。因此，实验室试验保证和生产企业的质量体系的持续保证共同组成了器械/材料生物安全性评价的保证。

生物学评价中采用的试验方法应灵敏、精确并可靠。因此，要求实验室应符合GLP或ISO/IEC 17025的要求。这涉及到实验环境、设施、动物饲养、人员、管理等一系列要素都要达到期望的要求，试验结果应是可再现的（实验室间）和可重复的（实验室内）。

五、生物学评价的发展和展望

直到现在，对生物材料生物相容性的评价主要通过细胞学和组织学的方法，检测的都还只是生物材料对生物有机体产生作用和影响的最终综合结果，尚未深入到分子水平，就连ISO/TC 194和TC 106最近颁布的有关标准文件中也尚未涉及到分子水平的生物学检测方法。这显然已经不能满足当前从根本上提高生物材料研究与应用水平的要求，所以必须突破传统的研究方法，用分子生物学的技术从分子水平上研究生物材料对机体基因结构、转录和翻译的影响，在分子水平上建立评价生物材料生物相容性的标准，才能使生物材料领域焕发新的生机，更好的保证生物材料和人工器官的安全有效。

在20世纪90年代初，国外学者提出并确定了对生物材料进行分子水平生物相容性研究的设想，也就是说对生物材料的生物相容性研究与评价，不仅要从整体水平去观察材料对人体各系统的影响；从细胞水平观察材料对细胞的数量、形态及分化的影响；还要深入到分子水平去观察材料对细胞DNA，RNA及细胞外基质的胶原蛋白和非胶原蛋白mRNA基因表达的影响。从整体、细胞和分子生物水平去全方位地评价生物材料的生物相容性，以确保生物材料安全地应用于人体。

生物材料遗传毒性和致癌性评价作为生物材料相容性评价的一个方面，也已进入分子水平。早期生物材料致癌性评价通常采用体内植入和体外转化的方法，这些方法耗时费力，且不能准确地评价生物材料的致癌性，也无法了解其致癌机理。采用分子生物学的方法可以阐明材料的作用机理。

随着人工智能的发展将人工智能结合生物学评价技术，例如采用人工智能和组织病理切片的阅片技术相结合，可实现快速准确的对组织切片的阅读识别，提高组织相容性评价的智能化水平。另外，微流控技术和组织细胞芯片也可以和生物学评价结合起来，建立生物学评价新检验技术和方法。

起草人：王春仁（中国食品药品检定研究院）

复核人：施燕平（山东省医疗器械产品质量检验中心）

第二节　样品制备

一、样品制备的意义

试验样品的采集与制备，关系到试验结果的准确性、可靠性、可信性，也是生物学安全性评价全过程中重要内容之一，如果样品不正确采集或制备操作有误，或者取样不具有代表性，试验结果就变得毫无意义，甚至得出错误的结论。因此，样品的采集与制备对试验结果起着决定性作用。

二、样品制备的内容

（一）范围

样品制备方法应考虑到生物学评价方法和被评价的材料。各生物学试验方法均需要规定材料的选择、浸提溶剂和条件。

（二）试验样品选择

试验应在最终产品、取自最终产品中有代表性的样品或与最终产品以相同的工艺过程制得的材料，或以上制备的相应的浸提液中进行。试验样品的选择应进行论证。

（三）器械代表性部分的选择

如器械不能整体用于试验时，应选取最终产品中各种材料有代表性的部分按比例组合成试验样品。有表面涂层器械的试验样品应包括涂层材料和基质材料，复合材料应以最终材料进行试验。

（四）样品浸提液制备

如果试验程序要求用器械的浸提液，所用浸提介质和浸提条件应与最终产品的属性和使用以及试验目的相适应，如危害识别、风险评估和风险评定。在选择浸提条件时应考虑器械材料的物理化学特性、可沥滤物或残留物。

浸提条件在多数情况下为产品使用的适当加严的条件。应在表1-1-1中之一的条件下进行浸提。

表1-1-1　浸提温度和时间示例

温度（℃）	时间（h）
37 ± 1	72 ± 2
50 ± 2	72 ± 2
70 ± 2	24 ± 2
121 ± 2	1 ± 0.1

对于在使用条件下溶解或吸收的材料，用适宜的浸提介质和浸提时间/温度条件进行浸提以模拟加严接触。一般应完全溶解。对于多孔材料的评价，只要能模拟临床使用条件或测定潜在危害即可。浸提之前应将材料切成小块，使材料浸没在浸提介质中。例如，聚合物宜切成约10mm×50mm或5mm×25mm的小块。可参照表1-1-2的表面积和浸提液体积。

表1-1-2　标准表面积和浸提液体积

厚　　度 （mm）	浸提比例 （表面积或质量/体积）±10%	材料形态举例
<0.5	6cm²/ml	膜、薄片、管壁
0.5~1.0	3cm²/ml	管壁、厚片、小型模制件
>1.0	3cm²/ml	大型模制件
>1.0	1.25cm²/ml	弹性密封件
不规则形状固体器械	0.2g/ml	粉剂、球体、泡沫材料、非吸收性模制件
不规则形状多孔器械（低密度材料）	0.1g/ml	薄膜、织物

注：现在尚无测试可吸收材料和水胶体的标准化方法，推荐以下方案：
— 测定材料浸提介质吸收量（每0.1g或1.0cm²材料所吸收的量）；
— 在进行浸提时，对浸提混合物按每0.1g或1.0cm²额外加入该浸提介质吸收量。

对于弹性体、涂层材料、复合材料、多层材料等，由于完整表面与切割表面存在潜在的浸提性能差异，因此应尽量完整地进行浸提。

浸提时应使用极性和非极性两种溶剂。浸提介质示例如下。

（1）极性浸提介质　水、生理盐水、无血清培养基。

（2）非极性浸提介质　符合各国药典质量规定的新鲜精制植物油（如棉籽油或芝麻油）。

（3）其他浸提介质　乙醇/水、乙醇/生理盐水、聚乙二醇400（稀释至生理渗透压）、二甲基亚砜和含血清培养基。

浸提应在搅动或循环的条件下进行。当认为静态条件适宜时，应对试验方法加以论证、规定并出具报告。液体浸提液应尽可能在制备后立即使用，以防止吸附在浸提容器上或成分发生其他变化。浸提液如存放超过24小时，则应验证贮存条件下浸提液的稳定性和均一性。

一般不应调整浸提液的pH，除非给出理由。浸提液通常不应采用过滤、离心或其他方法来去除悬浮的粒子，如有必要进行时，应给出说明并形成文件。

对于在使用条件下预期不溶解或吸收的材料或器械，用于聚合材料或器械浸提的任何溶剂不应导致聚合物发生溶解。聚合材料在挥发性溶剂中只应发生轻微变软（如小于10%的溶解度）。

对于溶液和可溶性材料，则不需要浸提而直接对其试验，前提是该溶液的特性与该试验系统相容。

当液体按正常使用条件通过器械进行循环（如体外循环器械）时，可采用重复循环浸提。若可能，加严一个或多个试验条件（如温度、时间、体积、流速）。应在报告中对所选择的浸提方法进行说明。

加严试验条件下危害识别和风险评估的浸提条件，应按照 ISO 14971 来考虑由于制造过程的改变或制造过程控制不足引起的危害。应特别注意那些制造过程中的残留物，如微量元素、清洁剂和消毒剂。

（五）试验样品制备和样品选择的原则

用于生物学测定的材料宜代表最终产品的成分和表面特征以及加工过程。理想的生物学试验是从器械上切取材料、器械组件作为试验材料，或用它们制备的浸提液，试验时使材料的表面与试验系统细胞/生物环境接触。另一个可选方法是，用与器械制造过程所用的相同过程（挤出、浸泡等）、温度、时间、大气压强、脱模剂和退火、固化、清洗、灭菌等过程加工成小体积样品。这有助于评价表面积、表面特性、可沥滤物浓度、材料表面和形状相关的作用。例如：塑料和橡胶材料成分宜包括树脂、聚合物和添加剂的识别。可能用同一方法或其他方法再次灭菌的材料应经多次灭菌处理后进行试验。例如：一种材料经辐照灭菌并经环氧乙烷再次灭菌，则宜经过下列过程后再进行试验：①辐照；②辐照加环氧乙烷。

（六）试验样品浸提原则

制备器械浸提液时，所用的浸提介质和浸提条件既要与最终产品的性质和用途相适应，又要与试验方法的可预见性（如试验目的、原理、敏感性等）相适应。因此理想的浸提条件和试验系统浸提液的应用不仅要反映产品的实际使用条件，还要反映试验的目的和可预测性。不同的试验目的采用不同的浸提，例如：加严和极限浸提适用于危害识别；极限浸提适用于长期使用的植入性器械的安全性评估，用以估计器械释放给患者的化学物的上限；模拟使用浸提适用于人体健康风险评价中得出安全系数；经过蒸汽灭菌且在贮存期内含有液体的材料和器械，可采用 121℃ ± 2℃浸提（如预充液的透析器）；对含有蛋白的器械材料宜特别注意要确保浸提程序不会改变材料的生物学特性。

起草人：刘成虎（山东省医疗器械产品质量检验中心）
复核人：陈丹丹（中国食品药品检定研究院）

第三节　细菌内毒素试验

一、原理

利用鲎试剂与细菌内毒素产生凝集反应的机理，以判定供试品中细菌内毒素的限量是否符合规定。

二、仪器设备试剂

（一）试剂

细菌内毒素国家标准品、细菌内毒素工作标准品、鲎试剂、细菌内毒素检查用水。

（二）主要设备

恒温摇床、恒温水浴箱、电热干燥箱、旋涡混合器。

三、检验步骤

（一）试验前准备

1. 器具处理　试验所用器皿需经处理除去可能存在的外源性内毒素。玻璃器皿置电热干燥箱内 250 ℃干烤 30 分钟以上或采用其他确证不干扰细菌内毒素检查的适宜方法。

2. 鲎试剂灵敏度复核试验

（1）当使用新批号的鲎试剂或试验条件发生了任何可能影响检验结果的改变时，应进行鲎试剂灵敏度复核试验。

（2）在本检查法规定的条件下，使鲎试剂产生凝集的内毒素的最低浓度即为鲎试剂的标示灵敏度，用 EU/ml 表示。当使用新批号的鲎试剂或试验条件发生了任何可能影响检验结果的改变时，应进行鲎试剂灵敏度复核试验。根据鲎试剂灵敏度的标示值（λ），将细菌内毒素国家标准品或细菌内毒素工作标准品用细菌内毒素检查用水溶解，在旋涡混合器上混匀 15 分钟，然后制成 2λ、λ、0.5λ 和 0.25λ 四个浓度的内毒素标准溶液，每稀释一步均应在旋涡混合器上混匀 30 秒。取分装有 0.1 ml 鲎试剂溶液的 10 mm × 75 mm 试管或复溶后的每支 0.1 ml 规格的鲎试剂原安瓿 18 支，其中 16 管分别加入 0.1 ml 不同浓度的内毒素标准溶液，每一个内毒素浓度平行做 4 管；另外 2 管加入 0.1 ml 细菌内毒素检查用水作为阴性对照。将试管中溶液轻轻混匀后，封闭管口，垂直放入 37 ℃ ± 1 ℃的恒温器中，保温 60 分钟 ± 2 分钟。

将试管从恒温器中轻轻取出，缓缓倒转 180°，若管内形成凝胶，并且凝胶不变形、不从管壁滑脱者为阳性；未形成凝胶或形成的凝胶不坚实、变形并从管壁滑脱者为阴性。保温和拿取试管过程应避免受到振动，造成假阴性结果。当最大浓度 2λ 管均为阳性，最低浓度 0.25λ 管均为阴性，阴性对照管为阴性，试验方为有效。按下式计算反应终点浓度的几何平均值，即为鲎试剂灵敏度的测定值（λ_c）。

$$\lambda_c = \text{antilg}\ (\Sigma X/n)$$

式中 X 为反应终点浓度的对数值（lg）。反应终点浓度是指系列递减的内毒素浓度中最后一个呈阳性结果的浓度；n 为每个浓度的平行管数。

当 λ_c 在 $0.5\lambda \sim 2\lambda$（包括 0.5λ 和 2λ）时，方可用于细菌内毒素检查，并以标示灵敏度 λ 为该批鲎试剂的灵敏度。

3. 确定最大有效稀释倍数（MVD）　最大有效稀释倍数是指在试验中供试品溶液被允许达到稀释的最大倍数（$1 \rightarrow$ MVD），在不超过此稀释倍数的浓度下进行内毒素限值的检测。用以下公式来确定 MVD。

$$MVD = cL/\lambda$$

式中 L 为供试品的细菌内毒素限值；c 为供试品溶液的浓度，当 L 以 EU/mg 或 EU/U 表示时，c 的单位需为 mg/ml 或 U/ml，当 L 以 EU/ml 表示时，则 c 等于 1.0 ml/ml。如需计算在 MVD 时的供试品浓度，即最小有效稀释浓度，可使用公式 $c = \lambda/L$；λ 为在凝胶法中鲎试剂的标示灵敏度（EU/ml）。

4. 供试品干扰试验

（1）对未知或可疑的供试品初次进行细菌内毒素试验之前应先进行干扰试验，以检验供试品对细菌内毒素试验是否有抑制或增强作用，以及其他影响细菌内毒素试验准确性和敏感性的干扰作用。当鲎试剂、供试品来源、供试品配方或生产工艺有变化或其他任何可能影响细菌内毒素试验结果的试验条件改变时，应重新进行干扰试验。

（2）按表1-1-3制备溶液A、B、C和D，使用的供试品溶液应为未检验出内毒素且不超过最大有效稀释倍数（MVD）的溶液，按鲎试剂灵敏度复核试验项下操作。

表1-1-3 凝胶法干扰试验溶液的制备

编号	内毒素浓度/被加入内毒素的溶液	稀释用液	稀释倍数	所含内毒素的浓度	平行管数
A	无/供试品溶液	—	—	—	2
B	2λ/供试品溶液	供试品溶液	1	2λ	4
			2	1λ	4
			4	0.5λ	4
			8	0.25λ	4
C	2λ/检查用水	检查用水	1	2λ	2
			2	1λ	2
			4	0.5λ	2
			8	0.25λ	2
D	无/检查用水	—	—	—	2

注：A为供试品溶液；B为干扰试验系列；C为鲎试剂标示灵敏度的对照系列；D为阴性对照。

只有当溶液A和阴性对照溶液D的所有平行管都为阴性，并且系列溶液C的结果符合鲎试剂灵敏度复核试验要求时，试验方为有效。当系列溶液B的结果符合鲎试剂灵敏度复核试验要求时，认为供试品在该浓度下无干扰作用。

其他情况则认为供试品在该浓度下存在干扰作用。若供试品溶液在小于MVD的稀释倍数下对试验有干扰，应将供试品溶液进行不超过MVD的进一步稀释，再重复干扰试验。

可通过对供试品进行更大倍数的稀释或通过其他适宜的方法排除干扰。为确保所选择的处理方法能有效地排除干扰且不会使内毒素失去活性，要使用预先添加了标准内毒素再经过处理的供试品溶液进行干扰试验。

当进行新产品的内毒素检查试验前，或无内毒素检查项的品种建立内毒素检查法时，须进行干扰试验。

当鲎试剂、供试品的处方、生产工艺改变或试验环境中发生了任何有可能影响试验结果的变化时，须重新进行干扰试验。

（二）试验方法

1. **浸提介质** 细菌内毒素检查用水。

2. **供试液制备** 根据产品标准规定的细菌内毒素限值确定浸提介质体积，选用下列适宜方法制备供试液。

（1）管类和容器类器具 用细菌内毒素检查用水浸泡器具内腔，在37℃±1℃恒温箱中浸提不少于1小时。

（2）小型配件或实体类器具　置无热原玻璃器皿内，加入细菌内毒素检查用水振摇数次，在37℃±1℃恒温箱中浸提不少于1小时。

供试液贮存应不超过2小时。

注：浸提介质体积计算公式：V=L/λ。式中：V为浸提介质体积（ml）；L为产品细菌内毒素限值（EU/件）；λ为所用鲎试剂灵敏度标示值（EU/ml）。

3. 凝胶限度试验　按表1-1-4制备溶液A、B、C和D，使用稀释倍数不超过MVD并且已经排除干扰的供试品溶液来制备溶液A和B，按鲎试剂灵敏度复核试验项下操作。

表1-1-4　凝胶限度试验溶液的制备

编号	内毒素浓度/配制内毒素的溶液	平行管数
A	无/供试品溶液	2
B	2λ/供试品溶液	2
C	2λ/检查用水	2
D	无/检查用水	2

注：A为供试品溶液；B为供试品阳性对照；C为阳性对照；D为阴性对照。

四、分析判定

结果判断：保温60分钟±2分钟后观察结果。若阴性对照溶液D的平行管均为阴性，供试品阳性对照溶液B的平行管均为阳性，阳性对照溶液C的平行管均为阳性，试验有效。若溶液A的两个平行管均为阴性，判定供试品符合规定。若溶液A的两个平行管均为阳性，判定供试品不符合规定。若溶液A的两个平行管中的一管为阳性，另一管为阴性，需进行复试。复试时溶液A需做4支平行管，若所有平行管均为阴性，判定供试品符合规定，否则判定供试品不符合规定。若供试品的稀释倍数小于MVD而溶液A出现不符合规定时，需将供试品稀释至MVD重新试验，再对结果进行判断。

五、注意事项

输液、输血、注射器具细菌内毒素限值在产品标准中规定，宜尽可能低。推荐输液、输血、注射器具细菌内毒素限值每件不超过20 EU，与脑脊液接触医疗器械每件不超过2.15 EU。

起草人：陈丹丹（中国食品药品检定研究院）
复核人：孙晓霞（山东省医疗器械产品质量检验中心）

第四节　热原试验

一、原理

本试验系将医疗器械浸提液注入家兔静脉，在规定的时间内观察家兔体温升高的情况，以判定供试品是否具有潜在的材料致热作用。

二、仪器设备试剂

（一）试剂

质量浓度为 9 g/L 的无菌无热原氯化钠注射液。

（二）主要设备

超净工作台、电热干燥箱、恒温摇床、恒温培养箱、电子天平。

三、检验步骤

（一）试验前准备

1. 器具除热原 与供试液接触的所有玻璃器皿置电热干燥箱内 250℃干烤 30 分钟以上。也可采用其他适宜的方法除热原。

2. 测温器具 家兔体温测试应使用精密度为 ±0.1℃的热原测温仪或肛门体温计。

3. 实验室环境 在试验前 1~2 天，供试用家兔应处于同一温度环境中，实验室和饲养室的温度相差不得大于 5℃，实验室温度应为 17~28℃。在试验全过程中，室温变化不大于 3℃，避免噪音干扰。

4. 试验用家兔 供试用的家兔应健康合格，体重 1.7 kg 以上（用于生物制品检查用的家兔体重为 1.7~3.0 kg），雌兔应无孕。预测体温前 7 日即应用同一饲料饲养，在此期间内，体重应不减轻，精神、食欲、排泄等不得有异常现象。未曾用于热原检查的家兔；或供试品判定为符合规定，但组内升温达 0.6℃的家兔；或 3 周内未曾使用的家兔，均应在检查供试品前 7 日内预测体温，进行挑选。挑选试验的条件与检查供试品时相同，仅不注射药液，每隔 30 分钟测量体温 1 次，共测 8 次，8 次体温均在 38.0~39.6℃的范围内，且最高与最低体温相差不超过 0.4℃的家兔，方可供热原检查用。用于热原检查后的家兔，如供试品判定为符合规定，

至少应休息 48 小时方可再供热原检查用，其中升温达 0.6℃的家兔应休息 2 周以上。对用于血液制品、抗毒素和其他同一抗原性供试品检测的家兔可在 5 天内重复使用 1 次。如供试品判定为不符合规定，则组内全部家兔不再使用。

家兔在试验前至少 1 小时开始停止给食并置于宽松适宜的装置中，直至试验完毕。测量家兔体温应使用精密度为 ±0.1℃的测温装置。测温探头或肛温计插入肛门的深度和时间各兔应相同，深度一般约 6 cm，时间不得少于 1.5 分钟，每隔 30 分钟测量体温 1 次，一般测量 2 次，两次体温之差不得超过 0.2℃，以此两次体温的平均值作为该兔的正常体温。当日使用的家兔，正常体温应在 38.0~39.6℃的范围内，且同组各兔间正常体温之差不得超过 1.0℃。

（二）试验方法

1. 供试液制备 按 GB/T 16886.12 规定选择适宜的浸提条件。

2. 试验步骤 取适用的家兔 3 只，测定其正常体温后 15 分钟以内，自耳静脉缓缓注入规定剂量（10ml/kg）并温热至约 38℃的供试品溶液，然后每隔 30 分钟按前法测量其体温 1 次，共测 6 次，以 6 次体温中最高的一次减去正常体温，即为该兔体温的升高温度（℃）。如 3 只

家兔中有 1 只体温升高 0.6 ℃或高于 0.6 ℃，或 3 只家兔体温升高的总和达 1.3 ℃或高于 1.3 ℃，应另取 5 只家兔复试，检查方法同上。

四、分析判定

在初试的 3 只家兔中，体温升高均低于 0.6 ℃，并且 3 只家兔体温升高总和低于 1.3 ℃；或在复试的 5 只家兔中，体温升高 0.6 ℃或高于 0.6 ℃的家兔不超过 1 只，并且初试、复试合并 8 只家兔的体温升高总和为 3.5 ℃或低于 3.5 ℃，均判定供试品的热原检查符合规定。

在初试的 3 只家兔中，体温升高 0.6 ℃或高于 0.6 ℃的家兔超过 1 只；或在复试的 5 只家兔中，体温升高 0.6 ℃或高于 0.6 ℃的家兔超过 1 只；或在初试、复试合并 8 只家兔的体温升高总和超过 3.5 ℃，均判定供试品的热原检查不符合规定。

当家兔升温为负值时，均以 0 ℃计。

五、注意事项

制备浸提液必须在无菌间里进行无菌操作。

起草人：陈丹丹（中国食品药品检定研究院）
复核人：孙晓霞（山东省医疗器械产品质量检验中心）

第五节　小鼠急性全身毒性试验

一、试验的目的

急性全身毒性试验的目的是通过尾静脉注射途径和腹腔注射途径或其他符合国家标准 GB/T 16886.11–2011《医疗器械生物学评价第 11 部分：全身毒性试验》中所提到的途径给予小鼠试验样品的原液或浸提液，并在规定周期内观察小鼠的临床表现、死亡情况以及小鼠的体重变化，以确定试验样品是否对小鼠产生急性全身毒性的可能。本试验依据国家标准 GB/T 16886.11–2011《医疗器械生物学评价第 11 部分：全身毒性试验》规定的方法进行。

二、试验样品及浸提液的制备

（一）试验样品信息

委托单位应按要求提交试验样品的详细资料。

（二）浸提介质

符合 GB/T 16886.12–2017《医疗器械生物学评价第 12 部分：样品制备与参照材料》中规定的极性浸提介质和非极性浸提介质，例如：极性介质生理盐水（SC）和非极性介质棉籽油（CSO）。

（三）试验用器具

制备试验液的器皿应是洁净的、化学惰性的封闭容器，容器顶部空间应尽量小。例如：具盖并带惰性衬层的（如聚四氟乙烯）硼硅酸盐玻璃试管。或符合 GB/T 16886.12–2017《医疗器械生物学评价第12部分：样品制备与参照样品》中规定要求的浸提容器。

（四）试验液制备

试验用浸提液按表1-1-2进行制备。

三、试验动物

（一）名称

昆明种小鼠。

（二）来源

具有实验动物生产许可证号的供应商。

（三）性别

采用单一性别动物进行试验，雌性动物要求未育无孕。除非产品仅应用于某种性别时，试验应在该性别动物上进行。

（四）体重范围

17~23g。

（五）年龄

健康初成年的动物。

（六）适应时期

至少5天。

（七）动物数目

20只。

（八）标记方法

耳标法。

四、试验系统的合理性

在毒理学研究中，昆明种小鼠被广泛用于急性全身毒性试验，其背景资料丰富。试验是按照GB/T 16886.11-2011中的规定进行的，符合测试标准中对医疗器械进行评价的要求。

五、动物管理

（一）饲养

应按照符合动物实验室及实验动物管理规范制定的标准操作规范进行饲养。

（二）饲料

选用具有生产许可证号的小鼠饲料。

（三）饮水

灭菌自来水。

（四）污染物

提供的食物和水中可能的污染物不会对本次实验结果产生潜在的影响。

（五）饲养条件

将这些动物分组饲养在塑料小鼠笼具中，由卡片进行识别，卡片上分别标出样品编号和试验起止日期。

（六）环境

经认证机构认证的屏障环境。室温控制在20~26℃范围，湿度范围40%~70%。控制循环灯光（12小时亮，12小时暗）。

（七）人员

参与试验人员均经过培训，具有相应的资格。

（八）选择

只选择健康的、以前未使用过的动物，雌性动物应未育无孕。

（九）动物伦理

实验室应成立专门的动物伦理委员会并制定相关文件以维护动物福利。

六、试验步骤

试验前先将小鼠标记并称重，随机分为SC、CSO试验组和SC、CSO介质对照组（若试验样品采用原液注射方法，则分为试验组与SC对照组），每组5只小鼠。根据试验样品的临床使用方法确定接触途径，一般SC试验液和SC介质对照液采用尾静脉注射法（IV），CSO试验液和CSO介质对照液采用腹腔注射法（IP）。若试验样品为口腔器械产品或材料，则SC试验液、SC介质对照液、CSO试验液、CSO介质对照液均采用经口灌胃的方式给予试验动物。每只小鼠给予的最大剂量体积为50ml/kg。

注射后立即观察小鼠所有行为表现，然后分别在4、24、48、72小时继续观察行为表现和有无死亡动物，并在24、48、72小时记录动物的体重。若有必要延长试验周期，则需要在第一次接触后每周一次称重以及试验终结时测量体重，并每天观察。

七、结果判定和评价

（一）药典方法试验结果判定和评价

1.在急性全身毒性试验观察期间，如接触试验样品的动物生物学反应不大于介质对照组动物，则试验样品符合试验要求。

2.采用5只动物，如两只或两只以上出现死亡、或两只或两只以上出现抽搐或俯卧、或3只或3只以上出现体重下降超过10%，则试验样品不符合试验要求。

3.如试验组动物仅显示轻微生物学反应，而且不多于1只动物出现一般生物学反应症状或死亡，应采用10只动物为试验组重复进行试验。

4.重复试验时，如全部10只接触试验样品的动物在观察阶段显示没有大于介质对照组动物的科学意义上的生物学反应，则试验样品符合试验要求。

（二）非药典方法急性全身毒性试验结果判定和评价

若试验中小鼠出现临床症状（表1-1-5），则需对小鼠进行解剖及病理学检查。

表1-1-5　临床观察项目

临床观察	观察症状	涉及的系统
呼吸	呼吸困难（腹式呼吸、气喘）、呼吸暂停、紫绀、呼吸急促、鼻流液	中枢神经系统（CNS）、肺、心脏
肌肉运动	嗜睡减轻或加重、扶正缺失、感觉缺乏、全身僵硬、共济失调、异常运动、俯卧、震颤、肌束抽搐	CNS、躯体肌肉、感觉、神经肌肉、自主性
痉挛	阵挛、强直、强直性阵挛、昏厥、角弓反张	CNS、神经肌肉、自主性、呼吸
反射	角膜、翻正、牵张、对光、惊跳反射	CNS、感觉、自主性、神经肌肉
眼症状	流泪、瞳孔缩小/散大、眼球突出、上睑下垂、混浊、虹膜炎、结膜炎、血泪症、瞬膜松弛	自主性、刺激性
心血管症状	心动过缓、心动过速、心律不齐、血管舒张、血管收缩	CNS、自主性、心脏、肺
流涎	过多	自主性
立毛	被毛粗糙	自主性
痛觉丧失	反应降低	CNS、感觉
肌肉状态	张力减退、张力亢进	自主性
胃肠	软便、腹泻、呕吐、多尿、鼻液溢	CNS、自主性、感觉、胃肠运动性、肾
皮肤	水肿、红斑	组织损害、刺激性

1.**判断复试**　试验组5只动物仅显示轻微生物学反应，而且不多于1只动物出现一般生物学反应症状或死亡，应采用10只动物重复试验。

2.**判断合格**　试验过程中，如果试验组5只动物生物学反应不大于介质对照组动物，则试验样品符合试验要求；或者重复试验时，试验组10只动物生物学反应不大于介质对照组动物，则试验样品符合试验要求。

3.**判断不合格**　试验组5只动物中，如2只或2只以上出现死亡、或2只或2只以上出现抽搐或俯卧、或3只或3只以上出现体重下降超过10%，则试验样品不符合试验要求。

起草人：刘成虎（山东省医疗器械产品质量检验中心）

复核人：陈　亮　杜晓丹（中国食品药品检定研究院）

第六节 溶血试验

一、原理

医疗器械/材料表面或其可溶出物可导致红细胞膜破坏，血浆中游离血红蛋白增加，通过测定红细胞释放的血红蛋白量以判断医疗器械/材料的体外溶血程度。

二、仪器设备试剂

（一）试剂

质量浓度为0.9%的无菌无热原氯化钠注射液（SC）、新鲜抗凝兔血。

（二）主要设备

紫外可见分光光度计、水浴锅、离心机、电子天平。

三、试验步骤

（一）试验前准备

新鲜稀释抗凝兔血制备：根据试验用血量由健康家兔心脏取血，将兔血收集在抗凝试管中。取新鲜抗凝兔血8ml加SC 10.0ml备用。

（二）试验方法

1. 供试液制备 试验液按照试验样品与浸提介质5g/10ml的比例制备。管类器具切成约0.5cm长小段；其他类型器具切成约0.5cm×2cm条状或相应大小块状。如为低密度材料或其他不适宜采用采用5g/10ml样品质量的情况下，试验液按表1-1-2要求进行制备。

2. 试验步骤 将适量的试验样品分别加10ml SC备用。平行制备3管。或者将浸提液充分混匀并转移10ml浸提液至对应新的试管中备用。平行制备3管。阴性对照组每管加入10ml SC；阳性对照组每管加入10ml蒸馏水。平行制备3管。同时制备1管空白管，加入10ml SC。

将全部试管放入恒温水浴中（37±1）℃孵育30分钟后，按0.2ml稀释血液/10ml SC的比例，在每个试管中（除空白管外）加入稀释血液，轻轻混匀。所有试验管置于（37±1）℃水浴中继续孵育（60±5）分钟。孵育后轻轻混匀试管，将各管溶液转移至另一相应标记的离心管中，800g离心5分钟。吸取上清液移入比色皿内，用空白管溶液调零，在分光光度计545nm波长处测定吸光度。

3. 结果计算 试验组和对照组均取3支试管的吸光度平均值。按下式计算溶血率。

$$溶血率（\%）=\frac{A-B}{C-B}\times100\%$$

式中：A为试验组组吸光度；B为阴性对照组吸光度；C为阳性对照组吸光度。

4. 结果判定 阴性对照组的吸光度应不大于0.03，阳性对照组的吸光度应为0.8±0.3。否则应重新试验。溶血率的测定结果大于5%表明试验样品具有溶血作用。

四、分析判定

根据医疗器械预期临床用途和器械材料特性确定适宜的合格判定指标。

当溶血率小于5%时，判定为合格。

五、注意事项

实验所用兔血须在96小时内应用。

阴性对照的吸光度应不大于0.03，阳性对照的吸光度应为0.8±0.3，否则应重新试验。

起草人：刘成虎（山东省医疗器械产品质量检验中心）

复核人：陈丹丹（中国食品药品检定研究院）

第七节　细胞毒性试验

一、MTT法

（一）试验原理

MTT法通过代谢活性测定细胞的存活率，活细胞线粒体中的琥珀酸脱氢酶能使外源性MTT〔3-（4，5-dimethyl-2-thiazolyl）-2，5-diphenyl-2-H-tetrazolium bromide〕还原为水不溶性的蓝紫色结晶甲䐶并沉积在细胞中，而死细胞无此功能。活细胞的数目与甲䐶溶于醇类后用光度计测定的色度成正比。本试验通过体外细胞培养的方法，用于医疗器械/材料细胞毒性的定量评定。该试验是按国家标准GB/T 16886.5-2017《医疗器械生物学评价第5部分：体外细胞毒性试验》的规定进行。

（二）设备试剂

1. 仪器设备　电子天平、培养箱（37℃，湿化、5%CO_2）、超净工作台、37℃水浴、倒置相差显微镜、离心机、96孔板光度计（配置570nm和650nm滤光片）、细胞计数器、移液器、细胞培养瓶、96孔细胞培养板等。

2. 试剂　依格尔最低限量基本培养基（MEM）、胎小牛血清、胰蛋白酶/EDTA溶液、磷酸盐缓冲液（PBS）、MTT、异丙醇（分析纯）等。

（三）试验步骤

1. 试验系统的合理性　小鼠成纤维细胞L929（NCTC clone 929：CCL 1，American Type Culture Collection，ATCC，Manassas，VA，USA；ECACC No. 88102702，European Collection of Cell Cultures，Salisbury，Wiltshire SP4 0JG，UK）是体外哺乳动物细胞研究中常用的细胞系，且在生物材料和医疗器械的细胞毒性评价中有很长的应用历史。

在细胞培养箱（5%CO_2，37℃，>90%湿度）中用细胞培养液培养L929细胞（贮存细胞解冻后，细胞在用于试验之前要传代2~3次）。试验宜采用传代48~72小时生长旺盛的细胞，细胞培养物应无支原体。

2. 试验前准备　全部溶液、玻璃器皿等应无菌，并且宜在无菌条件下和超净工作台无菌环境中进行操作。

（1）培养基　含有下列成分（在MEM中的最终浓度）的MEM（含碳酸氢钠缓冲剂）。

1）用于冷冻

胎小牛血清	20%
DMSO	7%~10%

2）用于常规培养（pH宜保持在7.2~7.4，培养基中可含有对试验无不良作用的抗生素）

胎小牛血清	10%
谷氨酰胺	4mM
青霉素	100IU/ml
链霉素	100μg/ml

完全培养基宜在4℃保持，并且贮存不宜超过两周。

（2）MTT溶液　MTT新鲜溶于不含酚红的MEM中，浓度为1mg/ml。溶液采用注射过滤器（孔径≤0.22μm）经无菌过滤法除菌。溶液宜当天使用。

3. 样品浸提液制备

（1）试验样品的制备　宜根据试验样品的化学特性选择浸提介质，且考虑使用极性和非极性两种介质。含血清培养基是首选的浸提介质，此外在明确要浸提极性物质（例如离子化合物）时宜考虑采用无血清培养基。采用水等非生理浸提液时，浸提液用培养基稀释后宜在最高生理相容浓度下进行试验。含血清培养基只能按照（37±1）℃、（24±2）小时的浸提条件，因为浸提温度超过（37±1）℃会对血清化学和/或血清稳定性以及培养基中其他成分产生不良影响。

试验液可选用：①浸提原液和/或②浸提原液和以浸提介质作稀释剂的浸提液的系列稀释液。此外，已知或怀疑材料的溶解度受限时，宜通过改变试验样品与浸提介质的原始浸提比例达到稀释。

（2）阴性对照的制备　阴性对照的目的是显示细胞的背景反应，例如高密度聚乙烯可作为合成聚合物的阴性对照。宜采用与试验样品相同的步骤制备。

（3）阳性对照的制备　阳性对照的目的是显示适用试验系统的反应，例如用有机锡作稳定剂的聚氨酯可用作固体材料和浸提液的阳性对照。苯酚的稀释液用于浸提液的阳性对照。还可采用纯化学物来证明试验系统的性能。宜采用与试验样品相同的步骤制备。

（4）介质对照的制备　不含试验样品的细胞培养液，采用与试验样品相同的步骤制备。

4. 试验步骤

（1）第1天　收集生长状态良好的L929细胞并用细胞培养液制备细胞悬液，调整细胞浓度为$1×10^5$个细胞/ml，于96孔细胞培养板中加入100μl孔细胞悬液。置于细胞培养箱中孵育，以形成近汇合单层细胞（subconfluency，即在对数生长期末，约80%的细胞汇合）。

（2）第2天　在细胞培养箱中孵育24小时后，在相差显微镜下检查每个板孔，确保各板孔细胞增长相对相等。吸出原培养液，每列各6孔（除外围孔）分别加入100μl试验液、阴性对照液、阳性对照液、介质对照液（加到96孔板的第2列和第11列）。置于细胞培养箱中培养。

（3）第3天　在细胞培养箱中孵育24小时后，在相差显微镜下观察每个板孔的细胞形态，判定细胞接种系统误差和对照与试验组细胞的生长特性。记录试验样品浸提液细胞毒性作用导致的细胞形态学方面的改变，但这些记录不用于任何细胞毒性定量测定。对照细胞的不良生长特性可表明实验误差，并且可能会因此放弃该试验。

（4）MTT掺入反应　宜根据被评价医疗器械样品的性质、使用部位和使用特性选择适宜的细胞与样品或其浸提液接触时间，经过至少24小时的接触培养，以确定其细胞毒性反应。平板检查后小心移除培养液，每孔加入50 µl MTT溶液，在细胞培养箱中继续培养2小时后弃去孔内液体，每孔加入100 µl异丙醇，震荡平板后，用96孔板光度计测定570nm波长下吸光度（参照波长650nm）。

（四）分析判定

1. 结果计算　按下式计算细胞相对增殖率（%）。

$$相对增殖率（\%）=\frac{100 \times OD570e}{OD570b}$$

式中：OD_e为各供试品组（样品组、阴性对照组、阳性对照组）吸光度；OD_b为介质对照组吸光度。

2. 结果评价

介质对照OD_b平均值如$\geqslant 0.2$，且左、右两列介质对照平均值与全部介质对照平均值相差如不大于15%，则试验符合接受标准。

存活率较低时，提示试验样品潜在的细胞毒性较高。如存活率下降到<空白的70%，则试验样品具有潜在的细胞毒性。

（五）注意事项

1. 宜考虑血清/蛋白质在某种程度上与溶出物进行结合的可能。

2. 对聚合物试验样品，由于高温会改变浸提物成分，浸提温度不宜超过材料玻璃化温度。

3. 浸提液接触细胞之前，如果进行过滤、离心或用其他方法处置，最终报告中对此应详细记录并对这些步骤加以说明。

4. 宜定期检查L929细胞（例如形态、倍增时间），因为试验敏感性会随着传代次数而发生改变。

5. 宜考虑浸提液中的化学还原剂对MTT的还原作用，导致假阴性结果。

6. 基于试验数据的细胞毒性评价时，宜考虑试验系统的局限性和被评价医疗器械/材料的具体应用情况。

二、定性观察法

（一）试验原理

本试验通过体外细胞培养的方法，用显微镜检查细胞，评价诸如一般形态、空泡形成、脱落、细胞溶解和胞膜完整性等细胞形态学方面的改变，对医疗器械/材料细胞毒性进行定性评定。该定性方法常用于医疗器械/材料细胞毒性的筛选用途。该试验是GB/T 16886.5-2017《医疗器械生物学评价第5部分：体外细胞毒性试验》的规定进行。

（二）设备试剂

同"MTT"法。

（三）检验步骤

1. 试验系统的合理性 同"MTT"法。

2. 试验前准备 同"MTT"法。

3. 样品浸提液制备 同"MTT"法。

4. 试验步骤

（1）第1天 收集生长状态良好的L929细胞并用细胞培养液制备细胞悬液。取适宜浓度的L929，注入与试验液接触（或与试验样品直接接触）的足够数量的各器皿内，轻轻转动器皿使细胞均匀地分散在器皿的表面。置于细胞培养箱中孵育，以形成近汇合单层细胞（subconfluency，即在对数生长期末，约80%的细胞汇合）。

（2）第2天 在细胞培养箱中孵育24小时后，在相差显微镜下检查每个培养器皿，确保各器皿的细胞增长相对相等。吸出原培养液，分别加入已知等量的试验液，阴性对照液、阳性对照液、介质对照液。至少采用三个平行试验样品数和对照品数。置于细胞培养箱中培养。

（3）第3天 在细胞培养箱中孵育24小时后，在相差显微镜下观察每个培养器皿的细胞形态，判定细胞接种系统误差和对照与试验组细胞的生长特性。对照细胞的不良生长特性可表明实验误差，并且可能会因此放弃该试验。

宜根据被评价医疗器械样品的性质、使用部位和使用特性选择适宜的细胞与样品或其浸提液接触时间，经过至少24小时的接触培养，以确定其细胞毒性反应。

（四）分析判定

定性评价：用显微镜检查细胞，评价诸如一般形态、空泡形成、脱落、细胞溶解和胞膜完整性等方面的改变。在试验报告中应描述性地或以数字记录正常形态的变化。细胞毒性形态学定性分级见表1-1-6。

表1-1-6 细胞毒性形态学定性分级

级别	反应程度	全部培养细胞观察
0	无	胞浆内有离散颗粒，无细胞溶解，无细胞增殖下降情况
1	轻微	不超过20%的细胞呈圆缩、疏松贴壁、无胞浆内颗粒或显示形态学方面的改变；偶见细胞溶解；仅观察到轻微的细胞生长抑制现象
2	轻度	不超过50%的细胞呈圆缩、无胞浆内颗粒，无大范围细胞溶解；可观察到不超过50%的细胞生长抑制现象
3	中度	不超过70%的细胞层包含圆缩细胞或溶解细胞；细胞层未完全破坏，但可观察到超过50%的细胞生长抑制现象
4	重度	细胞层几乎完全或完全破坏

阴性对照组的反应应不大于1级，阳性对照组至少为3级反应。如阴性对照组和阳性对照组反应不成立时应重新试验。各平行培养器皿的检测结果如有显著差异，则判定试验不当或无

效。这种情况下应重复试验或采用替代方法。

按照表1-1-6分级方法，分级大于2级时提示试验样品具有潜在的细胞毒性作用。

（五）注意事项

1.试验可能会采用不同类型的血清（例如胎牛血清、牛/小牛血清、新生小牛血清），血清的选择根据细胞类型而定。宜考虑血清/蛋白质在某种程度上与溶出物进行结合的可能。

2.对聚合物试验样品，由于高温会改变浸提物成分，浸提温度不宜超过材料玻璃化温度。

3.浸提液接触细胞之前，如果进行过滤、离心或用其他方法处置，最终报告中对此应详细记录并对这些步骤加以说明。

4.宜定期检查细胞（例如形态、倍增时间、有代表性的染色体数目），因为试验敏感性会随着传代次数而发生改变。

5.可采用适宜的细胞染料，用显微镜检查细胞形态学改变，以利于定性评判细胞毒性。活体染料可在试样培养前或培养后加入，如在培养前加，应在避光条件下进行细胞培养，以防止因染料光活化作用而引起细胞损伤。

6.基于试验数据的细胞毒性评价时，宜考虑试验系统的局限性和被评价医疗器械/材料的具体应用情况。

三、琼脂扩散法

（一）试验原理

该试验将医疗器械/材料间接接触培养细胞，通过对细胞的影响的观察，对医疗器械/材料细胞毒性进行定性评定，该方法常用于医疗器械/材料细胞毒性的筛选用途。该试验是按国家标准GB/T 16886.5-2017《医疗器械生物学评价第5部分：体外细胞毒性试验》的规定进行。本法不适用于不能通过琼脂层扩散或可能与琼脂相互作用的可沥滤物。

（二）设备试剂

1.**仪器设备** 电子天平、培养箱（37℃，湿化、5%CO_2）、超净工作台、37℃水浴、倒置相差显微镜、离心机、移液器、适用于细胞培养的器皿等。

2.**试剂** 符合选定细胞系生长要求的细胞培养基和血清、双倍浓度的细胞培养基（2×）、磷酸盐缓冲液（PBS）、琼脂、活体染料（如中性红）等。

（三）检验步骤

1.**试验系统** 优先采用已建立的细胞系并从认可的贮源获取，推荐采用小鼠成纤维细胞L929（NCTC clone 929：CCL 1，American Type Culture Collection，ATCC，Manassas，VA，USA；ECACC No. 88102702，European Collection of Cell Cultures，Salisbury，Wiltshire SP4 0JG，UK），L929细胞是体外哺乳动物细胞研究中常用的细胞系，且在医疗器械/材料的细胞毒性评价中有很长的应用历史。

在细胞培养箱（5%CO_2，37℃，>90%湿度）中用细胞培养液培养L929细胞（贮存细胞解冻后，细胞在用于试验之前要传代2~3次）。试验宜采用传代48~72小时生长旺盛的细胞，细胞培养物应无支原体。

2. 试验前准备 全部溶液、玻璃器皿等应无菌，并且宜在无菌条件下和超净工作台环境中进行操作。

（1）培养基 含有下列成分（在MEM中的最终浓度）的MEM（含碳酸氢钠缓冲剂）。

1）用于冷冻

胎小牛血清	20%
DMSO	7%~10%

2）用于常规培养（pH宜保持在7.2~7.4，培养基中可含有对试验无不良作用的抗生素）

胎小牛血清	10%
谷氨酰胺	4mM
青霉素	100IU/ml
链霉素	100μg/ml

完全培养基宜在4℃保持，并且贮存不宜超过两周。

（2）琼脂溶液（质量浓度为1%~4%）的配制 取适量琼脂粉，用PBS配制。高压蒸汽灭菌。

（3）中性红染液的配制 将1%水溶性中性红贮存液以1：100的比例用磷酸盐缓冲液（如PBS）稀释，过滤除菌且避光保存。

3. 样品浸提液制备

（1）试验样品的制备 宜根据试验样品的化学特性选择浸提介质，且考虑使用极性和非极性两种介质。含血清培养基是首选的浸提介质，此外在明确要浸提极性物质（例如离子化合物）时宜考虑采用无血清培养基。采用水等非生理浸提液时，浸提液用培养基稀释后宜在最高生理相容浓度下进行试验。含血清培养基只能按照（37±1）℃、（24±2）小时的浸提条件，因为浸提温度超过（37±1）℃会对血清化学和/或血清稳定性以及培养基中其他成分产生不良影响。

试验液可选用：①浸提原液和/或②浸提原液和以浸提介质作稀释剂的浸提液的系列稀释液。此外，已知或怀疑材料的溶解度受限时，宜通过改变试验样品与浸提介质的原始浸提比例达到稀释。

固体的试验样品，宜制备成直径为5mm的圆形试样，一面光滑以保证与覆盖的琼脂紧密接触。

固化的试验样品，将刚调和的材料填入内径5mm、高2mm的环形模具中，并记录模具的材质。当测试新鲜调和状态的材料时，需在填入材料之前将环形模具放在琼脂上。当测试不同固化时间的材料时，宜使材料充填至环形模具边缘平齐，并在（37±2）℃、相对湿度（90±10）%条件下固化直至试验开始。

液体的试验样品或样品浸提液，宜取0.01ml液体置于直径为5mm的圆形超细硅硼玻璃纤维滤纸或其他适宜载体上，置于琼脂上。

（2）阴性对照的制备 阴性对照的目的是显示细胞的背景反应，例如高密度聚乙烯可作为合成聚合物的阴性对照。宜采用与试验样品相同的步骤制备。

（3）阳性对照的制备 阳性对照的目的是显示适用试验系统的反应，例如用有机锡作稳定剂的聚氨酯可用作固体材料和浸提液的阳性对照。苯酚的稀释液用于浸提液的阳性对照。还可采用纯化学物来证明试验系统的性能。宜采用与试验样品相同的步骤制备。

（4）介质对照的制备 不含试验样品的细胞培养液，采用与试验样品相同的步骤制备。

4. 试验步骤

（1）第1天　收集生长状态良好的L929细胞并用细胞培养液制备细胞悬液。取适宜浓度的L929，注入与试验液接触（或与试验样品直接接触）的足够数量的各器皿内，轻轻转动器皿使细胞均匀地分散在器皿的表面。置于细胞培养箱中孵育，以形成近汇合单层细胞（subconfluency，即在对数生长期末，约80%的细胞汇合）。

（2）第2天　在细胞培养箱中孵育24小时后，在相差显微镜下检查每个培养器皿，确保各器皿的细胞增长相对相等。

将已灭菌的琼脂加热至100℃，然后冷却至约48℃。将1份琼脂与1份预热至约48℃含血清的2×细胞培养基混匀，使琼脂最终质量浓度为0.5%~2%。吸取适宜体积加入至每只器皿内。细胞培养只能使用适合于哺乳动物细胞生长的琼脂。这种琼脂/培养基的混合物宜为液态，并且温度适合于哺乳动物细胞。

吸出原培养液，待琼脂在室温下凝固后，加入适量中性红染液，使染液均匀且充分地覆盖琼脂，避光放置15~20分钟。吸出多余的中性红溶液。将试验样品的平行试样小心地放在每只器皿的固化琼脂层上，确保试样覆盖细胞层表面约十分之一，置于细胞培养箱中培养。同法制备阴性对照、阳性对照材料、介质对照（如适用）器皿。至少采用三个平行试验样品数和对照品数。如适用，每个器皿中放置适量的试验样品和对照品。每个样品间宜尽量保持合适的距离（>20mm），并远离培养器皿壁。

（3）第3天　在细胞培养箱中孵育24小时后，在相差显微镜下观察每个培养器皿的细胞形态，判定细胞接种系统误差和对照与试验组细胞的生长特性。对照细胞的不良生长特性可表明实验误差，并且可能会因此放弃该试验。

宜根据被评价医疗器械样品的性质、使用部位和使用特性选择适宜的细胞与样品或其浸提液接触时间，经过24~72小时的接触培养，以确定其细胞毒性反应。

（四）分析判定

宜用有显微标尺的倒置显微镜检查试验样品和对照品的周围区域，按照表1-1-7对琼脂扩散试验进行细胞反应分级。

表1-1-7　琼脂扩散试验细胞反应分级

级别	反应程度	反应区域观察
0	无	试样周围和试样下面未观察到反应区域
1	轻微	试样下面有一些畸形细胞或退化细胞
2	轻度	反应区域局限在试样下方范围
3	中度	反应区域超出试样尺寸至1.0cm
4	重度	反应区域超出试样1.0cm以上

阴性对照组的反应应不大于0级，阳性对照组至少为3级反应。如阴性对照组和阳性对照组反应不成立时应重新试验。各平行培养器皿的检测结果如有显著差异，则判定试验不当或无效。这种情况下应重复试验或采用替代方法。

按照表1-1-7分级方法，分级大于2级时提示试验样品具有潜在的细胞毒性作用。

（五）注意事项

1.试验可能会采用不同类型的血清（例如胎牛血清、牛/小牛血清、新生小牛血清），血清的选择根据细胞类型而定。宜考虑血清/蛋白质在某种程度上与溶出物进行结合的可能。

2.对聚合物试验样品，由于高温会改变浸提物成分，浸提温度不宜超过材料玻璃化温度。任何吸水性材料置于琼脂之前先用培养基进行湿化处理，以防止琼脂脱水。

3.浸提液接触细胞之前，如果进行过滤、离心或用其他方法处置，最终报告中对此应详细记录并对这些步骤加以说明。

4.宜定期检查细胞（例如形态、倍增时间、有代表性的染色体数目），因为试验敏感性会随着传代次数而发生改变。

5.可采用适宜的细胞染料，用显微镜检查细胞形态学改变，以利于定性评判细胞毒性。活体染料如中性红可在试样培养前或培养后加入，如在培养前加，应在避光条件下进行细胞培养，以防止因染料光活化作用而引起细胞损伤。

6.基于试验数据的细胞毒性评价时，宜考虑试验系统的局限性和被评价医疗器械/材料的具体应用情况。

起草人：刘成虎（山东省医疗器械产品质量检验中心）
复核人：韩倩倩（中国食品药品检定研究院）

第八节 致敏反应试验

一、豚鼠最大剂量试验（GPMT）

（一）试验原理

豚鼠最大剂量试验（GPMT）通过皮内注射诱导、斑贴激发的方式将试验样品或其浸提液作用于豚鼠，在规定时间内观察豚鼠激发部位皮肤反应，以评价试验样品在试验条件下使豚鼠产生皮肤致敏反应的潜能。本试验是按照国家标准GB/T 16886.10-2017《医疗器械生物学评价第10部分：刺激与皮肤致敏试验》的规定进行。

（二）仪器设备试剂

1.仪器设备 超净工作台、恒温水浴箱、压力蒸汽灭菌器等。

2.试剂 符合药典要求的极性和非极性浸提介质、弗氏完全佐剂、十二烷基硫酸钠等。

（三）检验步骤

1.试验前准备

（1）样品制备

1）试验样品信息 委托单位应按要求提交试验样品的详细资料。

2）试验样品制备 根据GB/T 16886.12-2017的原则制备试验样品。考虑试验样品在人体应用时的接触性质，如可直接用于试验，则应不加改变直接用于试验，否则，可制备浸提液用于试验。宜同时采用极性和非极性两种浸提介质，且在无菌条件下制备浸提液。

3）阴性对照制备　阴性对照需同时进行，采用试验样品制备所用的同批号浸提介质，不加试验样品并在同条件下制备。

（2）试验动物　GB/T 16886.10–2017《医疗器械生物学评价第10部分：刺激与皮肤致敏试验》指定白化豚鼠作为皮肤致敏实验动物。Hartley白化豚鼠作为皮肤致敏实验动物历史悠久，积累了丰富的试验资料。所以，选用Hartley白化豚鼠作为皮肤致敏实验动物是合理的。试验动物的描述和管理的举例分别见表1-1-8和表1-1-9。

表1-1-8　试验动物描述的举例

项目	内容
名称	Hartley 白化豚鼠
来源	具有实验动物生产许可证号的供应商
性别	雌（未孕）雄不限
体重范围	300~400g
年龄	初成年
适应时期	至少 5 天
动物数目	试验动物 10 只，对照动物 5 只
标记方法	苦味酸涂染法

表1-1-9　试验动物管理的举例

项目	内容
饲养	应按照符合动物实验室及实验动物管理规范制定的标准操作规范进行饲养
饲料	选用具有生产许可证号的实验豚鼠饲料
饮水	灭菌自来水
污染物	提供的食物和水中可能的污染物不会对本次实验结果产生潜在的影响
饲养条件	动物分组饲养于不锈钢制成的鼠笼中，鼠笼由卡片进行识别，卡片上分别标出试验名称、样品编号、动物编号及试验起止时间
环境	经认证机构认证的普通环境，温度控制在 18~29℃（若为屏障环境，温度控制在 20~26℃），湿度范围 40%~70%，控制循环灯光（12 小时亮，12 小时暗）
人员	参与试验人员均经过培训，具有相应的资格
选择	仅选择健康的、先前未使用过的动物
动物伦理	实验室应成立专门的动物伦理委员会并制定相关文件以维护动物福利

试验材料如为粉剂或液体，应至少使用10只动物接触试验样品，至少使用5只动物作为对照组。如需要进行预试验应另取动物。

对于浸提液试验，应至少使用10只动物接触每一浸提液，至少使用5只动物作为每一溶剂对照组。如需要进行预试验应另取动物。

10只试验动物和5只对照动物如全部呈阴性反应，则再进行10只试验动物加5只对照动物试验也未必会出现阳性结果。但是，如出现任何疑似反应时，应进行再激发（见本试验的"分析判定"所述），如仍有疑似反应，则要重新进行试验，最少采用20只试验动物和10只对照动物。

2. 试验过程

（1）预试验　其目的在于确定主试验中所用试验样品的浓度。对于主试验的局部诱导阶段，宜选择可导致轻度至中度红斑、但不对动物产生其他不良作用的最高浓度作为试验样品浓度；对于主试验的激发阶段，宜选择不出现红斑的最高浓度作为试验样品浓度。通用溶剂制备的未稀释的浸提液不需要进行预实验。

将试验样品的系列稀释物局部应用于动物腹侧部位，至少采用3只动物。24小时后除去封闭性包扎带和敷贴片，按Magnusson和Kligman分级标准评价贴敷部位的红斑与水肿反应程度，见表1-1-10。

表1-1-10　Magnusson和Kligman分级

敷贴试验反应	等级
无明显改变	0
散发性或斑点状红斑	1
中度融合性红斑	2
重度红斑和／或水肿	3

（2）主试验　在试验开始之前，对每只动物称重和编号后，用电剃刀剃去豚鼠全部试验部位（常为背部）的毛发，并观察每只动物总体健康状况。

1）皮内诱导阶段　在每只动物去毛的肩胛骨内侧部位成对皮内注射0.1ml，注射点部位见图1-1-1。

部位A：注射弗氏完全佐剂与浸提介质50：50（体积比）比例混合的稳定性乳化剂。对于水溶性材料，溶剂选用生理盐水（符合BP、USP或中国药典要求）。

部位B：注射试验样品（未经稀释的浸提液）；对照组动物仅注射相应溶剂。

部位C：试验样品（部位B中采用的浓度）以50：50的体积比例与弗氏完全佐剂和溶剂（50％）配制成的乳化剂混合后进行皮内注射；对照组注射阴性对照液与佐剂配制成的乳化剂。

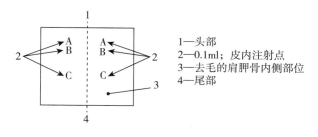

1—头部
2—0.1ml；皮内注射点
3—去毛的肩胛骨内侧部位
4—尾部

图1-1-1　皮内注射点部位

2）局部诱导阶段　皮内诱导阶段后（7±1）天，按皮内诱导阶段部位B中选定的浓度，采用面积约8cm²的敷贴片（滤纸或吸水性纱布块）局部贴敷于每只动物的肩胛骨内侧部位，覆盖诱导注射点。在局部敷贴应用前（24±2）小时，如皮内诱导阶段部位B中选定的浓度未产生刺激反应，试验区用10％十二烷基硫酸钠进行预处理，按摩导入皮肤。用封闭式包扎带固定敷贴片，并于（48±2）小时后除去包扎带和敷贴片。对照组动物使用阴性对照同法操作。

3）激发阶段　局部诱导阶段后（14±1）天，用试验样品激发全部试验动物和对照动物。按皮内诱导阶段部位C中选定的浓度，将适宜的敷贴片或载样器皿置于试验样品或阴性对照中浸透，局部贴敷于诱导阶段未试验部位，如每只动物的上腹部。用封闭式包扎带固定，并于（24±2）小时后除去包扎带和敷贴片。

（四）分析判定

1. 结果观察　除去敷贴片后（24±2）小时和（48±2）小时观察试验组和对照组动物激发部位皮肤情况及皮肤反应，推荐在自然光或全光谱光线下观察皮肤反应。按表1-1-10给出的Magnusson和Kligman分级标准对每一激发部位和每一观察时间皮肤红斑和水肿反应进行描述并分级。记录试验方法、动物体重、试验过程中所观察到的任何现象及结果。

2. 结果评价　按Magnusson和Kligman分级标准，对照组动物分级小于1，而试验组中分级大于或等于1时一般提示致敏。如对照组动物分级大于或等于1时，试验动物反应超过对照动物中最严重的反应则认为致敏。如为疑似反应，推荐进行再激发以确认首次激发结果。试验结果显示为试验和对照动物中的阳性激发结果的发生率。

偶尔，试验组动物出现反应的动物数量多于对照组动物，但反应强度并不超过对照组，在此情况下，可能需要在首次激发后1~2周进行再次激发，以明确反应。所用方法与首次激发相同，采用动物未试验的一侧部位。

（五）注意事项

1. 该试验适用于评价与人体接触所有类型的产品及其浸提液，特别适用于评价单一化学物质致敏潜能的评价。该试验为首选豚鼠致敏试验。

2. 用封闭式包扎带固定动物时，宜注意使动物能正常呼吸。首选采用弹性包扎带，宜由经过培训的专业人员进行操作。

3. 为了对主试验期间可能发生的干扰读数的皮肤过度反应状况进行评价，宜考虑对全部动物进行弗氏完全佐剂（FCA）注射的预处置。

4. 在结果观察阶段，为了将结果评价偏差降至最低，特别推荐在不知试验处置信息的情况下进行读数。

5. 对于豚鼠致敏试验，为了确保试验的再现性和敏感性，每6个月一般要采用10只动物用于阳性对照。在比每6个月更频繁的时间内进行阳性对照物质试验时，可采用较少的豚鼠，宜至少采用5只试验动物用于阳性物质和5只对照动物。

二、封闭贴敷试验（Buehler试验）

（一）试验原理

封闭贴敷试验（Buehler试验）是采用封闭式斑贴诱导、激发方式将材料或其浸提液作用于豚鼠，在规定时间内观察豚鼠激发部位皮肤反应，以评价试验样品在试验条件下使豚鼠产生皮肤致敏反应的潜能。本试验是按照国家标准GB/T 16886.10-2017《医疗器械生物学评价第10部分：刺激与皮肤致敏试验》的规定进行。

（二）仪器设备试剂

1. 仪器设备 超净工作台、恒温水浴箱、压力蒸汽灭菌器等。

2. 试剂 符合药典要求的极性和非极性浸提介质等。

（三）检验步骤

1. 试验前准备

（1）样品制备

1）试验样品信息 委托单位应按要求提交试验样品的详细资料。

2）试验样品制备 根据GB/T 16886.12-2017的原则制备试验样品。如试验样品的形状和尺寸适宜，则应不加改变直接用于试验或剪为约25mm×25mm大小用于试验，否则，可制备浸提液用于试验。

3）阴性对照制备 约25mm×25mm大小的纱布块或浸提介质（不含有试验样品）以相同方式制备作为阴性对照，阴性对照需同时进行。

（2）试验动物 GB/T 16886.10-2017《医疗器械生物学评价第10部分：刺激与皮肤致敏试验》指定白化豚鼠作为皮肤致敏实验动物。Hartley白化豚鼠作为皮肤致敏实验动物历史悠久，积累了丰富的试验资料。所以，选用Hartley白化豚鼠作为皮肤致敏实验动物是合理的。试验动物的描述和管理的举例分别见表1-1-8和表1-1-9。

试验材料如为粉剂或液体，应至少使用10只动物接触试验样品，至少使用5只动物作为对照组。如需要进行预试验应另取动物。

对于浸提液试验，应至少使用10只动物接触每一浸提液，至少使用5只动物作为每一溶剂对照组。如需要进行预试验应另取动物。

10只试验动物和5只对照动物如全部呈阴性反应，则再进行10只试验动物加5只对照动物试验也未必会出现阳性结果。但是，如出现任何疑似反应时，应进行再激发（见本试验的"分析判定"所述），如仍有疑似反应，则要重新进行试验，最少采用20只试验动物和10只对照动物。

2. 试验过程

（1）预试验 其目的在于确定主试验中所用试验样品的浓度。对于主试验的局部诱导阶段，宜选择仅出现轻微红斑，但不对动物产生其他不良作用的最高浓度作为试验样品浓度；对于主试验的激发阶段，宜选择不出现红斑的最高浓度作为试验样品浓度。预期局部使用的医疗器械和采用通用溶剂制备未经稀释的浸提液不需要进行预试验。

每种试验样品局部贴敷采用4种浓度，使用合适的敷贴片贴敷于至少3只动物的两腹侧部。（6±0.5）小时后除去包扎带和敷贴片。除去敷贴片后（24±2）小时和（48±2）小时，按Magnusson和Kligman分级标准评定试验部位皮肤红斑和水肿反应程度，见表1-1-10。

（2）主试验 在试验开始之前，对每只动物称重和编号后，用电剃刀剃去豚鼠全部试验部位（常为背部）的毛发，并观察每只动物总体健康状况。

1）诱导阶段 将试验样品或面积约8cm²的敷贴片浸透的试验样品（预实验选定的试验样品浓度），局部贴敷于每只动物的左上背部位。（6±0.5）小时后除去包扎带和敷贴片。1周中连续3天重复该步骤，同法操作3周。对照动物仅使用阴性对照同法操作。

2）激发阶段 最后一次诱导贴敷后（14±1）天，用试验样品对全部试验动物和对照动物进行激发。将试验样品或面积约8cm²的敷贴片浸透的试验样品（预实验选定的试验样品浓度），单独局部贴敷于每只动物去毛的未试部位，（6±0.5）小时后除去包扎带和敷贴片。

（四）分析判定

1. 结果观察　首次激发后或再次激发接触后（24±2）小时，除去激发部位及其周围部位的动物被毛。用温水彻底清洗脱毛区，并用毛巾擦干动物后放回笼中。脱毛后至少2小时，按表1-1-10给出的分级标准对试验部位评分，并在除去激发敷贴片后（48±2）小时再进行评分。记录试验方法、动物体重、试验过程中所观察到的任何现象及结果。

2. 结果评价　按Magnusson和Kligman分级标准，对照组动物分级小于1，而试验组中分级大于或等于1时一般提示致敏。如对照组动物分级大于或等于1时，试验动物反应超过对照动物中最严重的反应则认为致敏。如为疑似反应，推荐进行再激发以确认首次激发结果。试验结果显示为试验和对照动物中的阳性激发结果的发生率。

偶尔，试验组动物出现反应的动物数量多于对照组动物，但反应强度并不超过对照组，在此情况下，可能需要在首次激发后1~2周进行再次激发，以明确反应。所用方法与首次激发相同，只是采用动物腹侧未试验的部位。

（五）注意事项

1. 该试验适用于预测中毒至重度致敏物，不能采用GPMT法试验的产品或接触表皮的产品可用该试验进行评价。

2. 用封闭式包扎带固定动物时，宜注意使动物能正常呼吸。首选采用弹性包扎带，宜由经过培训的专业人员进行操作。

3. 在结果观察阶段，为了将结果评价偏差降至最低，特别推荐在不知试验处置信息的情况下进行读数。

4. 对于豚鼠致敏试验，为了确保试验的再现性和敏感性，每6个月一般要采用10只动物用于阳性对照。在比每6个月更频繁的时间内进行阳性对照物质试验时，可采用较少的豚鼠，宜至少采用5只试验动物用于阳性物质和5只对照动物。

起草人：孙晓霞（山东省医疗器械产品质量检验中心）
复核人：陈　亮　杜晓丹（中国食品药品检定研究院）

第九节　刺激试验

一、皮肤刺激

（一）原理

采用相关动物模型对材料在试验条件下产生皮肤刺激反应的潜在性做出评定。

（二）实验动物

应使用3只健康、初成年的白化兔，雌雄不限，同一品系，体重不低于2kg。如预期有刺激反应，初试应考虑使用1只动物。除非出现明显的阳性反应（红斑或水肿记分大于2时），否则应至少再使用2只动物进行试验。在使用了至少3只动物后，仍为疑似反应，应考虑进行复试。

（三）材料与器械

极性浸提介质（如生理盐水）、非极性浸提介质（如棉籽油）、2ml注射器、纱布、电动推毛剪、医用胶带。

（四）试验步骤

在试验前4~24小时将动物背部脊柱两侧被毛除去（约10cm×15cm区域），作为试验和观察部位。为了便于观察和再次试验，可能需反复除毛。

将相应的浸提液滴到2.5cm×2.5cm大小的吸水性纱布块上，浸提液的用量以能浸透纱布块为宜，一般每块纱布滴0.5ml，敷贴于动物背部的一侧，将滴有浸提介质的纱布块敷贴在对侧接触部位（图1-1-2）。用绷带（半封闭性或封闭性）覆盖敷贴部位至少4小时。接触期结束后取下敷贴片，用持久性墨水对接触部位进行标记，并用适当的方法除去残留试验材料，如用温水或其他适宜的无刺激性溶剂清洗并拭干。

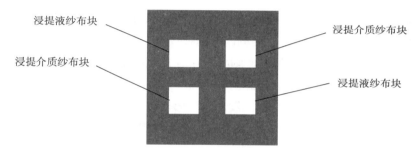

图1-1-2　皮肤除毛区纱布块应用部位

在自然光线或全光谱灯光下观察皮肤反应。单次接触试验时，在除去敷贴片后（1±0.1）小时、（24±2）小时、（48±2）小时和（72±2）小时，按表1-1-11记录各接触部位情况。如存在持久性损伤有必要延长观察时间，以评价这种损伤的可逆性或不可逆性，但延长期不必超过14天。

表1-1-11　皮肤反应记分系统

反应	原发性刺激记分
红斑和焦痂形成	
无红斑	0
极轻微红斑（勉强可见）	1
清晰红斑	2
中度红斑	3
重度红斑（紫红色）至焦痂形成	4
水肿形成	

续表

反应	原发性刺激记分
无水肿	0
极轻微水肿（勉强可见）	1
清晰水肿（肿起，不超出区域边缘）	2
中度水肿（肿起约1mm）	3
重度水肿（肿起超过1mm，并超出接触区）	4
刺激最高记分	8

注：记录并报告皮肤部位的其他异常情况。

多次接触试验应仅在急性单次接触试验完成后进行（至少在观察72小时后）。多次接触试验时，每次在除去敷贴片后1小时以及再次接触前记录接触部位情况。接触次数可不限。末次接触后，除去敷贴片后1、24、48和72小时记录各接触部位情况。

（五）结果评价

单次接触皮肤试验按下列规定确定原发性刺激指数（PⅡ）。仅使用24、48和72小时的观察数据进行计算。试验之前或72小时后的恢复观察数据不用于计算。将每只动物在每一规定时间试验材料引起的红斑与水肿的原发性刺激记分相加后再除以观察总数之和（每一试验部位算一个观察数据，1个观察数据包括红斑和水肿两个记分）。当采用空白溶液或阴性对照时，计算出对照原发性刺激记分，将试验材料原发性刺激记分减去该记分，即得出原发性刺激记分。该值即为原发性刺激指数，其值为0~0.4时判定为极轻微皮肤刺激，0.5~1.9为轻度皮肤刺激，2~4.9为中度皮肤刺激，5~8为重度皮肤刺激。

多次接触试验按下列规定计算累积刺激指数。将每只动物在每一规定时间的红斑和水肿刺激记分相加后再除以观察总数，即为每只动物刺激记分。全部动物刺激记分相加后再除以动物总数即得出累积刺激指数。

（六）注意事项

应证明试验的敏感性。可通过在试验中设置一组阳性对照来证实。然而，采用阳性对照来证明敏感性仅限于实验室在之前的6个月内用该试验方法未产生阳性结果的情况。纯度≥99%的十二烷基硫酸钠（SDS）是首选阳性对照材料，可将20%（质量浓度）的SDS水溶液看作明显的急性皮肤刺激物。

二、皮内反应试验

（一）原理

通过皮内注射材料浸提液，对材料在试验条件下产生刺激反应的潜能做出评定。对于植入医疗器械或外部接入医疗器械，皮内注射试验更为接近实际应用，因此采用皮内反应试验检测植入医疗器械的刺激作用。

（二）试验动物

应使用3只健康、初成年的白化兔，雌雄不限，同一品系，体重不低于2kg。如预期有刺激反应，初试应考虑使用1只动物。除非出现明显的阳性反应（红斑或水肿记分大于2时），否则应至少再使用2只动物进行试验。在使用了至少3只动物后，仍为疑似反应，应考虑进行复试。

（三）材料与器械

极性浸提介质（如生理盐水）、非极性浸提介质（如棉籽油）、1ml注射器、电动推毛剪。

（四）试验步骤

试验前4~18小时，彻底除去动物背部脊柱两侧被毛，以备注射浸提液。在每只兔脊柱一侧的5个点皮内注射0.2ml用极性或非极性溶剂制备的浸提液，在脊柱另一侧注射极性和非极性溶剂对照液。应根据试验材料的黏性选用最小规格的注射针进行皮内注射。

于注射后即刻、（24±2）小时、（48±2）小时、（72±2）小时观察记录各注射部位的红斑和水肿情况，按照皮内反应记分系统进行记分。皮内反应记分系统与皮肤反应记分系统相同，因此可参照后者进行皮内反应红斑和水肿程度的记分。

（五）结果评价

在（72±2）小时评分后，分别将每只动物试验样品或空白溶剂对照的（24±2）、（48±2）小时、（72±2）小时的全部红斑与水肿记分相加，再除以15［3（记分时间点）×5（试验样品或空白溶剂对照注射点）］，计算出每只动物试验样品或空白溶剂对照的记分。3只动物记分相加后除以3得出试验样品和相应空白溶剂对照的平均记分。

试验样品记分减去空白溶剂对照记分就可得出试验样品最终记分。如试验样品最终记分不大于1.0，则符合该试验要求。在任何观察期，如试验样品平均反应疑似大于空白溶剂对照反应，应另取3只家兔进行复试，如试验样品最终记分不大于1.0，则符合试验要求。

（六）注意事项

油类液体皮内注射常会引起炎症反应。

三、眼刺激试验

（一）原理

对材料在试验条件下产生眼刺激反应的潜在性做出评定。仅用于预期与眼或眼睑接触的材料。

（二）实验动物

应使用3只健康、初成年的白化兔，雌雄不限，同一品系，体重不低于2kg。初试应使用1只动物评价试验材料。如1只动物出现清晰的阳性反应时则不必再进行试验。如没有出现反应时，应至少再使用两只动物进行试验。如试验使用了至少3只动物后反应仍然疑似或不明确，应考虑进行复试。

（三）材料与器械

1ml注射器、极性浸提介质（如生理盐水）、非极性浸提介质（如棉籽油）、2％荧光素钠、检眼镜或裂隙灯。

（四）试验步骤

试验前24小时内检查每只家兔的双眼是否有异常现象，如发现异常应淘汰该兔。检眼时可使用2%荧光素钠检查角膜损伤，也可使用检眼镜或裂隙灯。将0.1ml极性或非极性浸提液滴入动物1只眼的下结膜囊内。滴注后闭眼约1秒。每只动物的对侧眼作为对照滴入空白极性或非极性浸提介质。

如材料预期要反复接触人体，并且在急性试验中未发现有显著反应时，可进行多次接触试验。多次接触试验只能在急性接触试验完成后进行［至少在（72±2）小时后］。接触期应与试验材料/器械临床使用期相似。

对一次滴入试验材料的动物在滴注后（1±0.1），（24±2），（48±2）和（72±2）小时检查每只动物的双眼按表1-1-12，对观察到的反应记分。如有持续性损伤存在，应延长观察时间，以确定损伤的进展性和可逆性，但延期最多为21天。对有严重损伤的动物延期观察则没有任何意义。

表1-1-12　眼损伤记分系统

反应	记分
1. 角膜	
浑浊程度（观察最致密浑浊区）	
透明	0
云翳或弥散浑浊区，虹膜清晰可见	1[a]
易识别的半透明区，虹膜清晰可见	2[a]
乳白色区，看不见虹膜，勉强可见瞳孔	3[a]
浑浊，看不见虹膜	4[a]
角膜受累范围	
大于0，小于或等于1/4	0
大于1/4，小于1/2	1
大于1/2，小于3/4	2
大于3/4直至整个角膜区域	3
2. 虹膜	
正常	0
超出正常皱襞，充血水肿，角膜缘充血（其中一种或全部），仍有对光反应（反应迟钝为阳性）	1[a]
无对光反应，出血性严重结构破坏（其中一种或全部）	2[a]
3. 结膜	
充血（累及睑结膜和球结膜，不包括角膜和虹膜）	
血管正常	0
血管明显充血	1

续表

反应	记分
弥散性充血，呈深红色，血管纹理不清	2[a]
弥散性充血，呈紫红色	3[a]
4. 水肿	
无水肿	0
轻微水肿（包括瞬膜）	1
明显水肿伴部分睑外翻	2[a]
眼睑水肿使眼呈半闭合状	3[a]
眼睑水肿使眼呈半闭合乃至全闭合状	4[a]
5. 分泌物	
无分泌物	0
超过正常分泌量（不包括正常动物眼内眦少量分泌物）	1
分泌物浸湿眼睑及眼睑邻近睫毛	2
分泌物浸湿眼睑、睫毛和眼周围区域	3

[a] 阳性结果

（五）结果评价

对于急性接触，如果有1只以上动物试验眼在任何观察阶段呈阳性反应，即认为该材料为眼刺激物，不必进一步试验。如3只动物试验眼中仅有1只呈中度反应或是疑似反应，应另取动物进行复试。复试中如动物试验眼在任何观察阶段半数以上呈阳性反应，则认为该试验材料为眼刺激物。仅有1只动物出现严重反应已足以证实该材料为眼刺激物。

对于多次接触，如试验组中半数以上动物在任何观察阶段呈现阳性反应，即认为该试验材料为眼刺激物。

（六）注意事项

有的产品可能不宜直接在眼中试验，机械损伤可能会导致试验无效。

四、口腔黏膜刺激试验

（一）原理

对材料在试验条件下产生口腔组织刺激反应的潜在性做出评定。仅用于预期与口腔组织接触的材料。

（二）实验动物

选择健康、初成年的金黄地鼠，同一品系，雌雄不限。初试应至少使用3只动物评价试验材料。

（三）材料与器械

极性浸提介质（如生理盐水）、非极性浸提介质（如棉籽油）、2ml注射器、棉球、电子天平、一次性橡胶手套、二氧化碳气室、手术剪、镊子、固定液、生物学显微镜、组织处理试剂、切片装置。

（四）试验步骤

使用3~4mm的合适的项圈，使动物能维持正常进食和呼吸，且又能防止动物口腔内棉球移出。试验期间每天称重，连续7天。在此期间，检查每只动物的体重下降情况，必要时可调整项圈，如果动物体重持续下降，应将动物从试验中淘汰。除掉动物项圈，翻转颊囊用生理盐水冲洗后，检查有无异常。浸提液样品可用棉球浸透浸提液，记录所用的体积，放入动物的一侧颊囊内。另一侧颊囊不放样品作为对照。

必要时重新给动物带上项圈放回笼中。接触时间应尽可能与材料实际使用时间一致，但最少不能少于5分钟。接触后除去项圈和棉球，用生理盐水冲洗颊囊，应注意不要污染另一侧颊囊。对于急性接触，重复上述步骤每小时1次，共4小时。

多次接触试验时，应根据预期临床应用情况确定试验用量、接触次数、时间和间隔期。

取出试验材料后肉眼观察颊囊，并且在每次接触前（如需多次接触时）检查颊囊。描述动物颊囊的一般状况，按表1-1-13判定动物每一观察期颊囊表面红斑反应记分。末次接触后24小时肉眼观察颊囊，无痛处死地鼠，取颊囊有代表性部位的组织样品放入适宜固定液中固定后进行组织学检查。

表1-1-13 口腔反应记分系统

反应	记分
红斑和焦痂形成	
无红斑	0
极轻微红斑（勉强可见）	1
清晰红斑	2
中度红斑	3
重度红斑（紫红色）至焦痂形成	4

注：记录并报告组织的其他异常情况。

（五）结果评价

肉眼观察评价，比较空白对照侧颊囊与对侧颊囊，每一观察记分相加后再除以观察总数得出每只动物平均记分。试验材料首次接触前的初始观察结果不包括在平均记分中。

组织学评价按表1-1-14进行，试验组中所有动物的显微镜评价记分相加，再除以观察总数，得出试验组平均记分。对照组同法计算。最大记分为16。空白对照颊囊的显微镜评价总分大于9时，需进行复试。

表1-1-14　口腔组织反应显微镜记分系统

反应	记分
1. 上皮	
正常，完好无损	0
细胞变性或变扁平	1
组织变形	2
局部糜烂	3
广泛糜烂	4
2. 白细胞浸润（每个高倍视野）	
无	0
极少（少于25）	1
轻度（26~50）	2
中度（50~100）	3
重度（大于100）	4
3. 血管充血	
无	0
极少	1
轻度	2
中度	3
重度伴血管破裂	4
4. 水肿	
无	0
极少	1
轻度	2
中度	3
重度	4

　　试验组平均记分减去对照组平均记分得出刺激指数。刺激指数为0时表明无口腔黏膜刺激，1~4时为极轻口腔黏膜刺激，5~8为轻度口腔黏膜刺激，9~11为中度口腔黏膜刺激，12~16为重度口腔黏膜刺激。

起草人：陈　亮　杜晓丹（中国食品药品检定研究院）
复核人：孙晓霞（山东省医疗器械产品质量检验中心）

第十节　遗传毒性试验

一、AMES试验

（一）试验原理

细菌回复突变试验（AMES试验），是在有或无代谢活化系统的情况下，通过观察医疗器械/材料诱导组氨酸营养缺陷型鼠伤寒沙门菌株（his−）和色氨酸营养缺陷型大肠杆菌菌株的突变情况，计数回复突变菌落并与空白对照培养物和（或）溶剂对照培养物的自发回复突变菌落数相比较，以评价其潜在的致突变性。

（二）仪器设备试剂

1.仪器设备　生物安全柜、电热干燥箱、恒温培养箱、恒温水浴箱、恒温振荡培养箱、压力蒸汽灭菌器、液氮罐、匀浆器、菌落计数仪和电子天平等。

2.试剂　试验用活化系统、培养基等试剂可按如下方法制备或购买市售产品。

（1）S9混合液　是常用的试验活化系统，每10ml由以下成分组成（表1-1-15）。

表1-1-15　S9混合液配方

组分	体积
磷酸盐缓冲液（0.2 mol/L，pH 7.4）	6.0 ml
氯化钾溶液（1.65 mol/L）	0.2 ml
氯化镁溶液（0.4 mol/L）	0.2 ml
葡萄糖–6–磷酸盐溶液（0.05 mol/L）	1.0 ml
辅酶–Ⅱ溶液（0.025 mol/L）	1.6 ml
大鼠肝S9液	1.0 ml

临用时新鲜无菌配制，或滤过除菌。混匀，置冰浴中待用。

（2）营养肉汤培养基

牛肉膏	1.5g
胰胨（或混合蛋白胨）	5.0g
氯化钠	2.5g
蒸馏水	500ml

加热溶解，调节pH为7.2，分装后0.103MPa 20分钟灭菌。4℃保存。

（3）营养肉汤琼脂培养基　将1.5g琼脂粉加营养肉汤培养基至100ml。加热融化后调节pH为7.2，0.103 MPa 20分钟灭菌。

（4）底层培养基

1）磷酸盐贮备液

磷酸氢钠铵（$NaNH_4HPO_4 \cdot 4H_2O$）	17.5g
柠檬酸（$C_5H_8O_7 \cdot H_2O$）	10.0g
磷酸氢二钾（K_2HPO_4）	50.0g

$$\text{硫酸镁（}MgSO_4 \cdot 7H_2O\text{）} \qquad\qquad\qquad 1.0g$$

加蒸馏水至100ml，0.103MPa 20分钟灭菌。4℃保存。其中，待其他试剂完全溶解后再将硫酸镁缓慢放入其中继续溶解，否则易析出沉淀。

2）40%葡萄糖溶液　将40.0g葡萄糖加蒸馏水至100ml，0.055MPa 20分钟灭菌，4℃保存。

3）1.5%琼脂培养基　将6g琼脂粉加蒸馏水至400ml。融化后0.103MPa 20分钟灭菌。

4）底层培养基的制备　无菌操作在灭菌琼脂培养基中（400ml）依次加入：

磷酸盐贮备液	8ml
40%葡萄糖溶液	20ml

充分混匀，待冷却至80℃左右时注入培养皿，每皿（直径90mm）约25ml，待培养基凝固后放入37℃恒温箱内，培养过夜以除去水分并检查有无污染。

（5）顶层培养基

1）顶层琼脂　将3.0g琼脂粉和2.5g氯化钠加蒸馏水至500ml。

2）0.5mmol/L组氨酸-0.5mmol/L生物素溶液（诱变试验用）　将30.5mg D-生物素（分子量244）和19.5mg L-组氨酸（分子量155）加蒸馏水至250ml，4℃保存。

3）顶层培养基制备　加热融化顶层琼脂，每100ml顶层琼脂中加入0.5mol/L组氨酸-生物素溶液10ml，混匀后0.103MPa 20分钟灭菌。用时融化分装小试管，每管2ml，在45℃水浴中保温。

（6）特殊试剂和培养基

1）0.8%氨苄青霉素溶液　称取氨苄青霉素40mg，用0.02mol/L氢氧化钠溶液稀释至5ml。无菌配制，4℃保存。

2）0.1%结晶紫溶液　称取100mg结晶紫，溶于100ml无菌水。4℃保存。

3）L-组氨酸溶液和0.5mmol/L D-生物素溶液（鉴定菌株用）　称取L-组氨酸0.4043g和D-生物素12.2mg，分别溶于100ml蒸馏水。0.103 MPa 20分钟灭菌，4℃保存。

4）0.8%四环素溶液（用于四环素抗性试验和氨苄青霉素-四环素平板）　称取40mg四环素，用0.02 mol/L盐酸缓冲液稀释至5 ml，保存于4℃冰箱。

5）氨苄青霉素平板和氨苄青霉素-四环素平板　每1000ml中由以下成分组成。

底层培养基	910ml
磷酸盐贮备液	20ml
40%葡萄糖溶液	50ml
组氨酸水溶液（0.4043 g/100ml）	10ml
0.5 mmol/L D-生物素溶液	6ml
0.8%氨苄青霉素溶液	3.15ml
0.8%四环素溶液	0.25ml

以上成分均分别灭菌或无菌制备，冷却至大约50℃，无菌条件下加入氨苄青霉素溶液和/或四环素溶液。

6）组氨酸-生物素平板，每1000ml中由以下成分组成。

底层培养基	914ml
磷酸盐贮备液	20ml

40%葡萄糖溶液	50ml
组氨酸水溶液（0.4043 g/100ml）	10ml
0.5 mmol/L D – 生物素溶液	6ml

以上成分均分别灭菌或无菌制备。

7）二甲基亚砜（DMSO）：光谱纯。

（三）检验步骤

1. 试验前准备

（1）试验菌株　本部分宜至少采用5株突变型菌株进行试验，推荐的菌株组合为：

1）鼠伤寒沙氏菌株TA1537或TA97或TA97a；

2）鼠伤寒沙氏菌株TA98；

3）鼠伤寒沙氏菌株TA100；

4）大肠杆菌WP2 uvrA，或WP2 uvrA（pKM101），或鼠伤寒沙门菌株TA102；

5）鼠伤寒沙门氏菌株TA1535（可供选择）。

为了检测交联突变剂，所选菌株中最好包括TA102或增加一种DNA易修复的大肠杆菌株〔如WP2或WP2（pKM101）〕。

（2）菌株特性　菌株特性应与表1-1-16相符。突变型菌株的某些特性容易丢失或变异，在下列情况下，应进行菌株基因型的鉴定并形成文件。

1）在收到培养菌株后；

2）当制备一套新的冷冻保存或冰冻干燥菌株时；

3）当每皿自发回变数不在正常范围时；

4）当对诱变剂丧失敏感性时；

5）使用主平板传代时；

6）投入使用前。

表1-1-16　菌株鉴定结果

菌株	基因型					自发回变菌落数 f
	组氨酸缺陷 a	脂多糖屏障缺失 b	R因子（抗氨苄青霉素）c	抗四环素 d	uvrB修复缺陷 e	
TA97	+	+	+	−	+	90~180
TA98	+	+	+	−	+	30~50
TA100	+	+	+	−	+	120~200
TA102	+	+	+	+	−	240~320
TA1535	+	+	−	−	+	10~35
TA1537	+	+	−	−	+	3~28
WP2（pKM101）	+	+	+	−	+	7~23

a "+" 表示需要组氨酸；b "+" 表示有抑制带；c "+" 表示具有R因子；d "+" 表示有四环素抗性；
e "+" 表示无修复能力；f 该数值为参考值，可在验证的基础上确定本实验室的规定数值范围。

（3）菌株鉴定

1）增菌培养 在5ml营养肉汤培养基中接种贮存菌培养物，于（37±2）℃条件下振荡（115~125r/min）培养10~12小时。

2）组氨酸缺陷型的鉴定 加热融化底层培养基两瓶（一瓶不加组氨酸，一瓶加组氨酸），不加组氨酸者每100ml底层培养基中加0.5mmol/L D-生物素0.6ml；加组氨酸者每100ml底层培养基中加L-组氨酸1ml（每100ml中含0.4043g）和0.5mmol/L D-生物素0.6ml，冷却至50℃左右，各倒两个平皿。取有组氨酸和无组氨酸培养基平皿各一个，按菌株号顺序各取一白金耳菌液划线（直线）接种在培养基表面，37℃培养48小时。受试菌株在有组氨酸培养基平皿表面各长出一条菌膜，无组氨酸培养基平皿上除自发回复突变菌落外无菌膜，说明受试菌株确为组氨酸缺陷型。

3）脂多糖屏障缺陷的鉴定 取菌液0.1ml移入平皿，迅速将加热融化的营养肉汤琼脂培养基（冷却至50℃左右）适量倒入平皿，混匀，平放凝固。将一片无菌滤纸片放入已凝固的培养基平皿中央，用移液器在滤纸片上滴加0.1%结晶紫溶液10μl，37℃培养24小时，每个菌株做一个平皿。阳性者在纸片周围出现一个透明的抑制带，说明存在rfa（深粗型）突变。TA97、TA98、TA100、TA1535、TA1537、TA102和WP2（pKM101）均有抑制带，野生型鼠伤寒沙门菌和野生型WP2（pKM101）没有抑制带。

4）R因子的鉴定 加热融化营养肉汤琼脂培养基，冷却至50℃左右，适量倒入平皿中，平放凝固，用移液器吸0.8%氨苄青霉素10μl，在凝固的培养基表面依中线涂成一条带，待氨苄青霉素溶液干后，用接种环与氨苄青霉素带相交叉划线接种要鉴定的菌株，并且接种一个不具有R因子的菌株作氨苄青霉素抗性的对照（一个平皿可同时鉴定几个菌株），37℃培养24小时。菌株经过24小时培养，在氨苄青霉素带的周围依然生长不受抑制，即有抗氨苄青霉素效应，证明带有R因子。

5）uvrB修复缺陷型的鉴定 在营养肉汤琼脂培养基平皿表面用接种环划线接种需要的菌株。接种后的平皿一半用黑纸覆盖，在距15W紫外线灭菌灯33cm处照射8秒，37℃培养24小时。对紫外线敏感的菌株仅在没有照射过的部分生长。

6）四环素抗性的鉴定 用移液器各吸取5~10μl 0.8%的四环素溶液和0.8%的氨苄青霉素溶液，在营养肉汤琼脂培养基平皿表面依中线各涂成一条带，待四环素和氨苄青霉素液干后，用接种环于四环素和氨苄青霉素带相交叉划线接种TA102和一种有R因子的菌株（作为四环素抗性的对照），37℃培养24小时。TA 102菌株生长不受抑制，对照菌株有一段生长抑制区，表明TA102菌株有抗四环素效应。

7）自发回变菌落数的鉴定 每株菌准备底层培养基平皿2个，同时融化顶层培养基2管，每管2ml，在45℃水浴中保温。在每管顶层培养基中，分别加入待鉴定的试验菌株的菌液0.1ml，各2管，轻轻摇匀，迅速将此试管的内容物倾入已固化的底层培养基平皿中，转动平皿，使顶层培养基均匀分布，平放固化，37℃培养48小时计数菌落数，计算平均自发回变菌落数。每一菌株的平均自发回变菌落数应落在表1-1-16所列正常范围内。

（4）菌株保存 鉴定合格的菌种应加入冷冻保护剂［例如光谱级二甲基亚砜（DMSO）或甘油］，保存在深低温（如-80℃）或液氮中，或者冰冻干燥制成干粉，4℃保存。除液氮条件外，保存期一般不超过2年。主平板贮存在4℃，超过两月后丢弃，TA102主平板保存两周后应该丢弃。

（5）器械灭菌　与试验样品和对照品接触的所有器具应采用可靠方法灭菌，置压力蒸汽灭菌器内121℃ 30分钟，或置电热干燥箱内160℃ 2小时。

（6）试验环境　试验应在生物安全柜中进行。

（7）样品制备

1）试验样品信息　委托单位应按要求提交试验样品的详细资料。

2）试验液制备　根据GB/T 16886.12-2017的原则制备试验样品的试验液。可采用0.9%氯化钠注射液和/或DMSO或其他适宜溶剂作为浸提介质。浸提介质不应影响试验的进行，如怀疑试验样品可能对本试验菌株产生毒性或者生长抑制作用时，应进行预试验来确定适宜的试验液浓度。

3）阴性对照的制备　阴性对照需同时进行，采用试验样品制备所用的同批号浸提介质，不加试验样品并在同条件下制备。

4）阳性对照的制备　阳性对照需同时进行，每一试验菌株推荐的诱变剂和浓度见表1-1-17，适宜时也可采用其他已知诱变剂。

表1-1-17　推荐的诱变剂

试验菌株	S9混合物	阳性对照	诱变剂浓度
TA97	+	对二甲基氨基苯重氮磺酸钠（敌克松）［CAS No. 140-56-7］	1.0 mg/ml，用无菌注射用水配制
	–		
TA98	+	对二甲基氨基苯重氮磺酸钠（敌克松）［CAS No. 140-56-7］	1.0 mg/ml，用无菌注射用水配制
	–		
TA100	+	2-氨基芴［CAS No. 153-78-6］	0.1 mg/ml，用DMSO配制
	–	对二甲基氨基苯重氮磺酸钠（敌克松）［CAS No. 140-56-7］	1.0 mg/ml，用无菌注射用水配制
TA102	+	甲基磺酸甲酯［CAS No. 66-27-3］	0.1 mg/ml，用无菌注射用水配制
	–		
WP2、WP2uvrA和WP2uvrA（pKM101）	+	叠氮化钠［CAS No. 26628-22-8］	1.0 mg/ml，用无菌注射用水配制
	–		
TA1535	+	2-氨基芴［CAS No. 153-78-6］	0.1 mg/ml，用DMSO配制
	–	叠氮化钠［CAS No. 26628-22-8］	1.0 mg/ml，用无菌注射用水配制
TA1537	+	对二甲基氨基苯重氮磺酸钠（敌克松）［CAS No. 140-56-7］	1.0 mg/ml，用无菌注射用水配制
	–		

注：诱变剂可配制为10×贮备液，分装在具塞玻璃试管内2~8℃贮存，临用时稀释至上述浓度。

2. 试验菌液制备　取营养肉汤培养基 5ml，加入无菌小三角瓶或无菌试管中，将主平板或冷冻保存的菌株培养物接种于营养肉汤培养基内，在（37±2）℃、115~125 r/min 振荡培养 10~12 小时至对数增长期，活菌数不少于 $1×10^9$ 个 /ml。培养瓶用黑纸包裹，以防光线照射细菌。

3. 预试验　对未知或怀疑可能对试验菌株有抑制作用的试验样品，应进行预试验，其步骤如下。

1）融化顶层培养基分装于无菌小试管，每管 2ml，在 45℃水浴中保温。在每管顶层培养基中，分别加入制备的试验菌株新鲜菌液 0.1ml，各 2 管，轻轻摇匀，迅速将此试管的内容物倾入已固化的底层培养基平皿中，转动平皿，使顶层培养基均匀分布，平放固化。取无菌滤纸圆片（直径为 6mm）放在已固化的顶层培养基的中央位置上。

2）用移液器分别取 0.1ml 试验材料浸提液点在纸片上。

3）同预实验的第一步操作，阴性对照组加入 0.1ml 浸提介质；阳性对照加入 1.0mg/ml 敌克松 0.1ml。

d）37℃培养 48~72 小时观察结果。

除阳性对照外，试验样品和浸提介质平皿应无抑制区域。如对试验菌株有抑制作用，应对试验样品或浸提液进行梯度稀释，所选的剂量浓度范围宜包括细胞毒性从最大到小或无细胞毒性，一般至少包括 5 个试验浓度梯度，并以小或无细胞毒性浓度按平板掺入法进行试验。其中，细胞毒性表现为，回复突变的菌落数减少，背景菌苔减少等。

4. 试验过程　融化顶层培养基分装于无菌小试管，每管 2ml，在 45℃水浴中保温。

试验组中，无活化组分别将 0.1ml 的试验样品试验液、0.1ml 试验菌株新鲜菌液和 0.5ml 0.2mol/L 磷酸盐缓冲液加入到含有 2ml 顶层培养基的试管中；活化组分别将 0.1ml 的试验样品试验液、0.1ml 试验菌株新鲜菌液和 0.5ml 10% S9 混合液加入到含有 2ml 顶层培养基的试管中；将其混匀，迅速将顶层混合液分别倾入底层培养基上，转动平皿使顶层培养基均匀分布在底层上，每种菌株做 3 个平皿。

阴性对照组中，无活化组分别将 0.1ml 浸提介质、0.1ml 试验菌株新鲜菌液和 0.5ml 0.2mol/L 的磷酸盐缓冲液加入到含有 2ml 顶层培养基的试管中；活化组分别将 0.1ml 的浸提介质、0.1ml 试验菌株新鲜菌液和 0.5ml 10% S9 混合液加入到含有 2ml 顶层培养基的试管中；将其混匀，迅速将顶层混合液分别倾入底层培养基上，转动平皿使顶层培养基均匀分布在底层上，每种菌株做 3 个平皿。

阳性对照组分别见表 1-1-13 列出的诱变剂 0.1ml、试验菌株新鲜菌液 0.1ml，活化组再加 10% S9 混合液 0.5ml，无活化组加 0.2 mol/L 磷酸盐缓冲液 0.5ml，混合液加入到含有 2ml 顶层培养基的试管中；将其混匀，迅速将顶层混合液分别倾入底层培养基上，转动平皿使顶层培养基均匀分布在底层上，每种菌株做 3 个平皿。

全部平皿倒置于 37℃培养箱中培养 48~72 小时观察记录结果。

（四）结果评价

计数并记录每一平皿的回变菌落数，并计算出三个平皿的平均值和标准差。阴性对照组回变菌落数应在预期的范围内（表 1-1-16），阳性对照组回变菌落数应至少为阴性对照的 3 倍，否则对不在范围内的菌株应重新试验。

在背景生长良好条件下，试验样品组回变菌落数至少为阴性对照组回变菌落数的两倍或两倍以上（即回变菌落数≥2×阴性对照数）即为阳性反应。如回变菌落数的增加与剂量相关并具有统计学意义，或者至少在一个剂量水平出现可重复的并有统计学意义的阳性反应时，即可认为试验样品为阳性诱变剂。

（五）注意事项

1.若采用浸提液进行试验，可考虑单剂量组试验（即试验样品原液或100%的浸提原液），但宜对试验所采用的剂量范围提供相应的支持性数据。

2.若试验结果无法确定，需要重复试验，可以梯度稀释试验液再进行试验。

二、小鼠淋巴瘤试验

（一）试验原理

小鼠淋巴瘤试验是在含有和不含有代谢活化系统的培养基中加入医疗器械/材料或其浸提液，细胞经一定时间作用后重新接种，测定细胞毒性，同时经过一定表达时间后再选择突变种接种，通过选择性和非选择性培养基上的细胞集落数计算突变频率，从而利用哺乳动物细胞培养系统检测医疗器械/材料或其浸提液诱导的基因突变。

试验中使用的细胞系能检测在特异性的内源性胸苷激酶基因（TK）中发生的正向突变，即由TK$^{+/-}$变为TK$^{-/-}$。其中，突变细胞（TK$^{-/-}$）以集落形式存在，且这些突变细胞对嘧啶类似物三氟胸苷（TFT）的生长抑制作用具有抗性。因此，可通过加入TFT区分突变（TK$^{-/-}$）和未突变细胞（TK$^{+/-}$）的集落。

（二）仪器设备试剂

1.仪器设备 超净工作台、CO_2培养箱、恒温水浴箱、恒温振荡器、倒置显微镜、光学显微镜、压力蒸汽灭菌器等。

2.试剂

（1）S9混合液 其配方见表1-1-15，临用时新鲜无菌配制，或滤过除菌。混匀，置冰浴中待用。

（2）THG溶液（100倍）

胸腺嘧啶核苷	30mg
次黄嘌呤	50mg
甘氨酸	75mg

以上成分用100ml无血清RPMI 1640培养基溶解后过滤除菌，-20℃保存。

（3）THMG溶液（100倍）

1）配制氨甲蝶呤溶液（1000倍） 向避光的容器中加入3.0mg氨甲蝶呤、19.45ml质量浓度9g/L的氯化钠溶液、1mol/L氢氧化钠溶液0.35ml，溶解后加入1mol/L盐酸溶液0.2ml。

2）配制THMG溶液（100倍） 取上述氨甲蝶呤溶液0.55ml，加入按上述方法制备的THG溶液4.95ml。过滤除菌。

（4）二甲基亚砜（DMSO） 光谱纯。

（5）其他 秋水仙素、0.075mol/L氯化钾溶液、细胞培养基、血清等。

（三）检验步骤

1. 试验前准备

（1）细胞系　小鼠淋巴瘤细胞系（L5178Y TK$^{+/-}$-3.7.2C）是常用的试验细胞系。鉴于细胞性状稳定性要求，试验细胞系最好新取自冻存细胞。细胞在35~38℃培养，增殖周期为10小时左右。实验室宜测定细胞周期时间，并与公开发表的细胞特征相一致。经过传代培养后，细胞呈对数生长状态，细胞持续培养不宜超过3个月。

（2）器械灭菌　与试验样品和对照品接触的所有器具应采用可靠方法灭菌，置压力蒸汽灭菌器内121℃ 30分钟，或置电热干燥箱内160℃ 2小时。

（3）试验环境　试验应在无菌操作台或超净工作台中进行。

（4）样品制备

1）试验样品信息　委托单位应按要求提交试验样品的详细资料。

2）试验液制备　根据GB/T 16886.12-2017的原则制备试验样品的试验液。可采用0.9%氯化钠注射液或细胞培养液和/或其他适宜溶剂作为浸提介质。浸提介质不应影响试验的进行，例如改变细胞生长，影响试验样品的完整性，与培养容器反应，破坏代谢活化系统等。如怀疑试验样品可能对本试验细胞系产生毒性作用时，应进行预试验来确定适宜的试验液浓度。可降解/吸收产品的样品制备宜考虑产品的溶解度、pH和渗透压对试验体系的影响。

3）阴性对照的制备　阴性对照需同时进行，采用试验样品制备所用的同批号浸提介质，不加试验样品并在同条件下制备。

4）阳性对照的制备　阳性对照需同时进行，以证明实验室在所用测试方案的条件下鉴定诱变剂的能力以及测试外源性代谢活化系统的有效性（如适用），以及能充分检测大/小集落的TK突变体。阳性对照具有可重复性和可检测性，方能表明本测试系统的灵敏度。阳性对照物举例见表1-1-18。如有充分理由时也可采用其他适宜的阳性对照物。

表1-1-18　阳性对照物举例

代谢活化条件	阳性对照物	CASRN
无外源性代谢活化系统	甲磺酸甲酯（methyl methanesulfonate，MMS）	66-27-3
	丝裂霉素 C（mitomycin C）	50-07-7
	4- 硝基喹啉 -N- 氧化物（4-nitroquinoline-N-oxide）	56-57-5
有外源性代谢活化系统	苯并（a）芘［benzo（a）pyrene］	50-32-8
	环磷酰胺（cyclophosphamide）	50-18-0
	环磷酰胺一水化合物（cyclophosphamide monohydrate）	6055-19-2
	7，12- 二甲基苯蒽 ［7，12-dimethylbenz（a）anthracene，DMBA］	57-97-6
	3- 甲基胆蒽（3-methylcholanthrene）	56-49-5

5）未处理对照的制备　如不能证实所用浸提介质不具有致突变性，还需设未处理对照。

2. 预实验

（1）概述　预实验的目的在于避免最高浓度的试验样品或浸提液产生的假阳性反应，如产生过度的细胞毒性、在细胞培养液中出现沉淀或pH和渗透压发生显著变化。如果测试物使培养液的pH随时间发生明显的变化，则可以调节最终处理培养液的pH，以避免产生假阳性结果并保持适宜的培养条件。

当怀疑试验样品具有细胞毒性时，应以试验样品或浸提原液作为最高浓度组进行梯度稀释，最高的试验浓度为相对存活率（或相对总生长）在10%~20%的浓度，以及宜包括从中到小或无细胞毒性的浓度范围。在一些情况下，如试验样品具有陡峭的浓度反应曲线，则可适当缩小间距或将检测的浓度增加。

（2）接触处理　以0.9%氯化钠注射液作为浸提介质为例，取生长良好的细胞，建议调整细胞浓度为1×10^6个/ml（以保证细胞终浓度为5×10^5个/ml）。无活化系统组取10ml细胞悬液与2ml试验或对照样品以及1ml PBS混合，加入含血清培养基至终体积为20ml；有活化系统组取10ml细胞悬液，加入2ml试验或对照样品以及S9混合液1ml，加入含血清培养基至终体积为20ml。将上述各种混合液置于37℃振荡培养4小时，振荡频率为70~80r/min。若无活化系统组在接触4小时后结果为阴性，宜延长至24小时。

（3）0天的平板接种效率（PE0）平板　将上一步试验的混合液以200g离心5分钟，去除上清液，用无血清RPMI 1640培养基洗涤细胞两次，用含20%血清的RPMI 1640培养基梯度稀释至细胞数量为8个/ml，接种96孔板，每孔加0.2ml（即每孔平均细胞接种数为1.6个）。每种剂量接种两块平板。将平板放置于CO_2培养箱37℃培养10~12天。

（4）集落计数　目视或在显微镜及其他适宜用具下观察计数各平板无集落生长的孔数。

（5）数据处理　按公式计算PE，RS或RTG。

3. 主试验

（1）接触处理　方法同预实验中"接触处理"。

（2）表达　将上一步试验的混合液以200g离心5分钟，去除上清液，用无血清RPMI 1640培养基洗涤细胞两次。重新悬浮于含10%血清的RPMI 1640培养基中，建议调整细胞浓度为3×10^5个/ml，37℃培养2天。于24小时时检查细胞并调整浓度为3×10^5个/ml。

（3）平板制备　按如下方法制备各组微孔平板，

1）PE_0平板　取主试验中"接触处理"后离心重悬的细胞悬液，用含20%血清的RPMI 1640培养基梯度稀释至细胞数量为8个/ml，接种96孔板，每孔加0.2ml（即每孔平均细胞接种数为1.6个）。每种剂量接种两块平板。

2）第2天的平板接种效率（PE_2）平板　第2天表达培养结束后，取适量细胞悬液，按前一步接种PE0平板的方法接种96孔板，每种剂量接种两块平板。

3）TFT拮抗平板　第2天表达培养结束后，取适量细胞悬液，用含20%血清的RPMI 1640培养基调整细胞浓度为1×10^4个/ml，加入TFT（三氟胸苷，终浓度为$3 \mu g/ml$），混匀，接种96孔板，每孔加0.2ml（即每孔平均细胞接种数为2000个）。每种剂量接种两块平板。

将全部平板放置于CO_2培养箱37℃培养10~12天。

（4）集落计数　目视或在显微镜及其他适宜用具下观察计数各平板无集落生长的孔数。若试验组结果为阳性，宜至少记录最高浓度阳性组以及阴性对照和阳性对照的大小集落数。若试验组结果为阴性，宜记录阴性对照和阳性对照的大小集落数。突变集落按大集落（LC：直径≥1/4孔径，呈薄层分布，密度低）和小集落（SC：直径<1/4孔径，呈块状，密度高）分别计

数，极小集落可再继续培养3天后计数。

（四）分析判定

1. 数据处理

（1）平板效率（PE_0和PE_2） 按下式分别计算PE_0和PE_2。

$$PE = \frac{-\ln(EW/TW)}{1.6} \times 100\%$$

式中：PE为平板效率，PE_0或PE_2；EW为无集落生长的孔数；TW为为平板总孔数；1.6为每孔接种细胞数。

（2）相对存活率（RS） 按下式计算相对存活率。

$$RS = \frac{PE_a}{PE_b} \times 100\%$$

式中：RS为相对存活率，RS_0或RE_2；PE_a为试验样品组平板效率；PE_b为 阴性对照组平板效率。

（3）相对悬浮生长率（RSG） 按下式计算相对悬浮生长率。如果进行长期接触（24小时），悬浮生长是处理期内细胞的增殖倍数乘以表达期第一天和第二天细胞的增殖倍数。

$$RSG = \frac{SG_{1(a)} \times SG_{2(a)}}{SG_{1(b)} \times SG_{2(b)}} \times 100\%$$

式中：$SG_{1(a)}$为表达期第一天试验组细胞增殖倍数；$SG_{2(a)}$为表达期第二天试验组细胞增殖倍数；$SG_{1(b)}$为表达期第一天对照组细胞增殖倍数；$SG_{2(b)}$为表达期第二天对照组细胞增殖倍数。

（4）相对总生长（RTG） 按下式计算相对总生长。

$$RTG = RSG \times RS_2 \times 100\%$$

式中：RSG为相对悬浮生长；RS_2为 第二天的相对存活率。

（5）TFT抗性突变频率（MF） 按下式分别计算大集落突变频率（L-MF）、小集落突变频率（S-MF）和总突变频率（T-MF）。其中，当计算L-MF和S-MF时，EW分别指无大集落生长和无小集落生长的孔数。

$$MF = \frac{-\ln(EW/TW)/N}{PE_2} \times 100\%$$

式中：MF为TFT抗性突变频率，$\times 10^{-6}$；EW为无集落生长的孔数；TW为平板总孔数；N为每孔接种细胞数，2000；PE_2为第2天的平板接种效。

2. 结果判定

（1）可接受标准 对照组结果满足以下要求则试验有效，否则应重新试验。

1）阴性对照 其PE_0和PE_2为65%~120%，突变频率MF值为50×10^{-6}~170×10^{-6}，或在各实验室历史数据范围内，且阴性对照的T-MF小于本实验室历史记录的2倍（或<240×10^{-6}）；当采用RTG作为细胞毒性衡量指标时，短期处理（3~4小时）的悬浮生长为8~32倍，长期处理（24小时）的悬浮生长应为32~180倍。

2）阳性对照 应满足以下两项要求中的至少一个。①其T-MF与阴性对照有显著差异，或比阴性对照高300×10^{-6}以上，其中，阳性对照的小集落突变频率应占40%以上，即阳性对照的小集落突变频率减去阴性对照的小集落突变频率应 $\geq 120 \times 10^{-6}$；②阳性对照的小集落突变频率比阴性对照高 150×10^{-6} 以上。

（2）结果评价

1）在试验成立的前提下，试验样品各剂量组T-MF出现有统计学意义的剂量反应性增长，或至少有一个剂量组T-MF与阴性对照有显著差异且比阴性对照高 126×10^{-6} 以上并具重现性，为阳性结果。

2）在试验成立的前提下，试验样品各剂量组T-MF没有出现有统计学意义的剂量反应性增长或有剂量组T-MF与阴性对照相比有增加但小于 126×10^{-6}，该试验为阴性结果。

3）如果只在细胞的相对存活率（或相对总生长）为10%~20%时才出现阳性结果时，则试验结果可疑，应在解释试验结果时慎重，如果只在细胞的相对存活率（或相对总生长）低于10%时才出现T-MF显著增加，那么该结果不认为是阳性结果。

4）如果没有剂量组的细胞相对存活率（或相对总生长）在10%~20%之间，那么当①一系列相对存活率（或相对总生长）在20%~100%的剂量组且至少有一个剂量组的相对存活率（或相对总生长）在20%~25%之间均无致突变性（无剂量反应性增长，与阴性或者历史对照数据相比无突变频率MF值无显著增加）时，或②一系列相对存活率（或相对总生长）在25%~100%的剂量组无致突变性，且在相对存活率（或相对总生长）略低于10%时有一个剂量组呈阴性时，试验结果为阴性。

（五）注意事项

1.在细胞的处理过程中，宜避免使用会降低分裂指数的试剂，尤其是一些钙络合剂。

2.若采用浸提液进行试验，可考虑单剂量组试验（即试验样品原液或100%的浸提原液），但宜对试验所采用的剂量范围提供相应的支持性数据。

3.采用0.9%氯化钠注射液作为浸提介质，其最终接触时浓度一般宜不大于10%（V/V）；浸提介质为有机溶剂时，由于高浓度的有机溶剂具有细胞毒性，其最终接触浓度一般宜不大于1.0%（V/V）；浸提介质为含血清细胞培养液时，其最终接触时浓度宜为100%（V/V）。此外，若使用没有充分确认的溶剂（如乙醇或丙酮），宜提供相应的支持性数据来表明它们与试验样品和测试系统之间的相容性并排除溶剂自身的遗传毒性；缺乏支持性数据时，推荐使用未处理对照以证明所选择溶剂的适宜性。

4.细胞自发突变清除　宜适时检查冻存细胞的自发突变频率。一般试验细胞系的平均自发突变频率在 50×10^{-6}~170×10^{-6} 范围内。当细胞突变频率偏高时，可按如下方法对自发突变细胞进行清除：将对数生长的细胞配制成 2×10^5 个/ml，加入 $100 \times$ 的THMG液，加入量为总体积的1%；置 CO_2 培养箱（含体积分数5% CO_2）培养24小时后，200g离心5分钟，除去上清液，用新鲜RPMI 1640培养液调整细胞浓度为 2×10^5 个/ml，加入 $100 \times$ 的THG液，加入量为总体积的1%。培养45~48小时，注意避免过度培养；将培养后的细胞以200g离心5分钟，除去上清液后加入培养液直接使用或加入冻存液冻存。

5.支原体污染检测　宜在对新购买细胞或冻存细胞之前进行支原体的检测，以保证细胞无支原体的污染。

6.核型稳定性检测　宜通过检测平均染色体数目来判断核型稳定性，通常在对新购买细胞或冻存细胞之前进行，以保证细胞没有发生核型的变化。

7.实验室宜建立历史阳性对照结果的范围和分布、历史阴性对照（未处理和溶剂对照）结果的范围和分布。当首次获取历史阴性对照分布的数据时，阴性对照宜与已公开发布的对照数据（若有）一致。随着更多的实验数据被添加到对照分布中，阴性对照应理想地在该分布的95％控制限值范围内。

三、染色体畸变试验

（一）试验原理

染色体畸变可以是结构的或是数量的改变。由于数量畸变至少须经历一个细胞分裂周期才能观察到，而本实验中分析的是毒性处理后第一个有丝分裂期的细胞，故该染色体畸变试验不能观察非整倍体诱变剂以及染色体数目的畸变，仅能判断包括染色体型和染色单体型畸变在内的结构畸变。其目的是通过将试验样品处理离体培养的哺乳动物细胞，观察染色体结构的变化，以确定该试验样品对所选用的测试系统是否具有致畸变性。

（二）仪器设备试剂

1.仪器设备　超净工作台、CO_2培养箱、恒温水浴箱、倒置显微镜、光学显微镜、压力蒸汽灭菌器等。

2.试剂

（1）S9混合液　其配方见表1-1-15，临用时新鲜无菌配制，或滤过除菌。混匀，置冰浴中待用。

（2）Giemsa储备液　取Giemsa染料3.8g，置研钵中，加少量甲醇研磨，逐渐加甲醇至375ml，溶解后再加125ml纯甘油，于37℃温箱保温48小时，在此期间摇动数次，放置1~2周过滤备用。

（3）Giemsa应用液　取1ml Giemsa储备液加入10ml pH 6.8磷酸盐缓冲液，临用时现配。

（4）固定液：甲醇（分析纯）和冰乙酸（分析纯）以体积比为3∶1混合，临用时现配。

（5）二甲基亚砜（DMSO）　光谱纯。

（6）其他　秋水仙素、0.075mol/L氯化钾溶液、细胞培养基、血清等。

（三）检验步骤

1.试验前准备

（1）细胞系　可选用中国仓鼠肺细胞（CHL）、中国仓鼠卵巢细胞（CHO）等。在遗传毒性研究中，CHL细胞被广泛用于遗传毒性试验，其背景资料丰富，故推荐首选CHL。实验室宜定期检查细胞系染色体数目的稳定性和支原体污染情况，并建立与公开发表物相一致的正常细胞周期时间。

（2）器械灭菌　与试验样品和对照品接触的所有器具应采用可靠方法灭菌，置压力蒸汽灭菌器内121℃ 30分钟，或置电热干燥箱内160℃ 2小时。

（3）试验环境　试验应在无菌操作台或超净工作台中进行。

（4）样品制备

1）试验样品信息　委托单位应按要求提交试验样品的详细资料。

2）试验样品制备　根据GB/T 16886.12-2017的原则制备试验样品。可采用0.9％氯化钠注射液或细胞培养液和/或其他适宜溶剂作为浸提介质。浸提介质不应影响试验的进行，例如改变细胞生长，影响试验样品的完整性，与培养容器反应，破坏代谢活化系统等。如怀疑试验样品可能对本试验细胞系产生毒性作用时，应进行预试验来确定适宜的试验液浓度。可降解/吸收产品的样品制备宜考虑产品的溶解度、pH和渗透压对试验体系的影响。

3）阴性对照的制备　阴性对照需同时进行，采用试验样品制备所用的同批号浸提介质，不加试验样品并在同条件下制备。

4）阳性对照的制备　阳性对照用以证明实验室在所用测试方案的条件下鉴定染色体断裂剂的能力以及测试外源性代谢活化系统的有效性（如适用）。阳性对照物举例见表1-1-19。

表1-1-19　阳性对照物举例

代谢活化条件	阳性对照物	CASRN
无外源性代谢活化系统	甲磺酸甲酯（methyl methanesulphonate，MMS）	66-27-3
	丝裂霉素 C（mitomycin C）	50-07-7
	4-硝基喹啉-N-氧化物（4-nitroquinoline-N-oxide）	56-57-5
	阿糖胞苷（Cytosine arabinoside）	147-94-4
有外源性代谢活化系统	苯并（a）芘［benzo（a）pyrene］	50-32-8
	环磷酰胺（cyclophosphamide）	50-18-0

5）未处理对照的制备　如不能证实所用浸提介质不具有致突变性，还需设未处理对照。

2. 预实验　对怀疑有细胞毒性反应的试验样品应进行预试验，其目的在于避免最高浓度的试验样品或试验液产生的假阳性反应，如产生过度的细胞毒性、在细胞培养液中出现沉淀或pH和渗透压发生显著变化。如果试验样品使培养液的pH随时间发生明显的变化，则可以调节最终处理培养液的pH，以避免产生假阳性结果并保持适宜的培养条件。宜在有或无代谢活化的情况下，使用适当的细胞死亡和生长的指标来确定细胞毒性，以保证有足够数目的细胞处于有丝分裂状态。

推荐使用相对倍增数（RPD）或细胞相对增长数（RICC）来评价细胞毒性（如细胞增殖率，%）。当试验样品具有细胞毒性时，应以试验样品或浸提原液作为最高浓度组进行梯度稀释，即在收获细胞时，最高浓度为与阴性对照相比RPD或RICC不超过55%±5%，以及包括从中到小或无细胞毒性的浓度范围，一般应至少包括3个试验浓度梯度。在一些情况下，如试验样品具有较陡峭的浓度反应关系，则可适当缩小间距或将检测的浓度加至3个以上。宜在最大浓度不大于55%±5%细胞毒性前提下进行阳性结果的解释。

$$RICC（\%）= \frac{供试品培养物中细胞的增加}{对照品培养物中细胞的增加} \times 100$$

$$RPD（\%）= \frac{供试品培养物中倍增项目}{对照品培养物中倍增项目} \times 100$$

3. 试验过程

（1）接触处理　将一定浓度的CHL细胞接种于培养皿，置于细胞培养箱（37℃，湿化，5% CO_2）中培养24小时，以保证细胞在收获期处于对数生长状态。短期接触的在加和不加S9代谢活化系统条件下，与试验液接触6小时。去除培养液并用生理等渗液洗3遍细胞，再加入新鲜的完全培养基于细胞培养箱中培养至24小时（约1.5倍的正常细胞周期）。长期接触的在不加S9代谢活化系统的条件下，与试验液中接触24小时。相同的方式处理阳性对照和阴性对照。

（2）收获细胞与制片　在细胞收获1~3小时前加入细胞分裂中期阻断剂（秋水仙素，终浓度为0.1~1μg/ml），然后进行如下推荐的收获细胞与制片步骤。

1）消化　用胰蛋白酶液消化细胞，待细胞脱落后加入含血清的细胞培养液终止胰蛋白酶作用，混匀，放入离心管内以200g离心5~7分钟，弃去上清液。

2）低渗　加入0.075mol/L氯化钾溶液5~7ml，用滴管将细胞轻轻地吹打混匀，放入37℃水浴中低渗处理10~20分钟，加入1~2ml固定液混匀。以200g离心5~7分钟，弃去上清液。

3）固定　加入5~7ml固定液，混匀后固定10~20分钟，以200g离心5~7分钟，弃去上清液。同法再固定1~2次，弃去上清液。

4）滴片　加入数滴新鲜固定液，混匀。将混悬液滴于冰水预冷的载玻片上，自然干燥。对每一张染色体标本片进行编号，并按照编号做好记录。

5）染色　将滴片用Giemsa染色，晾干备用。

（3）结果观察　在显微镜下观察染色体畸变。每组至少选择300个分散良好的中期分裂相细胞进行染色体畸变观察，计算含有染色体结构畸变的细胞百分数。记录裂隙，但报告时，不包括在总畸变频率中。畸变类型包括断裂、染色体单体互换、环状结构等其他类型。记录多倍体细胞数量，用以说明多倍体细胞数的增加对有丝分裂过程的潜在抑制作用以及诱发染色体数目畸变的可能。

（四）分析判定

1.结果处理　计算所观察分析的中期细胞中含有染色体畸变的细胞比率（%）。采用χ^2检验对结果进行统计学处理，以评价试验样品试验液的致畸变性。

2.结果判定

（1）可接受标准　阴性对照组和阳性对照组染色体畸变率应在历史阴性对照范围内，阳性对照组染色体畸变率应显著高于阴性对照组，否则应重新进行试验。

（2）结果评价

1）阳性判断标准　与阴性对照组相比，染色体结构畸变率在统计上显著地增加，畸变率在历史阴性对照范围外；如存在多剂量组试验，存在与剂量梯度相关的畸变率增加。

任一组结果的畸变率在历史阴性对照数据的分布范围外（例如，95%的控制限值）。

符合上述任一情况时，则认为该试验样品试验液在本试验系统中具有致畸变性。

2）阴性判断标准　与阴性对照组相比，染色体结构畸变率在统计上无显著的增加；如存在多剂量组试验时，不存在与剂量梯度相关的畸变率增加；所有结果的畸变率在历史阴性对照数据的分布范围内（例如，95%的控制限值），则认为该试验样品试验液在本试验系统中无致畸变性。

（五）注意事项

1.S9的使用可以减少细胞有丝分裂指数，接触期间宜避免钙络合产品。

2.若使用其他细胞系进行试验，如V79、TK6或原代培养细胞，如人及其他哺乳动物外周血淋巴细胞，使用者宜对其适宜性进行验证。人外周血淋巴细胞宜来自年轻（约18~35岁）、无吸烟史、无已知疾病且最近未接触遗传毒性物质（如化学试剂、电离辐射）的献血者以确保染色体畸变的背景发生率低而一致。

3.若采用浸提液进行试验，可考虑单剂量组试验（即试验样品原液或100%的浸提原液），但宜对试验所采用的剂量范围提供相应的支持性数据。

4.采用0.9%氯化钠注射液作为浸提介质，其最终接触时浓度一般宜不大于10%（V/V）；浸提介质为有机溶剂时，由于高浓度的有机溶剂具有细胞毒性，其最终接触浓度一般宜不大于1.0%（V/V）；浸提介质为含血清细胞培养液时，其最终接触时浓度宜为100%（V/V）。此外，若使用没有充分确认的溶剂（如乙醇或丙酮），宜提供相应的支持性数据来表明它们与试验样品和测试系统之间的相容性并排除溶剂自身的遗传毒性；缺乏支持性数据时，推荐使用未处理对照以证明所选择溶剂的适宜性。

5.可疑的实验结果可以通过改变试验条件进行评价，如增加镜检细胞数，改变试验浓度，改变代谢活化系统等。

6.实验室宜建立历史阳性对照结果的范围和分布、历史阴性对照（未处理和溶剂对照）结果的范围和分布。当首次获取历史阴性对照分布的数据时，阴性对照宜与已公开发布的对照数据（若有）一致。随着更多的实验数据被添加到对照分布中，阴性对照应理想地在该分布的95%控制限值范围内。

起草人：孙晓霞（山东省医疗器械产品质量检验中心）
复核人：韩倩倩（中国食品药品检定研究院）

第十一节　植入试验

一、原理

本试验将供试样品和对照品加工处理为一定形状，通过手术或注射的方法植入实验动物特定部位，植入后在规定的时间点进行观察和取材，并对周围组织反应进行评价。将供试样品和对照品试验结果进行比较，为供试样品的生物相容性评价提供参考依据。

二、仪器设备试剂

（一）仪器

蒸汽灭菌器、电热干燥箱、恒温水浴、小动物手术台、手术用照明灯、石蜡切片机和光学显微镜。

（二）设备

一次性使用注射器、手术洞巾、棉球、纱布、手术剪、手术刀片、止血钳、持针钳、套针、缝合针、缝合线、骨钻（骨植入用）。

（三）试剂

生理盐水、青霉素钠、麻醉药物、碘伏、乙醇、多聚甲醛、硝酸、二甲苯、固体石蜡、苏木素、伊红和中性树胶。

三、检验步骤

（一）样品制备

供试样品和对照品按GB/T 16886.12原则选择，根据植入方式制定样品形状和尺寸（表1-1-20），对照品的形状和尺寸，特别是表面条件，应尽可能与供试样品一致。根据终产品的预期用途对样品进行加工、处理、清洁和灭菌，保证样品不被破坏和污染。

表1-1-20　样品形状和尺寸选择

植入方式	形状	尺寸
皮下植入	片状	10~12mm，厚度0.3~1.0mm
	块状（两端圆头）	直径1.5mm、长5mm
	非固形（包括粉剂）	装入直径1.5mm、长5mm的管内
肌肉植入	圆形边缘，两端钝角修圆	兔：宽1~3mm、长度约为10mm
	圆柱形	兔：直径2mm，长6mm
骨植入	圆柱形	犬、羊：直径4mm，长12mm
	骨内螺钉式	兔、犬、羊和猪：2~4.5mm

用于组织工程的支架材料，其接种上细胞的终产品可能不适用于评价，因为动物细胞成分的免疫反应以及细胞与动物的反应可能会干扰局部组织反应。

合成材料（如骨水泥、玻璃离子水门汀等），应在使用前混合均匀并固化处理。设计为原位聚合的材料，应以原位聚合的方式予以植入。其他研究可以采用不同的步骤，但是应对所用步骤进行论证并形成文件。

非固形材料可装入两端未封闭的圆柱形管内用于植入试验。按照制造商的使用说明书制备供试材料，将材料装入管内与管口平齐，操作中应防止试验材料污染管的外表面，避免空气进入管内，确保材料端口面和管的端口面均光滑。

（二）实验动物和试验周期

实验动物管理和饲养应符合GB/T 16886.2的要求，一般情况下，首选小型实验动物，如啮齿类实验动物。植入样品的形状、尺寸和植入样品数量应与实验动物种类选取和植入部位结合考虑。

试验周期应与动物寿命相适应，一般短期试验首选小型啮齿类动物；长期试验应考虑选用兔、犬、羊和猪等平均寿命较长的动物。试验周期的选择应根据最终产品预期用途来确定，试验时间点的选择应进行充分的论证。1~4周为短期反应，超过12周为长期反应（表1-1-21）。对于可降解/可吸收性材料，试验周期宜考虑材料的降解时间。在开始动物研究和确定样品评价时间终点之前，应先进行材料降解时间的评估。可通过体外实时或加速降解试验。在一般情况下，对于可降解材料的评价需要将试验延续或超过材料的吸收终点。

表1-1-21　长期植入试验周期和实验动物选择

动物品种	植入期／周				
	12	26	52	78	104*
大鼠	×	×	×		
豚鼠	×	×	×		
兔	×	×	×	×	×
犬	×	×	×	×	×
羊	×	×	×	×	×
猪	×	×	×	×	×

*根据试验材料预期临床使用情况而定，并非所有植入期都是必需的，104周的观察期可视情况选择。

（三）试验前准备

试验前应配制好所需试剂（现用现配试剂除外），将器具耗材灭菌处理，对实验动物进行日常观察、标记及称重并进行记录，试验前一天剪去实验动物植入区域的毛发。

（四）植入方式

试验开始时，对实验动物进行称重，计算麻醉药物的使用剂量通过注射或者吸入方式将实验动物麻醉，麻醉过程中观察实验动物的呼吸频率、瞳孔及全身变化，对实验动物的麻醉效果进行判定，置于手术台，有条件可以使用监护仪实时监测实验动物生理指标变化情况。对植入区域进行碘伏消毒和75%（V/V）乙醇脱碘。

1. 皮下植入　可以选择啮齿类实验动物也可以用大型实验动物，植入方法可以分为背部植入和颈部植入两种。

背部植入：试验区域为10cm×15cm，切开手术部位皮肤，用止血钳钝性分离法制备一个或多个皮囊，皮囊底部距皮肤切口应在10mm以上，每个皮囊放置一个样品，样品间应避免相互接触。

颈部植入：采用小鼠试验时，在骶骨上方切一个10mm长的切口，用钝性分离法向颈部开一隧道，通过隧道向颈部推入样品并使之固定。采用大鼠试验时可分别将供试品和对照品植入颈的两侧，植入物不能互相接触。在离开植入物一段距离处用适当的缝合线材料缝合隧道开口，以防止植入物移动。

2. 肌肉植入　可以选择啮齿类实验动物也可以用大型实验动物，以兔为例，首选脊柱旁肌为植入部位，试验区域为15cm×20cm。切开手术部位皮肤，用止血钳钝性分离，在兔脊椎两侧约2.5cm处等距选择4个植入点，可采用皮下针或套针植入法，对于较大的植入物可采用其他适用的技术，延肌纤维长轴平行植入肌肉，深度约为1~2cm。

3. 骨植入　选择成年兔、狗、羊、猪。切开手术部位的皮肤剥离皮下组织和肌肉组织，然后切开骨膜并用骨膜剥离器分离骨膜，用拉钩分开肌肉和骨膜组织，使之暴露骨组织，必要时注射局部麻醉药。用骨钻在选好的骨上钻一个小凹陷，用无菌生理盐水清洗后用棉球吸干，将骨钻头放入凹陷内，逐步增加转速，在钻的全过程中滴加生理盐水，防止局部组织过热，引起组织坏死。在钻的过程中随时掌握好支撑点，当突然有落空感时，迅速移出骨钻。一侧植入供试品，对应的一侧植入对照品，用青霉素钠对伤口进行处理。手术后缝合筋膜和皮肤，用碘伏再次消毒。

（五）实验动物和植入样品用量

1. 皮下植入　每组的一个植入周期应至少采用 3 只实验动物，植入供试品和对照品应分别达到 10 个。

2. 肌肉植入　每一个植入周期应至少采用 3 只实验动物，在供试品组对侧植入对照品，植入供试品和对照品应分别达到 10 个。

3. 骨植入　每一个植入周期植入供试品和对照品应分别达到 10 个。家兔每只最多应有 6 个植入部位，3 个供试品和 3 个对照品。犬、羊和猪最多应有 12 个植入部位，6 个供试品和 6 个对照品。

（六）植入后实验动物监护和观察

试验后将实验动物放回笼具，观察记录麻醉复苏情况，观察创口有无渗血和水肿。试验后一周每天观察创口情况和动物活动情况。手术一周后观察时间间隔可适当延长。出现伤口感染应及时处理，感染严重或动物状态极度异常应进行处死、取材和大体尸检。

（七）取材

在规定的植入周期，以人道方式处死试验动物，对植入部位组织进行肉眼观察和拍照，记录组织反应情况。切下植入物连带足够的未受影响的周围组织，以能够进行局部组织病理学反应的评价。在评价可降解/可吸收的材料时，检查部位取材范围可适当扩大。在大体病理观察时，宜取引流淋巴结，引流淋巴结的评价对证明可降解材料的迁移尤为重要。在大体病理学预示，或试验设计评价全身毒性，适用时应采集其他器官。将组织置于 4%（V/V）的甲醛中固定。

在取材时应保护植入物/组织界面不被破坏，应报告植入物表面和组织包膜状况。在研究植入物和组织界面时，应将完整的组织包膜与植入物一起在原位采用硬塑料包埋，采用适宜的切片技术制备组织切片。

（八）组织切片和 H&E 染色

1. 组织切片　用 4%（V/V）多聚甲醛固定组织（12~24 小时）。

将固定好的组织清洗干净。

骨组织脱钙（骨植入试验）：配制 5~10（V/V）硝酸水溶液，锯下厚度不超过 0.5cm 的骨片，用 4%（V/V）多聚甲醛充分固定，将骨组织周围软组织全部剥去，置于足量硝酸水溶液中脱钙，每日更换脱钙液，直至用针轻刺可进入。

梯度脱水：75%（V/V）乙醇 1 小时（样本在此溶液中可长期保存）、80%（V/V）乙醇 1 小时、95%（V/V）乙醇 1 小时、100% 乙醇 30 分钟（重复一次）。

透明处理：依次乙醇–二甲苯（1:1）混合液 40 分钟、二甲苯 30 分钟（重复一次）。

浸蜡：二甲苯–石蜡（1:1）混合液 1 小时、石蜡 I 1 小时、石蜡 II 过夜。

包埋：将浸蜡完成的组织放入金属盒内调整好位置，去除组织残存的蜡渣，使组织在石蜡中完全包埋，置于室温冷却后放入4℃冰箱中保存备用。

切片：将组织蜡块进行修整，再进行厚度较大的切片进行修切，然后进行连续切片，切片厚度应为4~5μm。

取片、展片和烘片：用毛笔蘸取出较为完整的组织薄片，在50℃恒温水浴展片，贴于玻片，将玻片置于55~60℃烘箱中2小时进行烘干（烘干温度不应高于所用石蜡的熔点）。

脱蜡：二甲苯20分钟（重复一次）。

复水：无水乙醇5分钟（重复一次）、95%（V/V）乙醇5分钟、80%（V/V）乙醇4分钟、70%（V/V）乙醇3分钟和蒸馏水3分钟。

2.H&E 染色　苏木素染色5分钟，自来水冲洗。

0.5%（V/V）盐酸-乙醇（用盐酸和70%乙醇配制）分色处理1分钟。

返蓝：自来水冲洗或1%氨水1分钟。

伊红染色2分钟。

脱水：95%（V/V）乙醇5分钟（重复一次）、100%乙醇5分钟（重复一次）。

透明：乙醇-二甲苯（1∶1）5分钟、二甲苯5分钟（重复两次）。

封片：在玻片滴加中性树胶，用盖玻片封片处理。

四、分析判定

（一）肉眼观察

观察植入部位是否有组织结构的改变，拍照记录植入物的性状和局部组织形态。

（二）组织病理学观察

记录与植入物尺寸相关的切片定位情况，通过定量或半定量记分系统评价组织反应情况（半定量记分举例见表1-1-22、表1-1-23）。

1.纤维化/纤维囊腔（层厚，以微米表示）和炎症程度。

2.由组织形态学改变而确定的变性。

3.取决于与材料/组织界面的距离有关的炎性细胞类型，即中性粒细胞、淋巴细胞、浆细胞、嗜酸性粒细胞、巨噬细胞及多核细胞的数量和分布。

4.坏死的存在、程度及类型。

5.其他组织改变，如血管形成、脂肪浸润、肉芽肿和骨形成。

6.材料参数，如破裂和/或碎片存在、可降解材料残留物的形状和位置。

7.对于多孔和可降解植入材料，长入组织的定性和定量。

对于可降解/可吸收性材料，在试验中期或接近完全降解时检测组织样品，组织样品中宜存有残留材料。在评价组织修复至正常结构时，应评价具有代表性的植入部位；对骨内植入物应对组织/材料间的界面进行特别关注，评价接触面积和周围骨的数量以及其间存在的非钙化组织，如存在骨吸收和新骨形成进行记录。

表1-1-22　组织学评价系统举例——细胞类型/反应

细胞类型	评分				
/反应	0	1	2	3	4
多形核白细胞	0	1~5/phf	5~10/phf	重度浸润	满视野
淋巴细胞	0	1~5/phf	5~10/phf	重度浸润	满视野
浆细胞	0	1~5/phf	5~10/phf	重度浸润	满视野
巨噬细胞	0	1~5/phf	5~10/phf	重度浸润	满视野
巨细胞	0	1~2/phf	3~5/phf	重度浸润	成片分布
坏死	0	极少	轻微	中度	重度

phf——每高倍（400×）视野

表1-1-23　组织学评价系统举例——反应

反应	记分				
	0	1	2	3	4
新血管形成	0	轻微毛细血管增生，局灶性，1~3个芽	4~7组毛细血管增生，辅以成纤维细胞结构	较大范围的毛细血管增生，辅以成纤维细胞结构	广泛的毛细血管增生，辅以成纤维细胞结构
纤维化	0	局限性区域	中度厚区域	厚区域	广泛区域
脂肪浸润	0	极少量脂肪伴纤维化	数层脂肪和纤维化	植入部位脂肪细胞聚集区域延伸扩大	植入物周围完全被脂肪细胞包绕

五、注意事项

　　麻醉药物按照使用说明剂量注射，保存和使用应制定相应的管理程序并形成文件；试验过程中应实时观察动物麻醉情况，当过度疼痛刺激造成动物苏醒、挣扎时应考虑实施局部麻醉处理；将废弃的锐利器械放入利器盒，注意医疗垃圾和动物尸体的无害化处理。

　　可降解材料与非降解材料产生的周围组织反应是有所不同的，可降解材料在植入降解后才能达到最终的稳态，在此之前材料和周围组织反应会持续相互作用，在降解阶段通常可以观测到慢性炎症反应，但是植入物降解后，周围组织反应趋于恢复正常。由于降解是持续不断的，其降解产物可能在体内蓄积并"爆发"性释放，所以在评价时应考虑降解中期阶段的组织反应，用于残留植入物及其降解产物所导致局部不良反应的评价。利用预降解材料（如质量损失50%或机械强度损失50%）可以模拟植入后的晚期发生状态，但是由于材料降解情况与降解产物的蓄积和代谢情况不能完全模拟体内状态，所以以上模拟试验不能替代其他要求充分表征材料体内实时降解属性的植入研究。

起草人：韩倩倩　史建峰（中国食品药品检定研究院）
复核人：刘成虎（山东省医疗器械产品质量检验中心）

第十二节 亚急性 / 亚慢性 / 慢性全身毒性试验

一、原理

亚急性/亚慢性全身毒性试验是将医疗器械植入动物体内或将医疗器械浸提液注入动物静脉、腹腔或皮下，在大于24小时但不超过试验动物寿命的10%的时间（如大鼠是90天）内，测定器械或浸提液一次或多次作用或接触对试验动物的影响，以判定供试品是否具有潜在的亚急性（亚慢性）全身毒性作用。亚慢性毒性试验延长接触周期可评价慢性全身毒性作用。慢性全身毒性试验试验周期不少于试验动物寿命的10%的时间（如大鼠是90天以上）。

注：本试验可设计成与植入试验结合进行。

二、仪器设备试剂

（一）试剂

质量浓度为9 g/L的氯化钠注射液、新鲜精制植物油。

（二）主要设备和器具

蒸汽灭菌锅、恒温摇床、天平、注射器。

三、检验步骤

（一）试验前准备

1. 器具灭菌 与供试液接触的所有器具置压力蒸汽灭菌锅内 121℃ 30 分钟。

2. 实验途径选择 试验接触途径应尽可能与器械的临床应用相关。

3. 实验动物选择

（1）体内植入可以选择家兔或大鼠。静脉、腹腔或皮下接触首选大鼠。试验应采用健康、初成年动物，同一品系并同一来源，雌性动物未产并无孕。家兔体质量在2.0~3.0 kg 范围内；啮齿动物最好在离乳后6周龄内，不大于8周龄；犬最好4~6月龄，不大于9月龄；试验开始时，所用动物体质量差异应不超过平均体质量的 ±20%。每一试验剂量需要的动物数量根据试验目的来确定，推荐的动物种属和每剂量组最少动物数量见表1-1-24。

表1-1-24 动物种属和数量

试验类型	啮齿动物 （如小鼠、大鼠）	非啮齿类动物 （如家兔、犬）
亚急性毒性	10只（雌、雄各 5 只）	4只（雌、雄各 2 只）
亚慢性毒性	20只（雌、雄各 10 只）	8只（雌、雄各 4 只）
慢性毒性	40只（雌、雄各 20 只）	16只（雌、雄各 8 只）

注：亦可根据器械具体应用情况使用单一性别动物，但应说明理由。

（2）应在试验前使试验动物适应实验室环境。

4. 试验组设定

（1）每一种供试品应设定供试品组和对照组。

（2）静脉、腹腔或皮下接触途径的供试品组一般应设高、中、低3个剂量水平组。如根据器械材料成分和结构方面的相关数据预期不会出现毒性反应时，可考虑设定为单剂量组（不低于中剂量组浓度），即限定性试验。

　　注：推荐的剂量水平设定1：高剂量组——可使动物产生毒性反应但无死亡。

　　　　　　　　　　　　　　中剂量组——能产生可观察到的微弱毒性反应。

　　　　　　　　　　　　　　低剂量组——不产生任何毒性症状。

　　　　推荐的剂量水平设定2：高剂量组——中剂量组的2倍浓度。

　　　　　　　　　　　　　　中剂量组——根据GB/T 16886.12的要求制备的浓度。

　　　　　　　　　　　　　　低剂量组——中剂量组的2倍稀释浓度。

（3）对照组分为阴性对照或试剂对照组，可设定为单剂量组。

（二）试验方法

1. 供试品（液）制备

（1）采用体内植入方法时按GB/T 16886.6和GB/T 16886.11的规定制备适宜的供试样品。

（2）采用静脉注射途径时按GB/T 16886.12规定选择适宜的浸提条件，用质量浓度为9 g/L的氯化钠注射液制备器械浸提液。同条件制备浸提介质对照液。

（3）采用腹腔和皮下注射途径按GB/T 16886.12规定选择适宜的浸提条件，根据试验评价目的可用质量浓度为9 g/L的氯化钠注射液和/或植物油制备器械浸提液。同条件制备浸提介质对照液。

2. 试验操作

（1）体内植入时按GB/T 16886.6和GB/T 16886.11的规定进行。对照组可植入阴性对照样品，或仅进行与供试品组相同的手术步骤而不植入阴性对照样品。

（2）静脉接触时，供试品组和介质对照组分别自动物的静脉注入氯化钠注射液浸提液或介质对照液；腹腔或皮下途径接触时，供试品组和介质对照组分别自动物的腹腔或皮下注入氯化钠注射液浸提液或植物油浸提液和介质对照液。单次静脉快速注射时一般在1分钟内注射完毕，亦可根据供试液具体情况采用慢速注射，大白鼠静脉注射速度不超过2 ml/min。根据评价需求和供试液具体情况确定注射剂量体积，各动物种属最大注射剂量体积见表1-1-25。

表1-1-25　最大注射剂量体积

动物种属	静脉注射体积 /（ml/kg）	腹腔注射体积 /（ml/kg）	皮下注射体积 /（ml/kg）
小鼠	50	50	50
大鼠	40	20	20
兔	10	20	10
犬	10	20	2

3. 试验接触周期

（1）静脉、腹腔和皮下接触时一般每周7天进行试验操作，也可根据供试品具体情况每周操作5天。

（2）亚急性全身毒性试验接触周期为14~28天，静脉接触时小于14天。亚慢性全身毒性试验接触周期通常为90天，但不超过动物寿命期的10%，静脉注射接触时为14~28天。

注：慢性全身毒性试验接触周期一般为6~12个月。

4. 动物体质量和饲料、水消耗　试验期间至少每周测量一次动物体质量。

5. 临床观察

（1）每日观察和记录供试品组和对照组动物的一般状态，如皮肤、被毛、眼和黏膜改变，以及呼吸、循环、自主和中枢神经系统和行为表现等状况。

（2）记录死亡的动物数并及时进行尸检，垂死动物及时隔离并处死。

6. 临床病理学检查

（1）应根据供试品预期毒性作用选择下列适宜检查项目。

1）试验前和试验接触终结时用检眼镜对高剂量组和对照组动物进行眼科检查，如发现有眼部改变迹象时应检查全部试验动物。

2）试验接触周期内和/或接触终结时进行血液学方面的检查，包括：凝血（PT、APTT）、血红蛋白浓度、血细胞比容、血小板计数、红细胞计数、白细胞计数和白细胞分类计数等。

3）试验接触周期内和、或接触终结时进行临床血液生化方面的检查，包括：电解质平衡、碳水化合物代谢和肝、肾功能。某些供试品由于其特定的作用模式，可能还需测定：白蛋白、ALP、ALT、AST、钙、氯化物、胆固醇、肌酸酐、GGT、葡萄糖、无机磷、钾、钠、总胆红素、总蛋白、三酰甘油、尿氮、各种酶类等，评价免疫毒性时可考虑测定总免疫球蛋白水平。

注：可根据试验接触周期确定适宜的检查次数，如试验周期为26周时在试验进行到13周时安排检查一次。

（2）尿液检验不作为常规检验，仅在预期或观察到有这方面的毒性反应的情况下才考虑进行。检验时在试验接触的最后一周内定时采集（如16~24小时）尿液，推荐进行以下项目检验：外观、胆红素、尿糖、酮体、隐血、蛋白、沉渣、比重或渗重、尿量等。

7. 大体病理学检查

（1）试验接触终结时，将全部试验动物无痛处死后进行大体尸检，包括体表及体表开孔、头部、胸（腹）腔及内脏等。

（2）将试验动物的肝、肾、肾上腺取下后尽快称量其湿质量。根据供试品预期作用途径选择需进一步进行组织病理学检查的器官或组织，取下后置于适宜的固定液中。这些器官和组织包括：肝、肾、肾上腺、脾、心脏、肺，以及供试品作用靶器官、显示有大体损害迹象或尺寸改变的器官和组织和供试品植入部位组织。

8. 组织病理学检查

（1）对从高剂量组和对照组试验动物体上取下的器官和组织进行详尽的检查，如高剂量组动物显示毒性损害应对全部动物进行检查。

（2）对全部显示有大体损害迹象或尺寸改变的器官和组织进行检查。

（3）检查中、低剂量组动物肺脏是否有炎症迹象可提供动物健康状况信息，必要时考虑对动物的肝、肾进行检查。

四、分析判定

1.列表给出各种试验数据，并采用适宜的统计学方法对数据进行分析评价。

2.分析评价试验接触剂量与毒性反应产生的相关性、异常反应的发生率和严重程度，包括行为和临床性异常、大体损害、显微镜下改变、靶器官的鉴别、致死作用以及任何其他一般性和特异性反应。

五、注意事项

可选择下列适用给样途径进行试验。

1.体内植入适用于植入器械。

2.静脉注射适用于直接或间接与血液接触的器械。

3.腹腔注射适用于液路器械或腹腔接触以及不宜经静脉途径的器械，如非极性浸提以及含有微粒的浸提液器械。

4.皮下注射适用于皮下接触导致化学物溶出的器械。

起草人：陈丹丹（中国食品药品检定研究院）

复核人：刘成虎（山东省医疗器械产品质量检验中心）

第十三节　无菌检查法

一、原理

无菌检查法是检查供试品是否有活细菌–真菌的一种方法。若供试品符合无菌检查法的规定，仅表明了供试品在该检验条件下未发现微生物污染。

无菌检查应在无菌条件下进行，试验环境必须达到无菌检查的要求，检验全过程应严格遵守无菌操作，防止微生物污染，防止污染的措施不得影响供试品中微生物的检出。

本节内容参照《中华人民共和国药典》2015年版四部中的无菌检查法以及相关指导原则等制定。

二、仪器设备试剂

（一）仪器

超净工作台、生物安全柜、恒温培养箱、集菌仪、显微镜、蒸汽灭菌器、天平等。

（二）用具

试管、量筒、三角瓶、移液管、刻度吸管（1ml、5ml、10ml）、注射器（2ml、5ml、10ml）、双碟（90mm）、无菌衣、裤、帽、口罩、灭菌袋或牛皮纸及剪刀、镊子、钳子等常用工器具等。

（三）培养基及试剂

硫乙醇酸盐流体培养基、胰酪大豆胨液体培养基、0.9%无菌氯化钠溶液、75%（*V/V*）乙醇、碘酊溶液、新洁尔灭（1：1000）溶液、3%~5%甲酚溶液或其他适宜消毒溶液、精密pH试纸、2 mol/L氢氧化钠溶液等。

三、检验步骤

（一）无菌室准备

微生物实验室应具有进行微生物检测所需的适宜、充分的设施条件，实验环境应保证不影响检验结果的准确性。工作区域与办公区域应分开。微生物实验室应专用，并与其他领域分开尤其是生产领域。

微生物实验室的布局与设计应充分考虑到试验设备安装、良好微生物实验室操作规范和实验室安全的要求。实验室布局设计的基本原则是既要最大可能防止微生物的污染，又要防止检验过程对人员和环境造成危害，同时还应考虑活动区域的合理规划及区分，避免混乱和污染，以提高微生物实验室操作的可靠性。

微生物实验室的设计和建筑材料应考虑其适用性，以利清洁、消毒、灭菌并减少污染的风险。洁净或无菌室应配备独立的空气机组或空气净化系统，以满足相应的检验要求，包括温度和湿度的控制，压力、照度和噪声等都应符合工作要求。空气过滤系统应定期维护和更换，并保存相关记录，微生物实验室应划分成相应的洁净区域和活菌操作区域，同时应根据实验目的，在时间或空间上有效分隔不相容的实验活动，将交叉污染的风险降到最低。活菌操作区应配备生物安全柜，以避免有危害性的生物因子对实验人员和实验环境造成的危害。一般情况下，药品微生物检验的实验室应有符合无菌检查法（通则1101）和微生物限度检查（通则1105、通则1106）要求的、用于开展无菌检查、微生物限度检查、无菌采样等检测活动的、独立设置的洁净室（区）或隔离系统，并配备相应的阳性菌实验室、培养室、试验结果观察区、培养基及实验用具准备（包括灭菌）区、样品接收和贮藏室（区）、标准菌株贮藏室（区）、污染物处理区和文档处理区等辅助区域，同时，应对上述区域明确标识。

微生物实验的各项工作应在专属的区域进行，以降低假阳性结果和假阴性结果出现的风险。无菌检查应在B级背景下的A级单向流洁净区域或隔离系统中进行，A级和B级区域的空气供给应通过终端高效空气过滤器（HEPA）。

一些样品若需要证明微生物的生长或进一步分析培养物的特性，如再培养、染色、微生物鉴定或其他确定试验均应在实验室的活菌操作区进行。任何出现微生物生长的培养物不得在实验室无菌区域内打开。对染菌的样品及培养物应有效隔离，以减少假阳性结果的出现。病原微生物的分离鉴定工作应在二级生物安全实验室进行。

实验室应制定进出洁净区域的人和物的控制程序和标准操作规程，对可能影响检验结果的工作（如洁净度验证及监测、消毒、清洁维护等）能够有效地控制、监测并记录微生物实验室使用权限应限于经授权的工作人员，实验人员应了解洁净区域的正确进出的程序，包括更衣流程；该洁净区域的预期用途、使用时的限制及限制原因；适当的洁净级别。

微生物实验室应按相关国家标准制定完整的洁净室（区）和隔离系统的验证和环境监测标

准操作规程，环境监测项目和监测频率及对超标结果的处理应有书面程序。监测项目应涵盖到位，包括对空气悬浮粒子、浮游菌、沉降菌、表面微生物及物理参数（温度、相对湿度、换气次数、气流速度、压差、噪声等）的有效地控制和监测。环境监测按药品洁净实验室微生物监测和控制指导原则（通则9205）进行。

微生物实验室应有制定清洁、消毒和卫生的标准操作规程，规程中应涉及环境监测结果。实验室在使用前和使用后应进行消毒，并定期监测消毒效果，要有足够洗手和手消毒设施。应有对有害微生物发生污染的处理规程。

所用的消毒剂种类应满足洁净实验室相关要求并定期更换。理想的消毒剂既能杀死广泛的微生物、对人体无毒害、不会腐蚀或污染设备，又应有清洁剂的作用、性能稳定、作用快、残留少、价格合理。所用消毒剂和清洁剂的微生物污染状况应进行监测，并在规定的有效期内使用，A级和B级洁净区应当使用无菌的或经无菌处理的消毒剂和清洁剂。

洁净实验室应定期进行微生物监测，内容包括非生物活性的空气悬浮粒子数和有生物活性的微生物监测，其中微生物监测包括环境浮游菌和沉降菌监测，及关键的检测台面、人员操作服表面及五指手套等的微生物监测。

当洁净区有超净工作台、空气调节系统等关键设备发生重大改变时应重新进行监测；当微生物监测结果或样品测定结果产生偏离，经评估洁净区可能存在被污染的风险时，应对洁净区进行清洁消毒后重新进行监测。

洁净实验室悬浮粒子的监测照《医药工业洁净室（区）悬浮粒子的测试方法》的现行国家标准进行；沉降菌的监测照《医药工业洁净室（区）沉降菌的测试方法》的现行国家标准进行；浮游菌的监测照《医药工业洁净室（区）浮游菌的测试方法》的现行国家标准进行。

表面微生物测定是对环境、设备和人员的表面微生物进行监测，方法包括接触碟法和擦拭法。接触碟法是将充满规定的琼脂培养基的接触碟对规则表面或平面进行取样，然后置合适的温度下培养一定时间并计数，每碟取样面积约为 $25cm^2$，微生物计数结果以cfu/碟报告；擦拭法是接触碟法的补充，用于不规则表面的微生物监测，特别是设备的不规则表面。擦拭法的擦拭面积应采用合适尺寸的无菌模板或标尺确定，取样后，将拭子置合适的缓冲液或培养基中，充分振荡，然后采用适宜的方法计数，每个拭子取样面积为约$25cm^2$，微生物计数结果以cfu/拭子报告。接触碟法和擦拭法采用的培养基、培养温度和时间同浮游菌或沉降菌监测。

表面菌测定应在实验结束后进行。环境浮游菌、沉降菌及表面微生物监测用培养基一般采用胰酪大豆胨琼脂培养基（TSA），必要时可加入适宜的中和剂，当监测结果有疑似真菌或考虑季节因素影响时，可增加沙氏葡萄糖琼脂培养基（SDA）。

（二）培养基灵敏度检查

一般采用商品培养基，临用时按照使用说明书进行配制，需注意灭菌后培养基的pH应符合规定，否则必须校正后灭菌使用。新鲜配制的培养基，应按《中华人民共和国药典》2015年版规定的配方，按有关规定执行。

1.菌种 新购的培养基或自配的新鲜培养基，其质量均应符合灵敏度检查要求。用于培养基灵敏度检查的菌种如下。

（1）金黄色葡萄球菌（*Staphylococcus aureus*）〔CMCC（B）26003〕

（2）铜绿假单胞菌（*Pseudomonas aeruginosa*）〔CMCC（B）10104〕

（3）枯草芽孢杆菌（*Bacillus subtilis*）〔CMCC（B）63501〕

（4）生孢梭菌（*Clostridium sporogenes*）〔CMCC（B）64941〕

（5）白色念珠菌（*Candida albicans*）〔CMCC（F）98001〕

（6）黑曲霉（*Aspergillus niger*）〔CMCC（F）98003〕

2. 菌液制备 接种金黄色葡萄球菌、铜绿假单胞菌、枯草芽孢杆菌的新鲜培养物质胰酪大豆胨液体培养基中或胰酪大豆胨琼脂培养基上，接种生孢梭菌的新鲜培养物至硫乙醇酸盐流体培养基中，30~35℃培养 18~24 小时；接种白色念珠菌的新鲜培养物至沙氏葡萄糖液体培养基中或沙氏琼脂培养基上，20~25℃培养 24~48 小时，上述培养物用 pH 7.0 无菌氯化钠 – 蛋白胨缓冲液或 0.9% 无菌氯化钠溶液制成每 1ml 含菌数小于 100cfu（菌落形成单位）的菌悬液。接种黑曲霉的新鲜培养物至沙氏葡萄糖琼脂斜面培养基上，20~25℃培养 5~7 天，加入 3~5ml 含 0.05%（ml/ml）聚山梨酯 80 的 pH 7.0 无菌氯化钠 – 蛋白胨缓冲液或 0.9% 无菌氯化钠溶液，将孢子洗脱。然后，采用适宜的方法吸出孢子悬液至无菌试管内，用含 0.05%（ml/ml）聚山梨酯 80 的 pH 7.0 无菌氯化钠 – 蛋白胨缓冲液或 0.9% 无菌氯化钠溶液制成每 1ml 含孢子数小于 100cfu 的孢子悬液。

菌悬液若在室温下放置，应在 2 小时内使用；若保存在 2~8℃可在 24 小时内使用。黑曲霉孢子悬液可保存在 2~8℃，在验证过的贮存期内使用。

3. 培养基接种 取每管装量为 12ml 的硫乙醇酸盐流体培养基 7 支，分别接种小于 100cfu 的金黄色葡萄球菌、铜绿假单胞菌、生孢梭菌各 2 支，另 1 支不接种作为空白对照，培养 3 天；取每管装量为 9ml 的胰酪大豆胨液体培养基 7 支，分别接种小于 100cfu 的枯草芽孢杆菌、白色念珠菌、黑曲霉各 2 支，另 1 支不接种作为空白对照，培养 5 天。逐日观察结果。

4. 结果判定 空白对照管应无菌生长，若加菌的培养基管均生长良好，判该培养基的灵敏度检查符合规定。

5. 培养基的有效期 配制的液体培养基应保存在阴凉处，一般不得超过 2 周，临用前细菌和真菌培养基分别经 30~35℃和 20~25℃培养不少于 14 天，证明无菌生长后方可使用。本检查可在供试品的无菌检查前或与供试品的无菌检查同时进行。需氧菌 – 厌氧菌培养基的指示剂氧化层不得超过培养基深度的 1/5，否则经水浴煮沸 10 分钟，但只限加热一次。无菌试验培养时间结束时，指示剂氧化层不得超过培养基深度的 1/2。

（三）方法适用性试验

进行产品无菌检查时，应进行方法适用性试验，以确认所采用的方法适合于该产品的无菌检查。若检验程序或产品发生变化可能影响检验结果时，应重新进行方法适用性试验。方法适用性试验对每一试验菌应逐一进行方法确认。

1. 菌种及菌液制备 除大肠埃希菌（*Escherichia coli*）〔CMCC（B）44102〕外，金黄色葡萄球菌、枯草芽孢杆菌、生孢梭菌、白色念珠菌、黑曲霉的菌株及菌液制备同培养基灵敏度检查。大肠埃希菌的菌液制备同金黄色葡萄球菌。

2. 薄膜过滤法 取每种培养基规定接种的供试品总量按薄膜过滤法过滤，冲洗，在最后一次的冲洗液中加入小于 100cfu 的试验菌，过滤。加硫乙醇酸盐流体培养基或胰酪大豆胨液体培养基至滤筒内。另取一装有同体积培养基的容器，加入等量试验菌，作为对照。置于规定温度培养，培养时间不得超过 5 天，各试验菌同法操作。

3. 直接接种法 取符合直接接种法培养基用量要求的硫乙醇酸盐流体培养基 6 管，分别接入小于 100cfu 的金黄色葡萄球菌、大肠埃希菌、生孢梭菌各 2 管，取符合直接接种法培养基用量要求的胰酪大豆胨液体培养基6管，分别接入小于100cfu的枯草芽孢杆菌、白色念珠菌、黑曲霉各2管。其中1管接入每支培养基规定的供试品接种量，另1管作为对照，置规定的温度培养，培养时间不得超过5天。

4. 结果判定　与对照管比较，如含供试品各容器中的试验菌均生长良好，则说明供试品的该检验量在该检验条件下无抑菌作用或其抑菌作用可以忽略不计，照此检查方法和检查条件进行供试品的无菌检查。如含供试品的任一容器中的试验菌生长微弱、缓慢或不生长，则说明供试品的该检验量在该检验条件下有抑菌作用，应采用增加冲洗量、增加培养基的用量、使用中和剂或灭活剂、更换滤膜品种等方法，消除供试品的抑菌作用，并重新进行方法适用性试验。

5. 注意事项　方法适用性试验也可与供试品的无菌检查同时进行。

（四）供试品的无菌检查

无菌检查法包括薄膜过滤法和直接接种法。只要供试品性质允许，对于医疗器械类产品，应优先采用直接接种法。供试品无菌检查所采用的检查方法和检验条件应与方法适用性试验确认的方法相同。

1. 直接接种法

（1）试验前准备　供试品移入前外包装须消毒。除供试品外，培养基在移入缓冲间前应先编号，并用0.1%新洁尔灭或75%（V/V）乙醇棉擦拭瓶（管）外壁，然后连同其他用具（包括无菌衣、帽、口罩等）移入缓冲间，开无菌间紫外灯和空气过滤装置开关使其工作在1小时以上。开始试验前，操作人员用肥皂、自来水洗双手，关闭紫外灯，进入缓冲间，换拖鞋，再用碘酒棉、75%（V/V）乙醇棉擦手，穿戴衣、帽、口罩。将所需物品剥掉牛皮纸，移入无菌操作室，每次试验所用物品必须计划好，并有备用物。

（2）供试品制备　按产品标准中的规定制备。小型部件可直接投入培养基中；大型器械可选择具有代表性的部分剪取后，直接投入培养基中。医疗器械类各类型供试品最少检验量见表1-1-26；其检验数量见表1-1-27。

表1-1-26　供试品最少检验量

供试品	供试品装置	每支供试品接入每种培养基的最少量
医疗器械	外科用敷料棉花及纱布	取100mg或1cm×3cm
	缝合线、一次性医用材料	整个材料
	带导管的一次性医用器具（如输液袋）	二分之一内表面
	其他医疗器械	整个器具（拆碎或拆散）

注：如果医用器械体积过大，培养基用量可在2000ml以上，将其完全浸没

（3）接种和培养　用适合灭菌的用具，取上述制备的供试品在近火焰上以右手握拳，小指为主拔开培养基管的塞子，管口通过火焰，移至火焰下侧，沿着培养基管壁分别接种于需氧菌-厌氧菌培养基若干管（管数应根据检验数量表1-1-27以及检验量确定；其中1管于操作结

束后移接种室接种根据方法适用性试验结果选择的对照试验菌株对照菌液 1ml ），真菌培养基若干管（管数应根据检验数量表 1-1-27 以及检验量确定 ），每管加入规定的供试品，轻轻摇匀。需氧菌–厌氧菌培养基在 30~35 ℃培养 14 日；真菌培养基在 20~25 ℃培养 14 日，培养期间应逐日检查是否有菌生长（阳性对照在 72 小时内应有菌生长 ），并填写检查记录表。

如在加入供试品后，培养基出现浑浊，培养 14 天后，不能从外观上判断微生物生长，可取该培养液适量接种于同种新鲜培养基中或斜面上，继续培养，细菌培养 3 日，真菌培养 3 日，观察是否再现浑浊或斜面上有无菌落生长，或在接种的同时，取培养液少量，涂片制成染色标本，用显微镜观察是否有菌生长。

表 1-1-27　批出厂产品供试品最少检验数量

供试品	批产量 N（个）	接种每种培养基的最少检验数
医疗器械	<100	10% 或 4 件（取较多者）
	100<N<500	10 件
	>500	2% 或 20 件（取较少者）

（4）结果判定　当阳性对照管显浑浊并确有细菌生长时，可根据观察所得的结果判定。如需氧菌–厌氧菌及真菌培养管均为澄清或虽显浑浊但经证明并非有菌生长，均应判为供试品合格；如需氧菌–厌氧菌及真菌培养管中任何一管显浑浊并证明有菌生长，应重新加倍取样复试，除阳性对照外，其他各管均不得有菌生长，否则应为供试品不合格。

2. 薄膜过滤法

（1）试验前准备　同"直接接种法"。

（2）供试品制备　按产品标准中的规定制备。如供试品有抑菌作用或供试品体积大，取至少 100ml，通过装有孔径不大于 0.45 μm 的薄膜过滤，然后用 0.9% 氯化钠注射液或其他适宜的溶剂冲洗。医疗器械类各类型供试品最少检验量见表 1-1-26；其接种量见表 1-1-28。

（3）接种和培养　用适合的灭菌用具，将需氧菌–厌氧菌培养基、真菌培养基及阳性对照管培养基分别加至薄膜过滤器内（封闭式薄膜过滤器 ）；或取出滤膜分成三等份，分别加入上述两种培养基中，按规定的温度和时间培养。阳性对照管应根据供试品特性加入相应对照菌液 1ml（无抑菌作用及抗革兰阳性菌为主的供试品，以金黄色葡萄球菌为对照菌；抗革兰阴性菌为主的供试品，以大肠埃希菌为对照菌；抗厌氧菌的供试品，以生孢梭菌为对照菌；抗真菌的供试品，以白色念珠菌为对照菌 ）。阳性对照管 72 小时应有菌生长。

（4）结果判定　当阳性对照管显浑浊并确有细菌生长时，可根据观察所得的结果判定。如需氧菌–厌氧菌及霉菌培养管均为澄清或虽显浑浊但经证明并非有菌生长，均应判为供试品合格；如需氧菌–厌氧菌及真菌培养管中任何一管显浑浊并证明为有菌生长，应重新加倍取样复试，除阳性对照外，其他各管均不得有菌生长，否则应为供试品不合格。

表1-1-28 批出厂产品供试品最少检验数量

供试品	单位供试液量 V	每支供试品接入每种培养基的最少量
液体类产品	<1ml	全量
	1ml<V<40ml	半量，但不得少于1ml
	40ml<V<100ml	20ml
	V>100ml	10% 但不得少于20ml

起草人：连　环　韩倩倩（中国食品药品检定研究院）
复核人：王文庆（山东省医疗器械产品质量检验中心）

第十四节　非无菌产品微生物限度检查

一、原理

非无菌产品微生物限度检查可分为微生物计数法与控制菌检查法。微生物计数法系用于能在有氧条件下生长的嗜温细菌和真菌的计数。其用于检查非无菌产品是否符合相应的微生物限度标准。控制菌检查法系用于在规定的试验条件下，检查供试品中是否存在特定的微生物。其用于检查非无菌制剂及其原、辅料等是否符合相应的微生物限度标准，当供试品检出控制菌或其他致病菌时，按一次检出结果为准，不再复试。

微生物计数试验及控制菌检查试验环境应符合微生物限度检查的要求。检验全过程必须严格遵守无菌操作，防止再污染，防止污染的措施不得影响供试品中微生物的检出。单向流空气区域、工作台面及环境应定期进行监测。如供试品有抗菌活性，应尽可能去除或中和。供试品检查时，若使用了中和剂或灭活剂，应确认其有效性及对微生物无毒性。供试液制备时如果使用了表面活性剂，应确认其对微生物无毒性以及与所使用中和剂或灭活剂的相容性。

二、仪器设备试剂

（一）仪器

超净工作台、生物安全柜、恒温培养箱、集菌仪、显微镜、蒸汽灭菌器、天平等。

（二）用具

试管、量筒、三角瓶、移液管、刻度吸管（1ml、5ml、10ml）、注射器（2ml、5ml、10 ml）、双碟（90mm）、无菌衣、裤、帽、口罩、灭菌袋或牛皮纸及剪刀、镊子、钳子等常用工器具等。

（三）培养基及试剂

硫乙醇酸盐流体培养基、胰酪大豆胨液体培养基、0.9%氯化钠注射液、75%（V/V）乙醇、碘酊溶液、新洁尔灭（1∶1000）溶液、3%～5%甲酚溶液或其他适宜消毒溶液、精密pH试纸、

2 mol/L氢氧化钠溶液等。

三、检验步骤

（一）微生物限度检查实验室准备

参考"无菌检查法"检验步骤中"无菌室准备"相关内容。

（二）培养基的适用性检查

微生物计数用的培养基应进行培养基的适用性检查，成品培养基、由脱水培养基或按处方配制的培养基均应检查。

1. 菌种

（1）金黄色葡萄球菌（*Staphylococcus aureus*）〔CMCC（B）26 003〕

（2）铜绿假单胞菌（*Pseudomonas aeruginosa*）〔CMCC（B）10 104〕

（3）大肠埃希菌（*Escherichia coli*）〔CMCC（B）44 102〕

（4）乙型副伤寒沙门菌（*Salmonella paratyphi B*）〔CMCC（B）50 094〕

（5）白色念珠菌（*Candida albicans*）〔CMCC（F）98 001〕

（6）生孢梭菌（*Clostridium sporogenes*）〔CMCC（B）64 941〕

2. 菌液制备 接种大肠埃希菌、金黄色葡萄球菌、枯草芽孢杆菌至营养肉汤培养基中或营养琼脂培养基上，培养18~24小时；接种白色念珠菌至改良马丁培养基中或改良马丁琼脂培养基上，培养24~48小时。上述培养物用0.9%无菌氯化钠溶液制成每1ml含菌数为50~100cfu的菌悬液。接种黑曲霉的新鲜培养物至改良马丁琼脂斜面培养基上，培养5~7天，加入3~5ml含0.05%（*V/V*）聚山梨酯80的0.9%无菌氯化钠溶液，将孢子洗脱。然后，采用适宜的方法吸出孢子悬液至无菌试管内，用含0.05%（*V/V*）聚山梨酯80的0.9%无菌氯化钠溶液制成每1ml含孢子数50~100cfu的孢子悬液。

菌液制备后若在室温下放置，应在2小时内使用；若保存在2~8℃，可在24小时内使用。黑曲霉孢子悬液可保存在2~8℃，在验证过的贮存期内使用。

3. 适用性检查 取白色念珠菌、黑曲霉各50~100cfu，分别注入无菌平皿中，立即倾注沙氏葡萄糖琼脂培养基，每株试验菌平行制备2个平皿，混匀，凝固，置20~25℃培养72小时，计数；分别接种不大于100cfu的金黄色葡萄球菌、铜绿假单胞菌、大肠埃希菌的菌液至胰酪大豆胨琼脂培养基，平行制备2个平皿，混匀，凝固，置30~35℃培养不超过72小时，计数。同时，用相应的对照培养基替代被检培养基进行上述试验。

4. 结果判定 被检培养基上的菌落平均数与对照培养基上的菌落平均数的比值大于70%，且菌落形态大小应与对照培养基上的菌落一致。判该培养基的适用性检查符合规定。

5. 培养基的有效期 配制的培养基应保存在凉暗处，一般不得超过2周。

（三）方法适用性试验

1. 计数方法的验证 当建立产品的微生物限度检查法时，应进行细菌、霉菌及酵母菌计数方法的验证，以确认所采用的方法适合于该产品的细菌、霉菌及酵母菌数的测定。若产品的组分或原检验条件发生改变可能影响检验结果时，计数方法应重新验证。针对不同产品，可按图 1-1-3 进行供试液制备方法的选择。

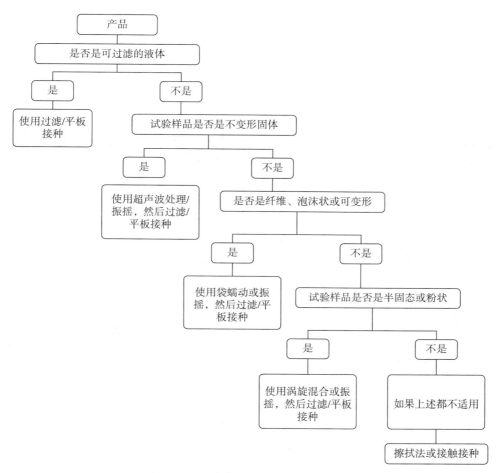

图 1-1-3 生物负载检测方法判定树

验证时，按供试液的制备和细菌、霉菌及酵母菌计数所规定的方法及下列要求进行。对各试验菌的回收率应逐一进行验证。

（1）菌种及菌液制备 同培养基的适用性检查。

（2）验证方法 验证试验至少应进行3次独立的平行试验，并分别计算各试验菌每次试验的回收率。

试验组平皿法计数时，取试验可能用的最低稀释级供试液 1ml 和 50~100cfu 试验菌，分别注入平皿中，立即倾注琼脂培养基，每株试验菌平行制备2个平皿，按平皿法测定其菌数。薄膜过滤法计数时，取规定量试验可能用的最低稀释级供试液，过滤，冲洗，在最后一次的冲洗液中加入 50~100cfu 试验菌，过滤，按薄膜过滤法测定其菌数。

（3）阴性对照 凡微生物限度试验，均应取相应溶剂和稀释剂同法操作，作为阴性对照。

阴性对照不得有菌生长。

（4）结果判定　在3次独立的平行试验中，若试验组的菌数回收率（试验组的平均菌落数减去供试品对照组的平均菌落数的值占菌液组的平均菌落数的百分率）均不低于70%，照该供试液制备方法和计数法测定供试品的细菌、霉菌及酵母菌数；若任一次试验中试验组的菌数回收率低于70%，应采用培养基稀释法、离心沉淀法、薄膜过滤法、中和法（常见干扰物的中和剂或灭活方法见表1-1-29）等方法或联合使用这些方法消除供试品的抑菌活性，并重新进行方法验证。

表1-1-29　常见干扰物的中和剂或灭活方法

干扰物	可选用的中和剂或灭活方法
戊二醛	亚硫酸氢钠
酚类、乙醇、醛类、吸附物	稀释法
醛类	甘氨酸
季铵化合物、对羟基苯甲酸、双胍类化合物	卵磷脂
季铵化合物、对羟基苯甲酸、碘	聚山梨酯
水银	巯基醋酸盐
水银、汞化物、醛类	硫代硫酸钠
EDTA、喹诺酮类抗生素	镁或钙离子
磺胺类	对氨基苯甲酸
β-内酰胺类抗生素	β-内酰胺酶

2. 控制菌检查方法的验证　当建立产品的微生物限度检查法时，应进行控制菌检查方法的验证，以确认所采用的方法适合于该产品的控制菌检查。验证时，依各品种项下微生物限度标准中规定检查的控制菌选择相应验证的菌株，验证试验按供试液的制备和控制菌检查法的规定及下列要求进行。若产品的组分或原检验条件发生改变可能影响检验结果时，检查方法应重新验证。

（1）菌种及菌液制备　同培养基的适用性检查。

（2）验证方法　验证试验至少应进行3次独立的平行试验，并分别计算各试验菌每次试验的回收率。

取规定量供试液及不大于100cfu的试验菌接入规定的培养基中；采用薄膜过滤法时，取规定量供试液，过滤，冲洗，在最后一次冲洗液中加入试验菌，过滤后，注入规定的培养基或取出滤膜接入规定的培养基中。依相应的控制菌检查方法，在规定的温度和最短时间下培养，应能检出所加试验菌相应的反应特征。

（3）阴性对照试验　同"计数方法的验证"。

（4）结果判断　同"计数方法的验证"。

（四）微生物限度检查

1. 微生物计数方法　计数方法包括平皿法、薄膜过滤法和最可能数法（Most-Probable-Number Method，MPN法）。MPN法用于微生物计数时精确度较差，但对于某些微生物污染量很小的供试品，MPN法可能是更适合的方法。

供试品检查时，应根据供试品理化特性和微生物限度标准等因素选择计数方法，检测的样品量应能保证所获得的试验结果能够判断供试品是否符合规定。所选方法的适用性须经确认。按计数方法的验证试验确认的程序进行供试液制备。用稀释液稀释成 $1:10$、$1:10^2$、$1:10^3$ 等稀释级的供试液。

（1）试验前准备　供试品移入前外包装须消毒。除供试品外，培养基在移入缓冲间前应先编号，并用0.1%新洁尔灭或75%（V/V）乙醇棉擦拭瓶（管）外壁，然后连同其他用具（包括无菌衣、帽、口罩等）移入缓冲间，开无菌间紫外灯和空气过滤装置开关使其工作在1小时以上。开始试验前，操作人员用肥皂、自来水洗双手，关闭紫外灯，进入缓冲间，换拖鞋，再用碘酒棉、75%（V/V）乙醇棉擦手，穿戴衣、帽、口罩。将所需物品剥掉牛皮纸，移入无菌操作室，每次试验所用物品必须计划好，并有备用物。

（2）供试品处理　根据供试品的理化特性与生物学特性，采取适宜的方法制备供试液。供试液制备若需加温时，应均匀加热，且温度不应超过45℃。供试液从制备至加入检验用培养基，不得超过1小时。

除另有规定外，常用的供试液制备方法如下。

1）袋蠕动　将试验样品和一已知体积的洗脱液装在一个无菌均质袋中。开动往复式搅棒，使洗脱液贯穿试验样品内外。宜规定处理时间。该方法尤其适用于软质、纤维和/或吸附性材料，但可能不适用于能刺破袋的任何材质（如带针或含有坚硬部分的器械）。若使用了较大量的洗脱液，可能会生成含有低浓度微生物的悬浮液。宜使用膜过滤法滤掉洗脱液。

2）超声波洗脱　将试验样品浸入装有已知体积洗脱液的适当容器中。将容器连同内装物一起在超声波清洗器中进行处理，或将超声波探头浸入到容器内洗脱液中进行处理。超声波也能使微生物失去活性，尤其是大能量传输时，使用超声波探头会比超声波清洗器更有可能使其失去活性，因此宜验证超声法。宜规定超声处理的常规频率和处理时间。而且，还宜规定试验样品在超声波清洗器中的安放位置。宜注意限制同时进行处理的试验样品数量，以便阻断超声处理源。该方法尤其适用于不透液体的固体试验样品以及形状复杂的产品。该方法对某些医疗器械可能产生破坏作用，尤其是对带有电子部件的器械，如植入式脉冲发生器。超声处理能量和超声处理持续时间不宜太强或太长，以免破坏微生物并导致死亡，或是使洗脱液过热。

3）振摇（机械或手工方式）　将试验样品浸入装有已知体积洗脱液的适当容器中，并用机械振动器（如往复式、轨道或机械腕摇床）进行振摇。也可用手工振摇，但其效力会因操作人员而异。宜规定振摇时间和频率。可以加入一定大小的玻璃微珠增加表面磨损，由此提高回收效率。加入的玻璃微珠的大小 以及振摇时间和频率不宜导致过热和/或对微生物造成可能的破坏。注：增加玻璃微珠将增加微生物可附着的表面积。

4）涡旋混合 将试验样品浸入装有已知体积洗脱液的密闭容器内，该容器压在放置在涡旋混合器的旋转 垫上以形成涡旋。涡旋的形成取决于手动施加的压力。涡旋中的变化会使微生物洗脱产生差异。宜规定所用容器、混合时间以及设定的混合器的速度。该方法操作简单快捷，但仅适用于小的试验样品。

5）冲洗 让洗脱液通过试验样品的内腔。可以靠重力或泵来使液体流动。另外也可将洗脱液充入产品中，夹住并抖动。宜规定器械与洗脱液的接触时间、冲洗速度及液体体积。器械结构及腔体尺寸会限制从内表面完全移除微生物所必需的冲力。

6）搅切（碎裂） 将试验样品浸入装有已知体积洗脱液的适当容器内。在规定的一段时间内搅切或振摇试验样品。根据试验样品和搅切器来规定搅切时间，但不宜超过会导致洗脱液过热和对微生物造成破坏的时间。该技术提供了将试验样品分成足够小的部分的方法，以便通过接种平板培养技术对微生物进行计数。

7）擦拭 含有吸附性材料的棉拭子通常被固定于杆或把手上。样品材料可以是可溶性的或不可溶性的。通常使用的方法是用洗脱液湿润棉拭子，并用棉拭子擦拭界定好的试验样品的表面。在有 些情况下，可以先润湿表面，然后用干棉拭子擦拭，这样可提高回收效率。然后将棉拭子转放至洗脱液 中并搅动，使棉拭子上的微生物洗脱。另外，若使用的是可溶性棉拭子，拭子会溶解到稀释液中。擦拭法是对不规则形状产品或难接近的区域取样的一个有效方法。该方法也可用于大面积区域的取样。该方法会因擦拭方式的不同而更易出错。而且，通过擦拭不可能将表面上的全部微生物都收集起来。有些微生物会被棉拭子本身吸附，以至于不被检测到。棉拭子中不宜含有灭菌剂或抑菌剂。

（3）接种和稀释 按下列要求进行供试液的接种和稀释，制备微生物回收试验用供试液。所加菌液的体积应不超过供试液体积的1%。为确认供试品中的微生物能被充分检出，首先应选择最低稀释级的供试液进行计数方法适用性试验。

试验组：取上述制备好的供试液，加入试验菌液，混匀，使每1ml供试液或每张滤膜所滤过的供试液中含菌量不大于100cfu。

供试品对照组：取制备好的供试液，以稀释液代替 菌液同试验组操作。

菌液对照组：取不含中和剂及灭活剂的相应稀释液替代供试液，按试验组操作加入试验菌液并进行微生物回收试验。

（4）供试品中微生物的回收 微生物的回收可采用平皿法、薄膜过滤法或MPN法。

1）平皿法 平皿法包括倾注法和涂布法.每株试验菌每种培养基至少制备2个平皿，以算术平均值作为计数结果。

倾注法：按照上述"供试液处理"制备供试液1ml，置直径90mm 的无菌平皿中，注入15~20ml温度不超过45℃熔化的胰酪大豆胨琼脂或沙氏葡萄糖琼脂培养基，混匀，凝固，倒置培养。若使用直径较大的平皿，培养基的用量应相应增加。按各株菌规定条件培养、计数。同法测定供试品对照组及菌液对照组菌数。计算各试验组的平均菌落数。

涂布法：取15~20ml温度不超过45℃的胰酪大豆胨琼脂或沙氏葡萄糖琼脂培养基，注入直径90mm的无菌平皿，凝固，制成平板，采用适宜的方法使培养基表面干燥。若使用直径较大的平皿，培养基用量也应相应增加。每一平板表面接种上述照"供试液的制备""接种和稀释"和"抗菌活性的去除或灭活"制备的供试液不少于0.1ml，培养、计数。同法测定供试品对照组及菌液对照组菌数。计算各试验组的平均菌落数。

2）薄膜过滤法　薄膜过滤法所采用的滤膜孔径应不大于0.45mm，直径一般为50mm，若采用其他直径的滤膜，冲洗量应进行相应的调整。供试品及其溶剂应不影响滤膜材质对微生物的截留。滤器及滤膜使用前应采用适宜的方法灭菌。使用时，应保证滤膜在过滤前后的完整性。水溶性供试液过滤前先将少量的冲洗液过滤以润湿滤膜。油类供试品，其滤膜和滤器在使用前应充分干燥。为发挥滤膜的最大过滤效率，应注意保持供试品溶液及冲洗液覆盖整个滤膜表面。供试液经薄膜过滤后，若需要用冲洗液冲洗滤膜，每张滤膜每次冲洗量一般为100ml。总冲洗量不得超过1000ml，以避免滤膜上的微生物受损伤。

取照上述"供试品处理"制备的供试液适量［一般取相当于1套（件、只、支）的供试品，若供试品中所含的菌数较多时，供试液可酌情减量］，加至适量的稀释液中，混匀，过滤。用适量的冲洗液冲洗滤膜。

若测定需氧菌总数，转移滤膜菌面朝上贴于胰酪大豆胨琼脂培养基平板上；若测定霉菌和酵母总数，转移滤膜菌面朝上贴于沙氏葡萄糖琼脂培养基平板上。按各株菌规定条件培养、计数。每株试验菌每种培养基至少制备一张滤膜。同法测定供试品对照组及菌液对照组菌数。

3）MPN法　MPN法的精密度和准确度不及薄膜过滤法和平皿计数法，仅在供试品需氧菌总数没有适宜计数方法的情况下使用，本法不适用于霉菌计数。若使用MPN法，按下列步骤进行。

取照上述"供试液处理"制备的供试液至少3个连续稀释级，每一稀释级取3份1ml分别接种至3管装有9~10ml胰酪大豆胨液体培养基中，同法测定菌液对照组菌数。必要时可在培养基中加入表面活性剂、中和剂或灭活剂。

接种管置于30~35℃培养3天，逐日观察各管微生物生长情况。如果由于供试品的原因使得结果难以判断，可将该管培养物转种至胰酪大豆胨液体培养基或胰酪大豆胨琼脂培养基，在相同条件下培养1~2天，观察是否有微生物生长。

根据微生物生长的管数从表1-1-30查被测供试品每1g或每1ml中需氧菌总数的最可能数。

（5）结果判定　需氧菌总数是指胰酪大豆胨琼脂培养基上生长的总菌落数（包括真菌菌落数）；霉菌和酵母菌总数是指沙氏葡萄糖琼脂培养基上生长的总菌落数（包括细菌菌落数）。若因沙氏葡萄糖琼脂培养基上生长的细菌使霉菌和酵母菌的计数结果不符合微生物限度要求，可使用含抗生素（如氯霉素、庆大霉素）的沙氏葡萄糖琼脂培养基或其他选择性培养基（如玫瑰红钠琼脂培养基）进行霉菌和酵母菌总数测定。使用选择性培养基时，应进行培养基适用性检查。若采用MPN法，测定结果为需氧菌总数。

第一篇 医疗器械常用化学和生物检验技术规范

表1-1-30 微生物最可能数检索表

生长管数			需氧菌总数最可能数	95% 置信限	
每管含样品的 g 或 ml 数			MPN/g 或 ml	下限	上限
0.1	0.01	0.001			
0	0	0	< 3	0	9.4
0	0	1	3	0.1	9.5
0	1	0	3	0.1	10
0	1	1	6.1	1.2	17
0	2	0	6.2	1.2	17
0	3	0	9.4	3.5	35
1	0	0	3.6	0.2	17
1	0	1	7.2	1.2	17
1	0	2	11	4	35
1	1	0	7.4	1.3	20
1	1	1	11	4	35
1	2	0	11	4	35
1	2	1	15	5	38
1	3	0	16	5	38
2	0	0	9.2	1.5	35
2	0	1	14	4	35
2	0	2	20	5	38
2	1	0	15	4	38
2	1	1	20	5	38
2	1	2	27	9	94
2	2	0	21	5	40
2	2	1	28	9	94
2	2	2	35	9	94
2	3	0	29	9	94
2	3	1	36	9	94
3	0	0	23	5	94
3	0	1	38	9	104
3	0	2	64	16	181
3	1	0	43	9	181
3	1	1	75	17	199

续表

生长管数			需氧菌总数最可能数	95% 置信限	
每管含样品的 g 或 ml 数			MPN/g 或 ml	下限	上限
0.1	0.01	0.001			
3	1	2	120	30	360
3	1	3	160	30	380
3	2	0	93	18	360
3	2	1	150	30	380
3	2	2	210	30	400
3	2	3	290	90	990
3	3	0	240	40	990
3	3	1	460	90	1980
3	3	2	1100	200	4000
3	3	3	>1100		

注：表内所列检验量如改用1g（或ml）、0.1g（或ml）和0.01g（或ml）时，表内数字应相应降低10倍；如改用0.01g（或ml）、0.001g（或ml）和0.0001g（或ml）时，表内数字应相应增加10倍，其余类推。

各品种项下规定的微生物限度标准解释如下。

10cfu：可接受的最大菌数为20。

10^2cfu：可接受的最大菌数为200。

10^3cfu：可接受的最大菌数为2000，依此类推。

若供试品的需氧菌总数、霉菌和酵母菌总数的检查结果均符合该品种项下的规定，判供试品符合规定；若其中任何一项不符合该品种项下的规定，判供试品不符合规定。

2. 供试品控制菌检查　控制菌检查法系用于在规定的试验条件下，检查供试品中是否存在特定的微生物。当本法用于检查非无菌医疗器械是否符合相应的微生物限度标准时，应按下列规定进行检验，包括样品取样量和结果判断等。

（1）试验前准备　同"微生物计数方法"。

（2）供试品处理　同"微生物计数方法"。

（3）检查及判定方法

1）大肠埃希菌　取供试品，制成1∶10供试液。取相当于1g或1ml供试品的供试液，接种至适宜体积（经方法适用性试验确定）的胰酪大豆胨液体培基中，混匀，30~35℃培养18~24小时。

取上述培养物1ml接种至100ml麦康凯液体培养基中，42~44℃培养24~48小时。取麦康凯液体培养物划线接种于麦康凯琼脂培养基平板上，30~35℃培养18~72小时。

若麦康凯琼脂培养基平板上有菌落生长，应进行分离、纯化及适宜的鉴定试验，确证是否为大肠埃希菌；若麦康凯琼脂培养基平板上没有菌落生长，或虽有菌落生长但鉴定结果为阴性，判供试品未检出大肠埃希菌。

2）沙门菌　供试液制备和增菌培养取10g或10ml供试品直接或处理后接种至适宜体积（经方法适用性试验确定）的胰酪大豆胨液体培养基中，混匀，30~35℃培养18~24小时。取上述培养物0.1ml接种至10ml RV沙门增菌液体培养基中，30~35℃培养18~24小时。取少量RV沙门菌增菌液体培养物划线接种于木糖赖氨酸脱氧胆酸盐琼脂培养基平板上，30~35℃培养18~48小时。

沙门菌在木糖赖氨酸脱氧胆酸盐琼脂培养基平板上生长良好，菌落为淡红色或无色、透明或半透明、中心有或无黑色。用接种针挑选疑似菌落于三糖铁琼脂培养基高层斜而上进行斜面和高层穿刺接种，培养18~24小时，或采用其他适宜方法进一步鉴定。

若木糖赖氨酸脱氧胆酸盐琼脂培养基平板上有疑似菌落生长，且三糖铁琼脂培养基的斜面为红色、底层为黄色，或斜面黄色、底层黄色或黑色，应进一步进行适宜的鉴定试验，确证是否为沙门菌。如果平板上没有菌生长，或虽有菌落生长但鉴定结果为阴性，或三糖铁琼脂培养基的斜面未见红色、底层未见黄色；或斜面黄色、底层未见黄色或黑色，判供试品未检出沙门菌。

3）铜绿假单胞菌　取供试品，制成1：10供试液。取相当于1g或1ml供试品的供试液，接种至适宜体积（经方法适用性试验确定的）的胰酪大豆胨液体培养基中，混匀。30~35℃培养18~24小时。取上述培养物划线接种于溴化十六烷基三甲铵琼脂培养基平板上，30~35℃培养18~72小时。

取上述平板上生长的菌落进行氧化酶试验，或采用其他适宜方法进一步鉴定。将洁净滤纸片置于平皿内，用无菌玻棒取上述平板上生长的菌落涂于滤纸片上，滴加新配制的1%二盐酸N，N-二甲基对苯二胺试液，在30秒内若培养物呈粉红色并逐渐变为紫红色，为氧化酶试验阳性，否则为阴性。

若溴化十六烷基三甲铵琼脂培养基平板上有菌落生长，且氧化酶试验阳性，应进一步进行适宜的鉴定试验，确证是否为铜绿假单胞菌。如果平板上没有菌落生长，或虽有菌落生长但鉴定结果为阴性，或氧化酶试验阴性，判供试品未检出铜绿假单胞菌。

4）金黄色葡萄球菌　取供试品，制成1：10供试液。取相当于1g或1ml供试品的供试液，接种至适宜体积（经方法适用性试验确定）的胰酪大豆胨液体培养基中，混匀。30~35℃培养18~24小时。取上述培养物划线接种于甘露醇氯化钠琼脂培养基平板上，30~35℃培养18~72小时。

若甘露醇氯化钠琼脂培养基平板上有黄色菌落或外周有黄色环的白色菌落生长，应进行分离、纯化及适宜的鉴定试验，确证是否为金黄色葡萄球菌；若平板上没有与上述形态特征相符或疑似的菌落生长，或虽有相符或疑似的菌落生长但鉴定结果为阴性，判供试品未检出金黄色葡萄球菌。

5）梭菌　取供试品，制成1：10供试液。取相当于1g或1ml供试品的供试液2份，其中1份置80℃保温10分钟后迅速冷却。将上述2份供试液分别接种至适宜体积（经方法适用性试验确定）的梭菌增菌培养基中，置厌氧条件下35℃培养48小时。取上述每一培养物少量，分别接种于哥伦比亚琼脂培养基平板上，置厌氧条件下35℃培养48~72小时。

取上述平板上生长的菌落，置洁净片上，滴加3%过氧化氢试液，若菌落表面有气泡产生，为过氧化氢酶试验阳性，否则为阴性。若哥伦比亚琼脂培养基平板上有厌氧杆菌生长（有或无芽孢），且过氯化氢酶反应阴性的，应进一步进行适宜的鉴定试验，确证是否为梭菌；如果哥伦比亚琼脂培养基平板上没有厌氧杆菌生长，或虽有相符或疑似的菌落生长但鉴定结果为阴性，或过氧化氢酶反应阳性，判供试品未检出梭菌。

6）白色念珠菌　取供试品，制成1∶10供试液。取相当于1g或1ml供试品的供试液，接种至适宜体积（经方法适用性试验确定）的沙氏葡萄糖液体培养基中，混匀，30~35℃培养3~5天。取上述预培养物划线接种于沙氏葡萄糖琼脂培养基平板上，30~35℃培养24~48小时。

白色念珠菌在沙氏葡萄糖琼脂培养基上生长的菌落呈乳白色，偶见淡黄色，表面光滑有浓酵母气味，培养时间稍久则菌落增大，颜色变深、质地变硬或有皱褶。挑取疑似菌落接种至念珠菌显色培养基平板上，培养24~48小时（必要时延长至72小时），或采用其他适宜方法进一步鉴定。

若沙氏葡萄糖琼脂培养基平板上有疑似菌落生长，且疑似菌在念珠菌显色培养基平板上生长的菌落呈阳性反应，应进一步进行适宜的鉴定试验，确证是否为白色念珠菌；若沙氏葡萄糖琼脂培养基平板上没有菌落生长，或虽有菌落生长但鉴定结果为阴性，或疑似菌在念珠菌显色培养基平板上生长的菌落呈阴性反应，判供试品未检出白色念珠菌。

（4）结果判定　供试品检出控制菌或其他致病菌时，按一次检出结果为准，不再复试。

供试品的需氧菌总数、霉菌和酵母菌总数其中任何一项不符合该品种项下的规定，应从同一批样品中随机抽样，独立复试两次，以3次结果的平均值报告菌数。

若供试品的需氧菌总数、霉菌和酵母菌总数及控制菌三项检验结果均符合该品种项下的规定，判供试品符合规定；若其中任何一项不符合该品种项下的规定，判供试品不符合规定。

四、注意事项

菌种的传代次数不得超过5代（冷冻干燥的原始菌种开启后转种，为第一代）。将黑曲霉菌接种至真菌琼脂斜面培养基上，20~25℃培养5~7天，使大量的孢子产生。加入3~5ml 0.9%无菌氯化钠溶液，用玻棒将孢子洗脱。然后，用管口带有能过滤菌丝装置（如薄的无菌棉花或纱布的无菌毛细吸管）吸出孢子菌液至无菌试管内，用比浊法，将菌液稀释至每毫升含10~100个。

起草人：连　环　韩倩倩（中国食品药品检定研究院）
复核人：王文庆（山东省医疗器械产品质量检验中心）

第二章
化学分析方法检验技术规范

第一节 概 述

现代医疗水平的提高离不开医疗器械技术、材料及其功能的革新，医疗器械材料的生物相容性试验对于确保产品的安全起着重要的作用。材料的理化特性确定了材料的生物相容性，因此对材料进行化学表征和性能检测是很有必要的。

对材料进行表征和化学性能检测有许多方法，可以采用材料直接试验，也可以采用在规定条件下制备的浸提液进行试验。目前，我国针对高分子医疗器械的化学表征主要是开展溶出物分析及灭菌残留物检测。溶出物测定主要用于评估器械在临床使用过程中可能释放的有害物质的量，溶出物试验一般包括还原物质（易氧化物）、酸碱度、重金属、紫外吸收和蒸发残渣等测试项目。其中大部分项目为非特异性参数，主要是控制产品加工助剂、添加剂及工艺污染引入的风险，如还原物质主要用于控制器械中溶出的具还原性质（易被氧化）的添加剂，如残留的粘结剂（环己酮、四氢呋喃等）、溶出或迁移至表面的增塑剂等。同时也可以作为医疗器械浸提液的污染指数，与浸提液中有机单体残留物、微生物的数量成正比。另外，灭菌残留物如环氧乙烷残留量较高也会引起还原物质的检测结果偏高。在目前认知水平下，针对高分子器械进行溶出物分析可以有效的控制产品的质量。但是对于材料中已经明确且毒理学风险较高的添加剂、加工助剂及合成单体如聚氨酯材料的合成单体二苯基甲烷二异氰酸酯（MDI）和聚氯乙烯材料中的增塑剂，应采用专属分析方法测定并评估其溶出风险。

灭菌残留物主要是针对采用环氧乙烷（EO）灭菌器械中EO残留量的检验。采用EO对医疗器械灭菌具有成本低、灭菌效率高、对器械破坏性小等优点，然而EO在杀灭微生物的同时也可能在器械上有残留，这会对人体带来一定程度的危害，因此需对EO残留量进行控制检测，常用的分析方法主要包括比色分析法和气相色谱法。其中比色法存在干扰因素较多、操作步骤相对复杂等缺点，但其成本低，推广性高；气相色谱法操作相对简单，同时可以有效的避免其他干扰，重复性好等优点，但因仪器成本较高，很多厂家仍采用比色分析法。不管采用哪种分析方法，均需要进行必要的方法学评价确定选择方法的可靠性。但是，近年来医疗器械生物学评价的思路已经发生改变。从以往的经验来看，新型的医疗器械生物相容性主要是通过体内的生物相容性测试来评估。这些测试关注的主要是器械中的可提取物是否会在动物系统中产生刺激、损害或毒性作用。然而，随着更加灵敏的分析设备和分析方法的出现，这些测试已经不能够满足监管机构对医疗器械生物相容性研究越来越高的要求。所以根据GB/T 16886第18部分的建议，目前普遍能够接受的最合理的方式是在动物实验开始前，对材料进行化学表征，并比较它们和已上市产品之间的差别，通过对材料的分析，来检测可能迁移到患者体内的化学物质和类型。最后通过对这些化学物质的毒理评估，并且结合体内测试的数据，来更好的评估器械整体的生物相容性。

　　材料的化学表征可以评价医疗器械生物材料的许多不同的特性。在医疗器械生物学评价 GB/T 16886.1 中明确指出，在选择制造器械所用材料时，首先考虑的是材料与器械用途相一致。这就需要考虑材料的特征与性能，这些特性包括化学性能、毒理学性能、物理性能、电性能、形态学以及机械性能。针对不同材料的化学表征方法可参照"GB/T 16886.18 医疗器械生物学评价第 18 部分：材料化学表征"中的相关内容。

　　目前常用的表征方法主要有核磁共振波谱（NMR）、傅里叶转换红外光谱（FTIR）、气相色谱法（GC）、气相色谱质谱联用（GC–MS）、高效液相色谱法（HPLC）、高效液相色谱质谱联用（HPLC–MS）等。其中 NMR、FTIR、GC–MS、HPLC–MS 主要用于化学结构定性分析；GC、GC–MS、HPLC、HPLC–MS 主要用于材料中添加剂及加工助剂等有机物定性定量研究；原子吸收分光光度法（AAS）、电感耦合等离子体发射光谱法（ICP–AES）、电感耦合等离子质谱（ICP–MS）主要用于金属元素和部分非金属元素定量分析，其中 ICP–MS 可用于定性检测。对于可吸收聚合物材料可采用凝胶渗透色谱（GPC）进行分子量及分子量分布表征；对于动物源性材料中的可采用氨基酸分析仪和凝胶电泳仪表征其成分及杂蛋白残留。除此之外，针对金属与合金材料可采用 X–射线荧光（XRF）、扫描电镜–能谱仪（SEM–EDS）、ICP–AES 表征其化学成分。

起草人：施燕平（山东省医疗器械产品质量检验中心）

复核人：王春仁　柯林楠（中国食品药品检定研究院）

王巨才（海南省医疗器械检测所）

第二节　样品制备

一、总则

　　医疗器械浸提的目的是提供适宜的试验样品，通过采用适宜的方法制备浸提液，然后采用相关试验方法对浸提液开展表征分析，从而证实可溶出的潜在危害，进而用于可溶出物导致人体健康风险性评价。当制备器械浸提液时，所用的浸提介质和浸提条件应该既与最终产品的性质和用途相适应，又要与实验方法的可预见性相适应。因此理想的浸提条件和试验系统浸提液既要反映产品的实际条件，还要反映试验的目的和预测性。

二、浸提容器

　　浸提应在洁净、化学惰性的密闭容器中进行，该容器的顶部空间应尽量小。为确保浸提容器不干扰器械的浸提液，浸提容器应为：①具磨口盖的硅酸盐玻璃容器；②适用于特殊材料和/或浸提步骤的其他惰性浸提容器。

三、通用浸提方法

　　浸提条件一般包括浸提时间、浸提温度、浸提比例、浸提溶剂等。一般应综合考虑以下内容。

1. 浸提时间 浸提时间应充分，以使材料的浸提量达到最大。

2. 浸提温度 不同的供试验材料可以采用不同的浸提温度。浸提不应使材料发生明显降解，比如聚合物的浸提温度应选择在玻璃化温度下，如果玻璃化温度低于使用温度，浸提温度应低于熔化温度。

3. 浸提比例 应足以达到最高提取效率，同时又保持检测灵敏度。浸提液的最佳体积取决于器械样品的性质和大小，因此宜根据浸提方法和样品大小采用最小量的浸提液达到最大分析灵敏度。由高吸收材料制成的器械或用注入浸提液的方法提取残留物的器械，样品/浸提液的比率可能需要反映所增加的液体体积。无论何种情况，样品和浸提液的比率不应降低检测灵敏度。器械与浸提液或溶剂的体积比应满足以下要求：①浸提物质的量在适宜的剂量体积范围内达到最大量；②能证明器械用于人体的潜在危害；③器械或材料应被溶剂浸没。

4. 浸提溶剂 浸提溶剂的选择应适用于化学分析要求，同时应在模拟或严于临床使用条件的基础上确保浸提量最大。有些试验方法要求浓缩浸提溶剂，以提高试验的敏感性。

（一）浸提时间和温度

浸提是一个复杂的过程，受时间、温度、表面积与体积比、浸提介质以及材料的相平衡的影响。如采用加速或加严浸提，应慎重考虑高温或其他条件对浸提动力学及浸提液恒定性的影响。常规操作浸提条件如下。

（1）37℃±1℃，24小时±2小时。

（2）37℃±1℃，72小时±2小时。

（3）50℃±2℃，72小时±2小时。

（3）70℃±2℃，24小时±2小时。

（4）121℃±2℃，1小时±0.1小时。

（二）浸提比例

标准表面积用于确定所需的浸提液体积，其包括样品两面连接处的面积，不包括不确定的表面不规则面积。当样品外形不能确定其表面积时，浸提时可使用质量/体积比。常见浸提比例见表1-2-1。

表1-2-1　浸提比例表

厚度 /mm	浸提比例，（表面积或质量/体积）±10%	材料形态
<0.5	6 cm²/ml	膜、薄片、管壁
0.5~1.0	3 cm²/ml	管壁、厚板、小型模制件
>1.0	1.25 cm²/ml	大型模制件
不规则形状固体器械	0.2 g/ml	粉剂、球体、泡沫材料、非吸收性材料、模制件
不规则形状多孔器械（低密度材料）	0.1 g/ml	薄膜

注：现在尚无测试吸收剂和水胶体的标准化方法，可采用测定材料的"吸收容量"，即每克材料所吸收的浸提液总量，试验样品除材料的"吸收容量"外，应以0.1g/ml比例进行浸提。

四、输液、输血、注射器具产品浸提方法

输液、输血、注射器具检验液制备应首先参照相应的国家或行业标准制定相应的检验液制备方法。如没有可以参照的标准，可根据产品所用的材料、使用途径（即接触部位）、长期使用还是短期使用等具体情况，查阅与之较接近的产品的国际标准或国家标准的要求，制定出相应标准，或参照《GB/T14233.1-2008医用输液、输血、注射器具检验方法第1部分：化学分析方法》中的表1制定检验液制备方法，医用输液、输血、注射器具检验液制备方法见表1-2-2。

表1-2-2　医用输液、输血、注射器具检验液制备方法

序号	检验液制备方法	适用产品说明
1	取三套样品和玻璃烧瓶连成一循环系统，加入250ml水并保持在37℃±1℃，通过一蠕动泵作用于一段尽可能短的医用硅橡胶管上，使水以1L/h的流量循环2小时，收集全部液体冷却至室温作为检验液。取同体积水置于玻璃烧瓶中，同法制备空白对照液	使用时间较短（不超过24小时）的体外输注管路产品
2	取样品切成1cm长的段，加入玻璃容器中，按样品内外总表面积（cm²）与水（ml）的比为2：1的比例加水，加盖后，在37℃±1℃下放置24小时，将样品与液体分离，冷却至室温，作为检验液。取同体积水置于玻璃烧瓶中，同法制备空白对照液	使用时间较短（不超过24小时）的体内导管
3	取样品的厚度均匀部分，切成1cm²的碎片，用水洗净后晾干，然后加入玻璃容器中，按样品内外总表面积（cm²）与水（ml）的比为5：1（或6：1）的比例加水，加盖后置于压力蒸汽灭菌器中，在121℃±1℃加热30分钟，加热结束后将样品与液体分离，冷却至室温作为检验液。取同体积水置于玻璃烧瓶中，同法制备空白对照液	使用时间较长（超过24小时）的产品
4	样品中加水至公称容量，在37℃±1℃下放置8小时（或1小时），将样品与液体分离，冷却至室温作为检验液。取同体积水置于玻璃烧瓶中，同法制备空白对照液	使用时间很短（不超过1小时）的容器类产品
5	样品中加水至公称容量，在37℃±1℃下放置24小时，将样品与液体分离，冷却至室温作为检验液。取同体积水置于玻璃烧瓶中，同法制备空白对照液	使用时间较短（不超过24小时）的容器类产品
6	取样品，按每个样品加入10ml（或按样品适当重量如0.1g/ml~0.2g/ml）的比例加水，在37℃±1℃下放置24小时（或8小时或1小时），将样品与液体分离，冷却至室温作为检验液。取同体积水置于玻璃烧瓶中，同法制备空白对照液	使用时间较短（不超过24小时）的小型不规则形状产品
7	取样品，按0.1~0.2g样品加1ml的比例加水，在37℃±1℃下放置24小时（或8小时或1小时），将样品与液体分离，冷却至室温作为检验液。取同体积水置于玻璃烧瓶中，同法制备空白对照液	使用时间较短（不超过24小时）、体积较大的不规则形状产品

续表

序号	检验液制备方法	适用产品说明
8	取样品，按 0.1~0.2g 样品加 1ml 的比例加水在 37℃ ±1℃下放置 72 小时（或 50℃ ±1℃条件下浸提 72 小时，或 70℃ ±1℃条件下浸提 24 小时），将样品与液体分离，冷却至室温作为检验液。取同体积水置于玻璃烧瓶中，同法制备空白对照液	使用时间较长（超过 24 小时）的不规则形状产品
9	取样品，按样品重量（g）或表面积（cm²）加除去吸水量以外适当比例的水，在 37℃ ±1℃下放置 24 小时（或 72 小时或 8 小时或 1 小时）将样品与液体分离，冷却至室温作为检验液。取同体积水置于玻璃烧瓶中，同法制备空白对照液	吸水性材料的产品

需要注意的是，选好方法后，要结合产品的实际情况看是否合适。例如，表1-2-2中的第一种方法，是将三套产品串联起来，采用蠕动泵循环的方法，但如果产品内径很细或中间有孔（漏气）等情况下，就不适合这种方法。又如表中第二种方法，是采用产品计算表面积后确定加水量的方法，就不适合于形状不规则的产品。

起草人：沈　永（山东省医疗器械产品质量检验中心）

复核人：柯林楠　黄元礼（中国食品药品检定研究院）

第三节　还原物质

一、直接滴定法

（一）原理

高锰酸钾是强氧化剂，在酸性介质中，高锰酸钾与还原物质草酸钠作用，MnO_4^- 被还原为 Mn^{2+}。

$$2MnO_4^- +5C_2O_4^{2-} +16H^+ = 2\,Mn^{2+} +10CO_2 +8H_2O$$

（二）仪器设备试剂

1. 仪器　分析天平，精度为 0.1mg。

2. 试剂

（1）稀硫酸（20%）　量取 128ml 硫酸，缓缓注入 500ml 水中，冷却后稀释至 1000ml。

（2）草酸钠标准溶液（0.05mol/L）　称取 105℃下干燥至恒重的草酸钠 6.700g，加水溶解并稀释至 1000ml。

（3）高锰酸钾标准溶液（0.02mol/L）　取 3.3g 高锰酸钾，加水 1050ml，煮沸 15 分钟，加水至 1000ml，密塞后置于暗处两周，用微孔玻璃漏斗过滤，摇匀。标定其浓度。

（4）0.02mol/L高锰酸钾标准溶液的标定　取 105℃下干燥至恒重的基准草酸钠约 0.2g，精确称重，加入 100ml 硫酸溶液（8+92），搅拌使之溶解。自滴定管中迅速将 25ml 待标定的高锰酸钾标准溶液加入到本液中，待褪色后，加热至 65℃，继续滴定至溶液呈浅粉红色，并保持 30

秒不褪。当滴定终了时，溶液温度应不低于55℃，同时做空白试验。制备的标准溶液浓度与规定浓度的相对误差不得大于5%。

（5）高锰酸钾标准溶液（0.002mol/L）　临用前取0.02mol/L高锰酸钾标准溶液，加水准确稀释10倍。必要时，煮沸，放冷，过滤，再标定其浓度。

（三）检验步骤

取供试溶液20ml置于锥形瓶中，精确加入产品标准中规定浓度的高锰酸钾标准溶液3.00ml，稀硫酸5ml，加热至沸并保持微沸10分钟，稍冷后精确加入对应浓度的草酸钠溶液5.00ml，置于水浴上加热至75~80℃（注意应控制温度不低于60℃，也不高于90℃，既保证定量反应需要的温度条件，又避免草酸分解），用规定浓度的高锰酸钾标准溶液滴定至显浅粉红色，并保持30秒不褪色为终点，同时与同批空白对照液相比较。平行测定供试溶液，两次滴定结果体积之差不应超过0.05ml，结果取平均值。

（四）分析判定

还原物质（易氧化物）含量用消耗高锰酸钾标准溶液的量表示，按下列公式计算。

$$V = \frac{(V_s - V_o)C_s}{C_o}$$

式中：V为消耗高锰酸钾标准溶液的体积（ml）；V_s为供试溶液消耗滴定液高锰酸钾标准溶液的体积（ml）；V_o为空白液消耗滴定液高锰酸钾标准溶液的体积（ml）；C_s为滴定液高锰酸钾标准溶液的实际浓度（mol/L）；C_o为标准中规定的高锰酸钾标准溶液的浓度（mol/L）。

将测定的结果与产品技术要求的规定进行比较，如果相符合，则判定该项目合格；反之则不合格。

（五）注意事项

每6.7mg草酸钠相当于0.02mol/L高锰酸钾标准溶液1ml。

0.02mol/L高锰酸钾标准溶液对应0.05mol/L草酸钠标准溶液。

二、间接滴定法

（一）原理

还原物质（或易氧化物）在酸性条件下加热时，被强氧化物质高锰酸钾氧化，过量的高锰酸钾将碘化钾氧化成碘，而碘被硫代硫酸钠还原，以淀粉溶液为指示剂，滴定至蓝色消失即为终点。反应式如下。

$$2MnO_4^- + 10I^- + 16H^+ = 2Mn^{2+} + 5I_2 + 8H_2O$$
$$I_2 + 2S_2O_3^{2-} = 2I^- + S_4O_6^{2-}$$

（二）仪器与试剂

1. 仪器　分析天平，精度为0.1mg。

2. 试剂

（1）稀硫酸（20%）　量取128ml硫酸，缓缓注入500ml水中，冷却后稀释至1000ml。

（2）高锰酸钾标准溶液（0.002mol/L）　临用前精密移取0.02mol/L高锰酸钾标准溶液，加水准确稀释10倍。

（3）淀粉指示液　取可溶性淀粉0.5g加水5ml搅匀后，缓缓浸入100ml沸水中，随加随搅拌，继续煮沸2分钟，放冷，倾取上层清液即得。本液应用前现配。

（4）碘化钾溶液（0.1g/ml）　取10g碘化钾溶解于100ml纯化水中。

（5）硫代硫酸钠标准溶液（0.1mol/L）　称取26g硫代硫酸钠（$Na_2S_2O_3 \cdot 5H_2O$）或16g无水硫代硫酸钠，溶于1000ml水中，缓缓煮沸10分钟，冷却，加水至1000ml。置两周后过滤，标定其浓度。

（6）0.1mol/L硫代硫酸钠标准溶液的标定　称取0.15g于120℃烘干至恒重的基准重铬酸钾，精确称重置于碘量瓶中，溶于25ml水，加2g碘化钾及20ml稀硫酸（20%），摇匀，于暗处放置10分钟，加水150ml，用配制好的硫代硫酸钠标准溶液（0.1mol/L）滴定，近终点时加3ml淀粉指示液（5g/L），继续滴定至溶液由蓝色变为亮绿色。同时做空白试验。制备的标准溶液浓度与规定浓度的相对误差不得大于5%。

（7）硫代硫酸钠标准溶液（0.01mol/L）　临用前精密移取0.1mol/L硫代硫酸钠标准溶液，用新煮沸并冷却的水准确稀释10倍。

（三）检验步骤

精密移取10ml的供试溶液于碘量瓶中，加入1.0ml的20%的硫酸溶液后精密移取10ml高锰酸钾标准溶液（0.002mol/L）。将碘量瓶置于电炉或加热板上煮沸3分钟，迅速冷却到室温后，加入1ml碘化钾溶液（0.1g/ml），密塞摇匀后水封，立即用硫代硫酸钠标准溶液（0.01mol/L）滴定至淡黄色，加入淀粉指示剂0.25ml，继续用硫代硫酸钠标准溶液滴定至无色，平行测定供试溶液，两次滴定结果体积之差不应超过0.05ml，结果取平均值；如果滴定结果超差，应重新平行取样滴定。同法滴定空白对照液，并计算结果。

（四）分析判定

还原物质（易氧化物）含量用消耗高锰酸钾标准溶液的量表示，按下列公式计算。

$$V = \frac{(V_o - V_s)C_s}{C_o}$$

式中：V为消耗高锰酸钾标准溶液的体积（ml）；V_s为供试溶液消耗滴定液硫代硫酸钠标准溶液的体积（ml）；V_o为空白液消耗滴定液硫代硫酸钠标准溶液的体积（ml）；C_s为滴定液硫代硫酸钠标准溶液的实际浓度（mol/L）；C_o为标准中规定的c（1/5 $KMnO_4$）标准溶液的浓度（mol/L）。

将测定的结果与产品技术要求的规定进行比较，如果相符合，则判定该项目合格；反之则不合格。

（五）注意事项

c（$KMnO_4$）=0.002mol/L相当于c（1/5 $KMnO_4$）=0.01mol/L。

起草人：黄元礼　卢大伟（中国食品药品检定研究院）
复核人：沈　永（山东省医疗器械产品质量检验中心）

第四节　酸碱度

一、酸度计法

（一）原理

酸度计的电极与溶液里的氢离子浓度间产生的电动势，计算出氢离子浓度，氢离子浓度的负对数即为pH。

（二）仪器与试剂

1. 仪器　酸度计，精度符合实验要求。

2. 试剂　标准缓冲液，市售有校准证书可溯源，也可参照《中华人民共和国药典》2015年版四部通则 0631 进行配制。

（三）检验步骤

开机后，预热30分钟，取下电极保护头，超纯水冲洗电极，用滤纸蘸干电极，将电极头没入标准缓冲液中，校正仪器，校正后，冲洗电极，滤纸蘸干，测试样品。每次测量后均要清洗电极。

取供试溶液及空白对照液分别测定其pH。

（四）分析判定

将测定的结果与产品技术要求的规定进行比较，如果相符合，则判定该项目合格；反之则不合格。

（五）注意事项

1. 对于pH难以稳定的供试溶液，通常采取在相同时间内分别测定空白对照液和供试溶液。

2. 根据供试液的pH范围选择两种pH相差3个单位的标准缓冲液，使供试液的pH处于两者之间。

3. 取与供试液的pH较接近的标准缓冲溶液定位，取另一种标准缓冲液调节斜率，使示值与表列数值相符。

4. 用两种标准缓冲溶液重复操作，结果应不超过 ± 0.02pH单位。

5. 配制标准缓冲溶液的水，应是新沸过的冷蒸馏水或纯化水，其pH应为5.5~7.0。

6. 标准缓冲液一般可保存2~3个月，但发现有浑浊、发霉或沉淀等现象时，不能继续使用。

二、滴定法

（一）原理

Tashiro指示剂的变色点为pH=5.4，变色范围为pH=5.2（紫）→pH=5.4（灰）→pH=5.6（绿）。

（二）试剂

（1）氢氧化钠标准溶液（0.1mol/L）　按照GB/T 601-2002中4.1的规定配制及标定。

（2）氢氧化钠标准溶液（0.01mol/L）　临用前精确移取上述氢氧化钠标准溶液加水准确稀释10倍。

（3）盐酸标准溶液（0.1mol/L）　按照GB/T 601-2002中4.2的规定配制及标定。

（4）盐酸标准溶液（0.01mol/L）　临用前精确移取上述盐酸标准溶液适量，加水准确稀释10倍。

（5）Tashiro指示剂　溶解0.2g甲基红和0.1g亚甲基蓝于100ml 95%的乙醇中。

（三）检验步骤

将0.1ml Tashiro指示剂加入内有20ml供试溶液的锥形瓶中，如果溶液颜色呈紫色，则用0.01 mol/L的氢氧化钠标准溶液滴定；如果呈绿色，则用0.01 mol/L的盐酸标准溶液滴定，直至显灰色。

（四）分析判定

以消耗0.01 mol/L氢氧化钠标准溶液或0.01 mol/L盐酸标准溶液的体积（以毫升为单位）作为检验结果，将测定的结果与产品技术要求的规定进行比较，如果相符合，则判定该项目合格；反之则不合格。

起草人：黄元礼　卢大伟（中国食品药品检定研究院）
复核人：沈　永（山东省医疗器械产品质量检验中心）

第五节　蒸发残渣

一、原理

蒸发残渣是指已被分离悬浮固形物后的浸提液经蒸发、干燥所得的残渣。用以近似地表示水中溶解固形物的量。

二、仪器

分析天平（精度为0.1mg）、干燥箱、水浴锅。

三、检验步骤

将洁净的蒸发皿预先在（105±2）℃干燥箱中烘至恒重。加入产品标准中规定体积的供试溶液，置于水浴上蒸干。将蒸发皿再次放入（105±1）℃干燥箱中烘至恒重。同法处理空白对照液。

四、分析判定

按下列公式计算。

$$W=\left[\left(W_{12}-W_{11}\right)-\left(W_{02}-W_{01}\right)\right]\times1000$$

式中：W 为蒸发残渣的质量（mg）；W_{11} 为未加入供试溶液的蒸发皿质量（g）；W_{12} 为加入供试溶液的蒸发皿质量（g）；W_{01} 为未加入空白液的蒸发皿质量（g）；W_{02} 为加入空白液的蒸发皿质量（g）。

将测定的结果与产品技术要求的规定进行比较，如果相符合，则判定该项目合格；反之则不合格。

起草人：黄元礼　卢大伟（中国食品药品检定研究院）
复核人：沈　永（山东省医疗器械产品质量检验中心）

第六节　炽灼残渣

一、原理

有机物经炭化或无机物加热分解后，加硫酸湿润，先低温再高温（700~800℃）炽灼，使完全灰化，有机物分解挥发，残留的非挥发性无机杂质（多为金属的氧化物或无机盐类）成为硫酸盐，称为炽灼残渣。

二、仪器与试剂

1.仪器　分析天平（精度为 0.1mg）；马福炉、电炉。

2.试剂　硫酸（分析纯）。

三、检验步骤

平行取样两份，每份称取样品 1.0~2.0g，切成尽量小的碎片，分别置于已灼烧恒重的坩埚中，称重，准确至 0.1mg。在通风橱中用电炉缓慢灼烧至完全炭化，放冷。除另有规定外，加 0.5~1ml 硫酸使其湿润，低温加热至硫酸蒸汽除尽，在 700~800℃ 灼烧使完全灰化至恒重。

四、分析判定

按下列公式计算，结果以平均值报出。

$$A=\frac{W_2-W_0}{W_1-W_0}\times100$$

式中：A 为炽灼残渣（%）；W_0 为样品加入前坩埚的质量（g）；W_1 为样品加入后坩埚的质量（g）；W_2 为样品灼烧后坩埚的质量（g）。

将测定的结果与产品技术要求的规定进行比较，如果相符合，则判定该项目合格；反之则不合格。

五、注意事项

如需将残渣留作重金属检查，则炽灼温度必须控制在500~600℃。

起草人：黄元礼　卢大伟（中国食品药品检定研究院）
复核人：沈　永（山东省医疗器械产品质量检验中心）

第七节　重金属总含量

一、硫代乙酰胺法

（一）原理

在弱酸性溶液中，铅、铬、铜、锌等重金属能与硫代乙酰胺作用生成不溶性有色硫化物。以铅标准溶液为代表进行比色，测定重金属的总含量。

（二）仪器与试剂

1.仪器

分析天平，精度为0.1mg；酸度计，精度符合实验要求。

2.试剂

（1）乙酸盐缓冲溶液（pH 3.5）　取乙酸铵25g，加水25ml溶解后，加7mol/L盐酸38ml，用2mol/L盐酸或5mol/L氨溶液准确调节pH至3.5，用水稀释至100ml。

（2）硫代乙酰胺溶液　取硫代乙酰胺4g，加水使溶解成100ml，置冰箱中保存。

（3）硫代乙酰胺试液　临用前取混合液5.0ml，加上述硫代乙酰胺溶液1.0ml，置沸水浴上加热20秒，冷却，立即使用。

（4）混合液　由1mol/L氢氧化钠15ml、水5.0ml及甘油20ml混合即得。

（5）铅标准贮备液（100μg/ml）　称取110℃干燥恒重的硝酸铅0.1598g，加入5ml硝酸和50ml水溶解后，用水定容至1000ml，摇匀，作为标准贮备液。

（6）铅标准溶液　临用前，用上述制备的贮备液准确稀释至所需浓度。

（三）实验步骤

取供试溶液25ml于50ml纳氏比色管中，另取一50ml纳氏比色管，加入相应量的铅标准溶液，加水稀释至25ml，于上述两支比色管中分别加入乙酸盐缓冲液（pH 3.5）2ml，再分别加入硫代乙酰胺试液2ml，摇匀，放置2分钟。置白色背景上，从比色管上方观察，比较颜色深浅。

（四）分析判定

将样品溶液与产品技术要求或标准中规定的标准溶液比较颜色，如不深于标准溶液，则判定该项目合格，反之则不合格。

（五）注意事项

1.供试液如显色，可在标准对照液中加入少量稀焦糖溶液或者其他无重金属干扰的有色溶液，使之与供试液颜色一致，再按上述实验步骤进行检测。

2.供试液也可取10ml，则铅标准液加入量为10ml。

二、硫化钠法

（一）原理

在碱性溶液中，铅、铬、铜、锌等重金属能与硫化钠作用生成不溶性有色硫化物。以铅为代表制备标准溶液进行比色，测定重金属的总含量。

（二）仪器与试剂

1.仪器

分析天平，精度为0.1mg。

2.试剂

（1）氢氧化钠试液　取氢氧化钠4.3g，加水使溶解成100ml。

（2）硫化钠试液　取硫化钠1g，加水使溶解成10ml。

（3）铅标准贮备液（100μg/ml）　称取110℃干燥恒重的硝酸铅0.1598g，加入5ml硝酸和50ml水溶解后，用水定容至1000ml，摇匀，作为标准贮备液。

（4）铅标准溶液　临用前用上述制备的贮备液准确稀释至所需浓度。

（三）实验步骤

取供试溶液25ml于50ml纳氏比色管中，另取一50ml纳氏比色管，加入相应量的铅标准溶液，加水稀释至25ml，于上述两支比色管中分别加入氢氧化钠试液5ml、硫化钠试液5滴，摇匀，置白色背景上，从比色管上方观察，比较颜色深浅。

（四）分析判定

将样品溶液与产品技术要求或标准中规定的标准溶液比较颜色，如不深于标准溶液，则判定该项目合格，反之则不合格。

（五）注意事项

1.供试液如显色，可在标准对照液中加入少量稀焦糖溶液或者其他无重金属干扰的有色溶液，使之与供试液颜色一致，再按上述实验步骤进行检测。

2.供试液也可取10ml，则铅标准液加入量为10ml。

起草人：柯林楠（中国食品药品检定研究院）
复核人：沈　永（山东省医疗器械产品质量检验中心）

第八节　金属元素

一、原子吸收分光光度计

（一）原子吸收分光光度法基本原理

构成物质的各元素的原子结构和外层电子的排布不同，不同元素的原子从基态跃迁至第一激发态或者更高能级态时吸收的能量不同，因而形成具有不同特征的元素共振吸收光谱。

利用特定光源（通常是锐线光源，如：空心阴极灯）辐射出的待测元素的特征光谱，通过样品经原子化产生的蒸汽时，被蒸汽中待测元素的基态原子所吸收，通过测定特征光谱被吸收的大小，求出样品中待测元素的含量。原子吸收分光光度法一般遵循分光光度法的朗伯–比尔定律，即

$$A=-\lg I/I_0=-\lg T=KCL$$

式中：A 为吸光度；I 为透射光强度；I_0 为发射光强度；T 为投射比；L 为光通过原子化器光程；K 是一个与元素浓度无关的常数。

由于 L 是不变值，所以 $A=KC$。

该式是原子吸收分析测量的理论依据。通过测定标准系列溶液的吸光度，绘制工作曲线，根据测得的样品溶液的吸光度，在标准曲线上即可查得样品溶液的浓度。

（二）仪器设备

原子吸收分光光度计：仪器由光源、原子化器、光学系统、检测系统、数据记录系统组成。按试样原子化方式可分为火焰原子吸收法和石墨炉原子吸收法。火焰原子吸收法具有分析速度快，精密度高，干扰少，操作简单等优点。火焰原子吸收法的火焰种类有很多，目前广泛使用的是乙炔–空气火焰，可以分析30多种元素，其次是乙炔–氧化亚氮火焰，可使测定元素增加到60多种。测试浓度水平可达 μg/ml。石墨炉原子吸收法，测试浓度水平可达 μg/L，但是重现性较差。两种方法多元素均不能多元素同时分析。对于难熔元素、非金属元素测定困难。

（三）原子吸收分光光度计检验步骤

1. 样品前处理　浸提液制备。用浸提液作为试验样品可测定生物材料中可滤出金属元素的量，从而进一步预测生物材料对于人体的潜在危害。在制备浸提提液时，所用的浸提介质和浸提条件应最好与最终产品的性能和临床使用情况相适应，并与试验方法的可预见性（如试验原理、敏感性等）相适应。参照 GB/T 14233.1–2008《医用输液、输血、注射器具检验方法 第 1 部分：化学分析方法》中制备检验液。

2. 金属离子标准系列溶液制备

（1）金属离子标准贮备液　应是符合有关规定（药典、标准、作业指导书等）的标准物质。

（2）金属离子标准系列溶液　将待测元素的标准贮备液用稀释剂稀释至仪器推荐的浓度范围。金属离子标准系列溶液当天配制。

3. 测试

（1）选择合适的方法　火焰法、石墨炉法、氢化物、冷原子吸收（根据检验中的含量和待测元素而定）。

（2）调节仪器　仪器一般有自动调节成常用参数的功能，使用时应按被测元素的实际情况予以调整。使仪器达到最佳的工作条件。合理选择如空心阴极灯工作电流、光谱宽度、原子化条件等仪器参数，选择火焰原子化器中火焰条件，如火焰类型、燃气和助燃气的比例、供气压力和气体流量等。石墨炉原子化器应注意干燥–灰化–原子化–净化各阶段的温度、时间、升温情况等程序的合理编制。

（3）待仪器稳定后，采用标准曲线法或者标准加入法进行测定。

（4）记录仪器工作参数、测定值、绘制标准曲线。

（5）根据标准曲线计算元素的含量。

（6）测试结束后，需对管路进行清洗。关闭载气。

4. 常用的原子吸收定量方法

（1）标准曲线法 在仪器推荐的浓度范围内，除另有规定外，制备待测含待测元素不同浓度的对照品溶液至少5份，浓度依次递增，并分别加入各品种项下制备供试溶液的相应试剂，同时以相应试剂制备空白对照液。将仪器按规定启动后，依次测定空白对照溶液和各浓度对照品溶液的吸光度，记录读数。以每一浓度3次吸光度读数的平均值为纵坐标、相应浓度为横坐标，绘制标准曲线。取供试品溶液，使待测元素的估计浓度在标准曲线范围内，测定吸光度，取3次读数的平均值，从标准曲线上查得相应的浓度，计算被测元素含量。绘制标准曲线时，一般采用线性回归，也可采用非线性拟合方法回归。

（2）标准加入法 取同体积供试品溶液4份，分别置4个同体积的量瓶中，除1号量瓶外，其他量瓶分别精密加入不同浓度的待测元素对照品溶液，分别用去离子水稀释至刻度，制成从零开始递增的一系列溶液。按上述标准曲线法自"将仪器按规定启动后"操作，测定吸光度，记录读数；将吸光度读数与相应的待测元素加入量作图，延长此直线至与含量轴的延长线相交，此交点与原点间的距离即相当于供试品溶液取用量中待测元素的含量。再以此计算供试品中待测元素的含量。此法仅适用于第一法标准曲线呈线性并通过原点的情况。当用于杂质限度检查时，取供试品溶液；另取等量的供试品，加入限度量的待测元素溶液，制成对照品溶液。照上述标准曲线法操作，设对照品溶液的读数为a，供试品溶液的读数为b，b值应小于（a–b）。

（四）分析判定

将测定的结果与产品技术要求的规定进行比较，如果相符合，则判定该项目合格；反之则不合格。

（五）注意事项

1.实验室环境应保持干净，大气中的尘埃污染会影响石墨炉的高灵敏度。

2.实验室要有良好的排风通风，仪器燃烧器上方应有符合厂家要求的排气罩，应能提供足够恒定的排气量，排气速度应能调节，排气罩应耐腐蚀。应有充足、压力恒定的水源。

3.取有代表性的样品。取样量要适当，取样量过小，不能保证必要的检测精度和灵敏度。取样量过大，增加了试剂的消耗，稀释倍数增加也会带来结果误差。

4.前处理要保证所采用的条件可以把样品中的元素都能转移到液体中，且不能受到操作条件，如所用的试剂、容器等的污染。制备供试液用的酸类、溶剂及有机萃取剂应采用高纯试剂。

5.样品浓度过高时会使信号达到饱和，可适当降低灵敏度或改用改元素的次级谱线，以确保信号强度与被测元素呈线性关系。

6.贮藏溶液的容器一般用聚乙烯塑料瓶等耐腐蚀的材料，不应用玻璃瓶存放水及待测液，因为玻璃瓶中的微量元素会慢慢溶出造成污染。

7.原子吸收分光光度法使用器皿的清洗不宜用含铬离子的清洗液，因铬离子容易渗透入玻璃等容器中，而以硝酸或硝酸/盐酸混合液清洗后再用去离子水清洗为佳。

8.医疗器械样品种类众多，各种材质，有的样品基质复杂，无机盐类、有机化合物含量较高，有的杂质元素的检测易受主元素背景干扰等，每次检验工作结束后，应及时对液路、进样针进行彻底冲洗，避免液路堵塞、背景元素污染、微量进样器腐蚀等影响设备寿命。

9.火焰原子吸收用燃气，石墨炉原子吸收用高纯氩气，均不可将气体用尽才去更换，因气瓶底部往往沉积了一部分杂质，会污染设备，影响检测结果。

10.当突然停电、停水及气流不足或不稳定时应该马上关闭或调整高压燃气和助燃气的气阀，以保证安全。

二、原子荧光光谱分析法

（一）原子荧光光谱分析法基本原理

气态原子吸收特征波长辐射后，原子的外层电子从基态或低能级跃迁到高能级经过约10秒，又跃迁至基态或低能级，同时发射出与原激发波长相同或不同的辐射，称为原子荧光。原子荧光分为共振荧光、直跃荧光、阶跃荧光等。

原子荧光光谱法是通过测量待测元素的原子蒸气在辐射能激发下产生的荧光发射强度，来确定待测元素含量的方法。

（二）仪器设备

原子荧光光谱仪，主要由光源、原子化器、光学系统、检测器和数据处理系统组成。

目前原子荧光光谱仪采用的原子化器均为氩氢火焰原子化器。原子荧光光度计利用硼氢化钠或硼氢化钾作为还原剂，将样品溶液中待测元素还原为挥发性共价气态氢化物（或原子蒸气），和过量氢气与载气（氩气）混合后，导入加热的原子化装置，氢气和氩气在特制火焰装置中燃烧加热，氢化物受热以后迅速分解，被测元素离解为基态原子蒸气，其基态原子的量比单纯加热砷、锑、铋、锡、硒、碲、铅、锗等元素生成的基态原子高几个数量级。

原子荧光光谱仪具有以下特点：多元素同时检测，分析速度快；线性范围宽，低浓度时可达3~5个数量级；谱线简单，干扰少；砷、汞的检测灵敏度较原子吸收提高至少1个数量级；试样消耗少（毫克级），适用于微量样品和痕量无机物组分分析，广泛用于金属、矿石、合金、和各种材料的分析检验。虽然原子荧光光谱仪有很多优点，但是目前测定元素有限（11种），包括可形成氢化物的元素：砷（As）、锑（Sb）、铋（Bi）、硒（Se）、碲（Te）、铅（Pb）、锡（Sn）、锗（Ge）。可形成原子蒸气态的元素：汞（Hg）。可形成挥发性化合物的元素：锌（Zn）、镉（Cd）。由于其荧光淬灭效应，在测定复杂基体的试样及高含量样品时存在一定的困难。另外散射光的干扰也是原子荧光分析中的问题，因此原子荧光光谱法在应用方面不及原子吸收光谱法和原子发射光谱法那么广泛，但可作为两种方法的补充。

（三）原子荧光光谱仪检验步骤

1.样品前处理 原子荧光光谱仪分析的对象是以离子态存在的As、Se、Ge、Te、Hg等原子，样品必须是水溶液或能溶于酸。有机物对As、Sb、Bi、Cd的测定有明显影响，在医疗器械金属元素测定时，必须要对有机组分进行彻底消解。消解方法同原子吸收光谱仪操作。按照标准要求制备供试液。

不同价态的As、Sb具有不同的氢化反应速度，As（Ⅲ）、Sb（Ⅲ）的灵敏度比相同浓度的

As（V）、Sb（V）高约1.5倍。而在酸性溶液中，As、Sb常以五价存在，为避免测定结果偏低，提高灵敏度，在上机测定前需要加入硫脲－抗坏血酸，使As（V）、Sb（V）转化为As（Ⅲ）、Sb（Ⅲ）。实验证明在15%~50%的盐酸介质中，As、Sb随酸度的增加其荧光强度也随之增加，而Bi、Hg在实验范围内影响较小。

2. 配制金属离子对照品系列溶液　其基体含量与溶液组成和供试液尽可能近似。标准储备液应定期更换，标准系列溶液应现用现配。

3. 测试

（1）在开启仪器前，先开启载气。

（2）选定方法，设置仪器工作参数，包括空心阴极灯、观测高度、载气流量、屏蔽气的具体流量、以及氢化反应条件等，将仪器调至最佳状态。

（3）待仪器稳定后，按照原子荧光光谱仪操作规程分别测定空白溶液、金属离子对照品系列溶液、样品空白液及供试液。

（4）记录数据，工作曲线，报告。绘制原子荧光强度与浓度关系的曲线。根据供试液的荧光强度求出金属离子的浓度。

（5）测试结束后，需对管路和注射器进行清洗。关闭载气。

（四）分析判定

将测定的结果与产品技术要求的规定进行比较，如果相符合，则判定该项目合格；反之则不合格。

（五）注意事项

1. 实验室温度应在15~30℃之间。实验室应清洁污染，否则会对测量产生影响，特别是汞。

2. 原子荧光光谱仪所测定金属含量都特别低，所以一定要注意防止污染，包括试剂、器皿以及环境等。实验所用的酸最好选用优级纯。原子荧光分析所用的器皿实验前用15%的硝酸溶液浸泡24小时，然后用纯水仔细清洗备用。酸液应单独配制，防止交叉污染。

3. 做好仪器预热，保证空心阴极灯的发射强度变化小，光源辐射稳定。汞灯易漂移，尽量连续测量，而且每测20个左右样品需重新校正工作曲线。

4. 在一定范围内，荧光强度随灯电流的增加而增大，但灯电流过大，会发生自吸现象，噪声也随之增大，同时对灯的寿命也有影响。光电倍增管的负高压在一定范围内与荧光强度成正比，负高压越大信号放大的倍数越大，同时噪声也相应增大，所以在满足分析要求的情况下，不要设置过高的负高压。

5. 硼氢化钾浓度的影响。硼氢化钾作为氢化反应的还原剂直接影响荧光强度，为保持硼氢化钾的相对稳定，溶液需呈微碱性。选择合适的硼氢化钾浓度。浓度增大，元素的荧光强度随之增大，但背景值也增大。硼氢化钾浓度太低，会使得氢化反应慢，而且还原不完全，使得火焰变小，荧光信号弱，灵敏度和精密度降低。对于硼氢化钾最好现用现配，溶液放置的时间稍长就会被空气氧化并伴有气泡产生，影响溶液的提升量而且还原能力降低，未用完的硼氢化钾溶液应放入温度小于10℃的冰箱保存，最长时间只能保存一周，过期不能再用。

6.测量结束后一定要用蒸馏水清洗，并清理仪器台面，以免酸腐蚀仪器。

起草人：柯林楠（中国食品药品检定研究院）
复核人：施燕平（山东省医疗器械产品质量检验中心）

第九节　紫外吸光度

一、原理

紫外–可见分光光度法是研究物质在紫外–可见光区（200~800nm）分子吸收光谱的分析方法。紫外–可见吸收光谱属于电子光谱，由于电子光谱强度较大，故紫外–可见分光光度法灵敏度较高，可达 10^{-4}~10^{-7}g/ml，测定准确度可达0.2%~0.5%。它是通过测定某种物质在紫外–可见光区一定波长范围内或特定波长处光的吸收度，对该物质进行定性、杂质检查或定量分析的方法。

紫外–可见吸收光谱是分子的价电子在不同的分子轨道之间跃迁而产生的。处于低能级的价电子吸收一定能量后就会跃迁到较高的能级，以吸光度 A（或透光率 T）为纵坐标，以波长 λ（nm）为横坐标所绘制的曲线称为吸收光谱或吸收曲线。不同物质的吸收光谱在形状、强度、位置上具有不同的特征，这是紫外–可见分光光度法对物质进行定性的依据。

紫外–可见分光光度法对物质进行定量的依据是朗伯–比尔定律，这是紫外–可见分光光度法的基本定律，其数学表达式为：

$$A=-\lg T=Kbc$$

式中：A 为吸光度；T 为透射比（透光率）；K 为摩尔吸收系数；c 为吸光物质浓度（mol/L）；b 为吸收层厚度（cm）。

该定律的物理意义是当一束平行单色光垂直通过某一均匀非散射的吸光物质时，其吸光度 A 与吸光物质的浓度 c 及吸收层厚度 b 成正比，而透光率 T 与 c、b 成反相关。对特定的物质和特定的比色皿来说，摩尔吸收系数 K 和吸收层厚度 b 是常量，A 和 c 就是简单的正比关系，可以据此对物质进行定量。

二、仪器设备试剂

紫外吸光度检测需要用的仪器是紫外–可见分光光度计，该仪器是在紫外–可见光区可任意选择不同波长的光测定吸光度的仪器。商品仪器的类型很多，性能差别悬殊，但其基本组成相似，主要部件包括：光源、单色器、吸收池、检测器和信号处理与显示器组成。

可能需要纯化水或其他有机溶剂对产品进行浸提或稀释。用工作曲线法进行含量测定时，需要相应的对照品。例如：测定生物型人工心脏瓣膜的甲醛残留量时，需要甲醛对照品；测定透明质酸钠含量时，需要葡萄糖醛酸对照品；测定透明质酸钠的蛋白残留量时，需要牛血清白蛋白对照品。

三、检验步骤

紫外－可见分光光度法在医疗器械检验中的应用主要有两个方面：一是对产品的杂质进行检查；二是含量测定，下面分别进行介绍。

（一）杂质检查

1. 供试液制备　分为两种方式：一是稀释后检测或直接检测。如透明质酸钠凝胶，眼科手术用重水，眼科手术用硅油等。选择纯化水或方法规定的其他溶剂对其进行溶解或稀释后测试；对于均匀非散射体系类型的产品，也可直接进行测试。二是浸提后检测浸提液，如一次性使用高分子医疗产品等。可选择纯化水或其他有机溶剂采用合适的浸提条件（如温度、时间、浸提溶剂和样品的比例、是否振摇等）对产品进行浸提。

2. 参数设置　打开紫外－可见分光光度计电源，打开工作站，根据产品技术要求在工作站中设置仪器参数和文件存储路径。杂质检查一般是在一定波长范围内进行扫描，例如 250~320nm，220~340nm 等。

3. 空白校正　仪器设置完毕后，先用空白进行校正，空白可以是浸提溶剂，稀释溶剂，溶解溶剂，也可以是空气空白，根据实际情况确定。例如产品是用纯化水浸提的，就用纯化水作为空白；产品是用生理盐水稀释的，就用生理盐水作为空白。

4. 样品测试　取供试液适量于比色皿中（液面位于比色皿高度的 2/3~4/5 处），置于仪器光路中，点测试按钮进行测试。

5. 结果记录　记录规定波长范围内的吸光度值。

（二）含量测定

1. 标准溶液和供试液准备　根据朗伯－比尔定律，物质在一定波长处的吸光度与浓度之间有线性关系，因此，只要选择一定的波长测定溶液的吸光度，即可求出浓度。配制标准溶液时，选择与供试液相同的基质，配制一系列浓度（至少 5 个浓度梯度）的标准溶液。

紫外－可见分光光度法是灵敏度比较高的方法，含量测定时，一般需要对样品进行稀释，使待测成分的含量在标准曲线的线性范围内。

2. 参数设置　打开紫外－可见分光光度计电源，打开工作站，根据产品技术要求在工作站中设置仪器参数和文件存储路径。含量测定一般是测定某个波长处的吸光度，通常应选被测物质吸收光谱中的吸收峰处，以提高灵敏度并减少测量误差。例如考马斯亮蓝法测蛋白含量需要设定波长 595nm，葡萄糖醛酸法测透明质酸钠含量需要设定波长 530nm。

3. 空白校正　仪器设置完毕后，先用配制标准溶液所用的溶剂进行空白校正。

4. 样品测试　在相同的测定条件下，依次测定系列标准溶液和供试液的吸光度，取标准溶液或供试液适量于比色皿中（液面位于比色皿高度的 2/3~4/5 处），置于仪器光路中，点测试按钮进行测试。

5. 结果记录　记录标准溶液和供试品溶液的吸光度值。然后以标准溶液的浓度为横坐标，吸光度为纵坐标绘制工作曲线，得到直线回归方程，把供试品溶液的吸光度值代入直线回归方程，计算出样品的浓度。

四、分析判定

将测定的结果与产品技术要求的规定进行比较，如果相符合，则判定该项目合格；反之则不合格。

五、注意事项

1. 供试液应为均匀非散射体系，不得有不溶性颗粒存在，必要时需过滤。
2. 含量测定时，吸光度值最好介于在 0.2~0.8 之间，吸光度值读数在此范围内误差较小。
3. 标准曲线法测含量时，标准曲线的线性相关系数 R 至少大于 0.99（另有规定的除外）。

起草人：付步芳（中国食品药品检定研究院）

复核人：施燕平（山东省医疗器械产品质量检验中心）

第十节 环氧乙烷残留量（气相色谱法）

一、原理

环氧乙烷灭菌是医疗器械常用的灭菌方式，由于环氧乙烷是一种有毒有害的物质，其灭菌后在产品中的残留量必须严格控制，凡是采用环氧乙烷灭菌的医疗器械产品，必须检测环氧乙烷残留量。环氧乙烷残留量的检测方法主要有比色法和气相色谱法，由于气相色谱法灵敏度高，操作简单，目前被广泛使用。

气相色谱法是色谱技术的一种，因流动相为气体而得名。气化的试样被载气（流动相）带入色谱柱中，柱中的固定相与试样中各组份分子作用力不同，各组份从色谱柱中流出时间不同，组份彼此分离。采用适当的鉴别和记录系统，制作标出各组份流出色谱柱的时间和浓度的色谱图。根据图中的出峰时间和顺序，可对化合物进行定性分析；根据峰的高低或面积大小，可对化合物进行定量分析（物质的浓度与其峰高或峰面积成正比）。具有效能高、灵敏度高、选择性强、分析速度快、应用广泛、操作简便等特点，适用于易挥发有机化合物的定性、定量分析。环氧乙烷的沸点低，常压下为 10.4℃，适合采用气相色谱法来检测。

二、仪器设备试剂

1. 气相色谱仪 是指用气体作为流动相的色谱分析仪器。气相色谱仪的组成包括以下 5 个部分：

（1）载气系统 包括气源（高纯氮气或高纯氦气）、气体净化、气体流速控制装置；

（2）进样系统 包括进样器（环氧乙烷检测需要使用顶空进样器）、气化室（将液体样品瞬间气化为蒸气）；

（3）色谱柱系统 包括色谱柱（环氧乙烷检测需要使用以 6% 氰丙基苯基 94% 二甲基聚硅氧烷为固定相的色谱柱）和恒温控制装置；

（4）检测系统 包括检测器 ［环氧乙烷检测需要氢火焰离子化检测器（flame ionization detector，FID）］，控温装置；

（5）记录系统 包括放大器、记录仪或数据处理装置、工作站等。

2.分析天平（精度为0.1mg）。

3.环氧乙烷（标准品）。

三、检验步骤

（一）标准溶液配制

在100ml容量瓶中预先加适量纯化水，精密称重，然后加入0.1g左右的环氧乙烷标准品，精密称重，用纯化水定容至刻度，即得到环氧乙烷浓度为1000μg/ml左右的标准储备液。将储备液用纯化水依次稀释，配成环氧乙烷浓度在1~10μg/ml之间的系列标准溶液（至少5个系列浓度），分别取1~5ml于顶空瓶中密封。

若直接采用溶液标准品，可用纯化水依次稀释来配制1~10μg/ml之间的系列标准溶液。

（二）供试液准备

有两种供试液制备方法：模拟使用浸提法和极限浸提法。模拟使用浸提法是指采用使浸提尽量模拟产品使用的方法，这一模拟过程使测量的EO残留量相当于患者使用该器械的实际EO摄入量。极限浸提法是指再次浸提测得的EO残留量小于首次浸提值的10%，或浸提至测得的累积残留量无明显增加。更详细的浸提方法可参照GB/T 16886.7《医疗器械生物学评价 第7部分：环氧乙烷灭菌残留量》的相关内容。

大多数产品供试液极限浸提的制备方法是：取样品，截取有代表性的部分1g左右，精密称重后置于顶空瓶中，然后加入1~5ml的纯化水（与系列标准溶液的取样体积一致），密封。在60℃±1℃温度下平衡40分钟，平行制备2份。有代表性的部分是指，与人体直接或间接接触的部分和容易产生环氧乙烷残留的部分，如环氧乙烷在高分子材料上的残留一般会大于在金属材料上的残留，在复杂多空材料上的残留一般会大于光滑表面材料上的残留。

需要注意的是：有些产品有特定的供试液制备方法，例如一次性使用无菌注射器是采用公称容量的方法（详见GB 15810《一次性使用无菌注射器》）。有些产品的环氧乙烷残留量要求是每套不超过多少质量的EO（详见GB 8368-2005《一次性使用输液器 重力输液式》），在制备供试液时，应先称量整套产品的质量，再截取有代表性的部分称量。

（三）参数设置

打开载气和尾吹气，打开氢气和空气，打开仪器电源，打开仪器工作站设置气相参数。气相色谱仪的参数也称色谱条件，需要根据待测物质的极性、沸点、分子量等性质来确定，环氧乙烷测定的气相色谱条件举例见表1-2-3，也可采用经验证的其他色谱条件。若样品中有其他峰，色谱条件应能保证环氧乙烷的峰和其他物质的峰达到基线分离。

参数设置完毕后，下载参数到仪器，待仪器各项参数达到设定条件后，可进行基线调零和斜率测试。

表1-2-3　环氧乙烷测定气相色谱条件举例

参数项目	设定条件
色谱柱	毛细柱，固定相为 6% 氰丙基苯基 94% 二甲基聚硅氧烷，30m × 0.32mm × 1.8 μm
进样器	自动顶空进样器
样品加热温度	60℃
样品加热时间	40 分钟
进样时间	0.05 分钟
载气	高纯氮，纯度 99.99%
尾吹气	高纯氮，纯度 99.99%
进样时间	0.05 分钟
进样口温度	120℃
色谱柱温度	100℃
保持时间	5 分钟
检测器	FID
检测器温度	250℃
柱流量	1.5 ml/min
氢气流量	40 ml/min
空气流量	400 ml/min
吹扫流量	3 ml/min
尾吹流量	30 ml/min
分流比	20 ：1

（四）进样测定

气相色谱仪的各项参数达到设定条件后，依次进样测定水空白、标准工作液、样品供试液。

（五）结果记录

记录标准溶液和供试品溶液的峰面积（或峰高）。然后以标准溶液的浓度为横坐标（或纵坐标），峰面积（或峰高）为纵坐标（或横坐标）绘制工作曲线，得到直线回归方程，把供试品溶液的峰面积（或峰高）值代入直线回归方程，计算出样品中环氧乙烷的残留量。

四、分析判定

将测定的结果与产品技术要求的规定进行比较，如果相符合，则判定该项目合格；反之则不合格。

五、注意事项

1.环氧乙烷毒性较大，在配制标准溶液时注意安全防护。

2.本方法采用顶空进样，即顶空瓶中气液两相达到平衡后抽取顶空瓶内上部气体进样，因此顶空瓶一定要密封良好，不能漏气，否则测量结果就不准确。

3.环氧乙烷储备液可以在2~8℃储存2个月，超过两个月不能继续使用。

4.标准曲线的线性相关系数R应不小于0.999（另有规定的除外）。

起草人：付步芳（中国食品药品检定研究院）

复核人：施燕平（山东省医疗器械产品质量检验中心）

第二篇
医用电气设备安全通用要求检验技术规范

第一章
GB 9706.1标准概述

第一节 GB 9706.1 标准制修订历程

为保证医用电气设备的基本安全，国际电工委员会（IEC）于1977年发布了第一版IEC 601-1《医用电气设备的安全 第一部分：通用要求》标准，并于1984年发布了IEC 601-1：1977的第1号修订文件。随着技术的发展，不断有新的安全要求出现，测量方法也在不断完善。经过十余年的实践，第2版IEC 60601-1：1988《医用电气设备第一部分：安全通用要求》发布，随后在1991年和1995年先后发布了第2版的两个修订文件。1995年底，IEC 60601-1第3版起草工作正式启动。经过十年的努力，在2005年发布了IEC 60601-1第3版《医用电气设备 第1部分 基本安全和基本性能的通用要求》，并在2012年发布了含第一号修订文件的3.1版。

1983年，全国医用电器标准化技术委员会（TC10）根据原国家医药管理局计划，参照采用IEC 601-1（1977）制订了WS2-295部标。WS2-295发布、实施后，在原国家医药管理局的指导下，TC10进一步组织对IEC 601-1标准的试验验证，为后续转化IEC 601-1作好技术储备。为进一步提高我国医疗器械的安全质量水平，1986年由上海医疗器械研究所起草，制订了GB 9706.1-88国家标准。GB 9706.1-88等效采用IEC 601-1：1977及第一号修订文件，其发布实施标志着我国对医用电气产品的安全要求管理上了一个新台阶。1992年，根据国药质字（94）第72号文件《关于下达1994年制、修订医药标准项目计划的通知》，由国家（上海）医疗器械质量监督检验中心负责修订GB 9706.1-88，并于1995年12月21日正式发布GB 9706.1-1995，1996年12月1日强制实施，等同采用了IEC 60601-1（1988）《医用电气设备第一部分：安全通用要求》及其第一号修订文件。2007年，原国家药品监督管理局再次组织修订了GB 9706.1-1995。于2007年7月2日发布了GB 9706.1-2007，2008年7月1日强制实施，在GB 9706.1-1995基础上增加了IEC 60601-1：1988的第二号修订文件。

自2010年起，为使我国标准进一步和国际标准接轨，在原国家食品药品监督管理总局的指导下，医疗器械标准管理中心组织相关技术委员会跟踪研究IEC 60601-1第3版。2013年初，TC10向国家标准化管理委员会提出立项申请，并在2014年9月获立项批准（国标委综合〔2014〕67号）。在立项计划下达后，TC10按标准制修订程序开展修订工作。但由于国际标准面临进一步修订，为进一步保证我国标准和最新版国际标准的有效衔接，TC10密切跟踪第3.1版修订情况，对明显的、有可能影响标准实施的技术错误进行修改完善，经多轮征求意见和技术审定，于2018年年底完成标准报批工作。

起草人：郑　佳　邵玉波（中国食品药品检定研究院）

复核人：余新华（中国食品药品检定研究院）

何　骏（上海市医疗器械检测所）

第二篇 医用电气设备安全通用要求检验技术规范

第二节　新版 GB 9706.1 和 2007 版的差异介绍

新版 GB 9706.1 和 2007 版无论从直观结构上还是基础理念上都发生了重大的变化。从标准名称上看，2007 版的《医用电气设备 第1部分 通用安全要求》修改为《医用电气设备 第1部分 基本安全和基本性能的通用要求》；从篇幅上，新版 GB 9706.1 内容增加了近 1 倍；从结构上看，2007 版标准内容分为 10 篇 59 章，而新版 GB 9706.1 只分为 17 章；值得注意的是，其中的第 14 章和第 16 章，分别对应 2007 版系列标准的 IEC 60601-1-4 和 IEC 60601-1-1。新版 GB 9706.1 和 2007 版章节对应关系见表 2-1-1。

表 2-1-1　新版 GB 9706.1 和 2007 版章节对应关系

新版 GB 9706.1	2007 版
第 1 章	第 1 章
第 2 章	附录 L
第 3 章	第 2 章
第 4 章	第 3 章
第 5 章	第 4 章
第 6 章	第 5 章
第 7 章	第 6 章
第 8 章	第三篇
第 9 章	第四篇
第 10 章	第五篇
第 11 章	第七篇
第 12 章	第八篇
第 13 章	第九篇，第 52 章
第 14 章	无（对应 IEC 60601-1-4）
第 15 章	第十篇
第 16 章	无（对应 IEC 60601-1-1）
第 17 章	第 36 章

新版 GB 9706.1 较 2007 版标准最大的革新是安全理念的变化。新版 GB 9706.1 扩大了安全的范围和概念，引入了风险管理的流程，同时赋予了企业一定的自由度选择产品的实现方式。在新版 GB 9706.1 中，"Risk（风险）"一词出现 680 余次，"Hazard（危险）"相关词汇 350 余次，"Risk Management（风险管理）"210 余次，全部标准中需执行特定的风险管理的条款近百条。IEC 60601-1 第三版和第二版在安全理念和技术指标上的巨大差异对世界各国的转化及实施都形成了挑战，这也是第三版标准发布 7 年后才逐步被欧美等地区拟采用的重要原因。同时，新版标准改进了 2007 版标准中一些不合理的技术要求，例如：对于操作者的防护要求过于严格，导致与其他相应标准的要求相差悬殊；而对于机械危险的防护要求又太低。同时，增加了设备预期寿命等要求。

起草人：郑　佳　许慧雯（中国食品药品检定研究院）
复核人：何　骏（上海市医疗器械检测所）
　　　　余新华（中国食品药品检定研究院）

第二章
通用要求

本书仅涉及医用电气设备通用安全检验技术。对特殊产品及情况应结合专用标准要求另行考虑。

第一节　试验顺序

除非另有标注，本书中涉及到的试验宜以"任一试验的结果都不会影响到其他试验的结果"的顺序进行。试验尽可能的按照 GB 9706.1 附录 B 中给出的顺序进行，除非专用标准另有说明。

关于辐射危险（源）、生物相容性、可用性、报警系统、可编程医用电气系统和电磁兼容性的试验可以独立于本书中指定的试验顺序进行。

所规定的对于医用电气系统的试验宜按照对于医用电气设备的相同试验顺序进行。

起草人：何　骏（上海市医疗器械检测所）
　　　　郑　佳（中国食品药品检定研究院）
复核人：余新华（中国食品药品检定研究院）
　　　　李　文（北京市医疗器械检验所）

第二节　试验类型

一、概述

对于产品设计是否满足基本安全和基本性能的验证需要进行"型式试验"。

如果通过分析其他途径或方法对被测对象进行试验可以得到符合要求的结果，则试验可不必重复进行。

风险分析的结果还可以用来确定对哪些同时发生故障的组合进行试验。

注：某些情况下，可能需要根据试验结果对风险分析进行修正。

对医用电气设备进行试验时，由制造商提供的说明书中的相关信息也应被考虑到。

进行试验之前，被测医用电气设备（以下简称"DUT"）宜切断电源。如果不能切断电源，宜采取专门的预防措施，以保证进行试验和测量的工作人员或其他可能受影响的人员的安全。

数据线或功能接地导线的连接可以起到保护接地的连接作用，但这些额外的无意的保护接地连接可能会造成测量误差。

除非标准另有规定，医用电气设备需在最不利的工作条件下进行试验，工作条件要在随附文件中给出，每项试验的最不利的工作条件要被记录。

考虑到技术说明书中给出的环境温度、湿度和大气压力，试验宜根据试验本身以及这些参数对试验结果的影响在最恶劣的条件下进行。如果试验不受这些参数的影响，则可以在规定范围内的任意点进行试验。

二、目视检查

盖子和外罩只在下列情况需要打开：

——医用电气设备的使用说明书中要求打开，或

——检验规程中规定打开，或

——出现危险（源）或危险情况下需要打开。

宜特别注意下列问题：

——所有可从外部可触及的熔断器宜在医用电气设备上进行标识（型号、额定参数）或标识参考标记并在随附文件中对参考标记进行说明；

——标记要清楚完整；

——任何损坏；

——相关的附件宜与医用电气设备一起进行评估（例如可拆卸或固定的电源软电线、患者导联线、管路等）；

——所有必要的文件，例如使用说明书，技术说明书等。

起草人：何　骏（上海市医疗器械检测所）

郑　佳（中国食品药品检定研究院）

复核人：余新华（中国食品药品检定研究院）

李　文（北京市医疗器械检验所）

第三节　试验条件

试验宜符合以下常规试验条件：

1. 当DUT按正常使用状态布置后，即可按随附文件中规定的最不利工作条件进行试验。

2. DUT宜与其他可能影响试验有效性的因素（例如，气流等）隔离开。

3. 当环境温度不能维持时，可对试验条件进行修改并校正相应的试验结果。

4. 试验需由具备资质的人员进行。所谓的有资质包括相关领域的培训、知识、经验，以及对于相关技术和法规的了解。有资质的人员必须能够进行安全评估，并识别可能出现的结果及不符合要求的医用电气设备所引起的危险（源）。

5. 医用电气设备的附件可能会影响DUT的安全性或测量结果，因此要和设备一同试验。试验中用到的附件要被记录在文档中。

6. 所有执行的试验都要确保对测试人员、患者或者其他人员不会产生不可接受的风险。

7.除非另有说明，所有的电流和电压的值都是指有效值（r.m.s.）或者直流值（d.c.）。

8.对执行过的试验必须全部记录在文档中。记录宜至少包涵以下内容：

——测试机构的名称；

——测试人员的姓名；

——被测医用电气设备和附件的信息（例如，型号、序列号、编号等）；

——有关测量信息（测量值、测量方法、测量设备、环境条件等）；

——审核的日期以及人员的签名。

9.因试验依次进行中出现失败或有失败的可能性，而需对设备进行必要的维修调整时，检测机构和检测申请方可以协商是否使用新的设备再次进行所有的相关试验，或对原设备进行必要的维修调整后再重复进行相关试验。

10.医用电气设备具有可由操作者调节或控制的操作参数，可以按照使用说明书对其进行设定，以作为最不利试验条件的一部分。

11.如果试验结果受到进气压力和气流或冷却液的化学成分的影响，试验需在技术说明书中规定的参数限值范围内进行。

12.饮用水可作为冷却水使用。

13.除非特殊情况，例如需要患者支撑和水床，可以用下列装置和医用电气设备接触：

——对应手掌可用10cm×20cm的金属箔（如果设备很小，也可以更小）模拟漏电流测量；

——对应直的或弯的手指可用标准试验指模拟试验；

——对应可以向外拉并能插入手指的边缘或狭缝，可用试验钩和标准试验指进行模拟。

起草人：何　骏（上海市医疗器械检测所）

郑　佳（中国食品药品检定研究院）

复核人：李　文（北京市医疗器械检验所）

余新华（中国食品药品检定研究院）

第四节　测量设备

一、通用要求

1.测量工具和测量设备宜符合相关国家和行业标准的要求。

2.正常使用时不应对测试人员或其他人员造成不可接受的潜在风险。

3.用于试验的测量设备，应根据其制造商提供的信息和标准要求定期进行检验和校准，而且应是有国家标准或国际标准可追溯的。校准需由校准实验室进行，校准实验室应拥有符合ISO/IEC 17025要求的质量管理体系。

4.在测量设备中，必须确保包括测量装置（MD）在内的测量电路与包括其保护接地连接在内的网电源之间的电气隔离。

5.测量设备的设计应当保证线路电压和连接的负载正常变化时不会引起DUT的输出电压和电流高于或低于测试所需要的水平。

二、精准度

测量设备的精度应满足被测量值的需要，常规测量范围的精度要求应符合以下说明：

——1000 V以内的电压（直流电，1kHz以内）：±1.5%；

——1000 V及以上的电压（直流电，20kHz以内）：±3%；

——5A以内的电流（直流电，60Hz以内）：±1.5%；

——5A及以上的电流（直流电，5kHz以内）：±2.5%；

——漏电流：±3.5%；

——1W到3kW内的功率：±3%；

——功率因数：±0.05；

——频率：±0.2%；

——电阻：±5%；

——100℃以内的温度（不包括热电偶）：±2℃；

——100℃到500℃以内的温度（不包括热电偶）：±3%；

——1秒及以上的时间：±1%；

——1mm以内的线性尺寸：±0.05mm；

——1mm到25mm内的线性尺寸：±0.1mm；

——25mm及以上的线性尺寸：±0.5%；

——100g到5kg内的质量：±2%；

——5kg及以上的质量：±5%；

——力：±6%；

——扭矩：±10%；

——角：±1°

——相对湿度：±6% RH；

——大气压：±0.01MPa

——气体和液体压力（静态测量）：±5%。

本书在具体试验章节中列举了常用检验设备的名称及最低精度要求。试验并非仅限于使用列举的设备，满足精度要求的检验设备均可使用。

三、校准

用来校准测量和测试设备的的参考标准（例如，电压、电流、阻抗）应当经过认证并可追溯到相应的国家标准。这确保了校准精度的持续性、完整性以及和IEC/ISO 17025的一致性。

检测机构应当确立对于校准的可追溯性和校准时间间隔的统一要求，并保证测试结果的一致性和可重复性。

起草人：何　骏（上海市医疗器械检测所）

郑　佳（中国食品药品检定研究院）

复核人：李　文（北京市医疗器械检验所）

余新华（中国食品药品检定研究院）

第三章
ME设备对电击危险的防护

第一节　单相和多相功率消耗

一、依据标准条款

4.11。

二、检验设备

1.可调稳压交流电源：1~270V，50Hz/60Hz，15A，或者以ME设备的额定输入为依据的其他电压和频率。

2.合适的真有效值或平均响应的电压表和电流表，真有效值是经过校准的。电压精度不低于±1.5%。电流小于5A（d.c.至60Hz）时，精度不低于±1.5%；电流大于等于5A（d.c.至1kHz）时，精度不低于±2.5%。

3.功率分析仪（宽带数字复合波形VAW表）。功率大于1W且小于等于3kW时，精度不低于±3%。功率因数精度不低于±0.05。

4.合适的负载电阻和/或可选附件。

三、测试步骤

（一）测试样品的准备

一台带全部可选附件的典型样品。

（二）测试状态

正常状态下，根据随附文件使样品处于最大加载状态（例如，打印机正常工作、电池快速充电、切割等）。

（三）测试布置和程序

1.将正常负载连接到DUT，并在正常使用中最不利的条件下运行DUT，直到输入达到稳定值。

2.在最低和最高额定电压（当额定电压是一个范围时）测量并记录输入电流、功率或伏安值。当标称电压可调节时，在每个标称电压设置都要进行测量。当标称电压是单一的，则只需在该标称电压下进行测量。

通过真有效值指示仪器测量稳定状态的电流或平均电流。

如果以伏安形式表示额定输入功率，则额定输入功率可以用伏安表进行测量，也可以通过稳态电流（按上面所述进行测量）和供电电压的乘积来确定。

四、结果判定

如果测量得到的输入电流或功率不超过 DUT 额定值的 110%，则判定为符合要求，否则，判定为不符合要求。

五、原始记录表格

原始记录表格见表 2-3-1。

表 2-3-1　功率消耗

运行条件	电压（V）	频率（Hz）	电流（A）	功率因数	功率（VA 或 W）	备注

六、操作注意事项

1.为 DUT 选定正确类型的供电电路是重要的。测试期间，执行实验室正常安全程序。

2.如果 DUT 具有集成的多位插座，这些插座应连接合适的负载以达到其额定输出。

3.如果 DUT 的输入功率以瓦特（W）标识，且功率因数的测量结果小于等于 0.9，应注意这种情况不符合 GB 9706.1 中 7.2.7 的标识要求。

4.如果 DUT 标记一个或多个额定电压范围，在电压范围的上限和下限进行试验，除非每个额定输入的标记与相关电压范围的平均值有关，这种情况下，在电压等于该电压范围平均值下进行试验。

5. DUT 应连接正常使用中用到的所有附件，如果相同用途的附件具有多个型号，应选择使 DUT 消耗功率最大的那个型号的附件。

起草人：郑　佳（中国食品药品检定研究院）

韩晓鹏（北京市医疗器械检验所）

复核人：余新华（中国食品药品检定研究院）

何　骏（上海市医疗器械检测所）

第二节　应用部分和可触及部分的确定

一、依据标准条款

5.9。

二、检验设备

1.图 2-3-1 规定的标准试验指。

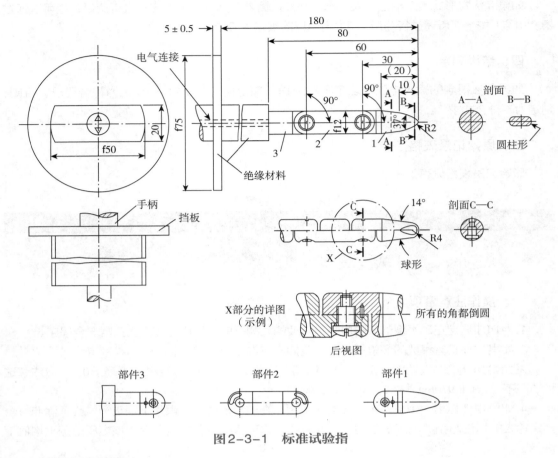

图2-3-1　标准试验指

线性尺寸单位为毫米

未注公差要求的尺寸公差：

——14°和37°角：±15'

——半径：±0.1mm

——线性尺寸：≤15mm：$^{\ 0}_{-0.1}$ mm

　　　　　　>15mm≤25mm：±0.1mm

　　　　　　>25mm：±0.3mm

指的材料：举例，热处理钢。

试验指的两个铰点可弯至，但只能往同一个方向弯。

注1：为限制弯曲角度为90°用销钉和槽的解决方案是可行的方法之一。出于这个原因，这些细节的尺寸和允差在绘图中没有给出。实际设计中必须确保90°弯曲角度0°至+10°的允差。

注2：括号中给出的尺寸仅做参考。

注3：试验指取自GB 4943.1中图2A。试验指基于GB/T 16842中图2，试验探头B。在某些情况下，公差是不同的。

2.无关节试验指。

3.图2-3-2规定的试验钩。

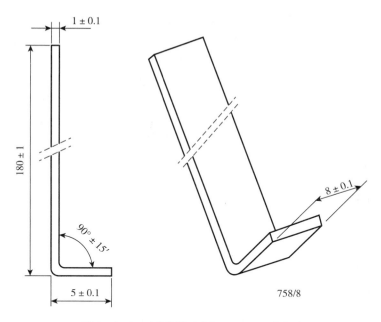

图 2-3-2　试验钩（GB9706.1，图 7）

尺寸单位为 mm

材料：钢

4. 测力计，精度不低于 ±6%。

5. 秒表，精度不低于 ±1%。

三、测试步骤

（一）测试样品的准备

一台典型的测试样品。

（二）测试状态

测试过程中 DUT 不通电。

（三）测试布置和程序

1. 通过检查 DUT 和查阅随附文件来识别应用部分。也参照 GB 9706.1 中 4.6。

2. 标准试验指能接触到的任何部分（应用部分除外）都被认为是可触及部分。

3. 将处于弯曲或伸直姿势的标准试验指：

——伸向正常使用的 ME 设备工作时的所有位置；

——如果不用工具就可以打开 ME 设备或使用说明书中描述了如何打开，则在打开调节孔盖并取下灯、熔断器和熔断器座这些部件后再进行上述操作。

4. 将标准试验指轻轻插入所有的孔隙，其目的在于接触到危险部分（电气的或运动的）。以任何可能的方式将试验指作用于孔隙开口处。落地使用且在任意工作状态下其质量都超过 45kg 的 ME 设备不翘起检查。

5.技术说明书指示安装在箱内的ME设备，在其最终安装位置进行测试。

6.对于标准试验指插不进的孔，使用一个直的无关节试验指以30N的力插入该孔，如果能插入，则使用标准试验指重新进行测试，如有必要，将试验指推入孔内。

7.将试验钩插入所有相关的开口，然后以20N的力在大致垂直于开口表面的方向上拉10秒。在试验钩拉完后，使用标准试验指通过检查来识别变成可触及的任何部分。

8.取下手柄、旋钮、控制杆等之后，就能触及的电控制器操作机构的导体部件被认为是可触及部分。

9.如果移除手柄，旋钮等需要使用工具，则操作机构的导体部分不被认为是可触及部分。

四、结果判定

不适用结果判定。

五、原始记录表格

原始记录表格见表2-3-2。

表2-3-2 应用部分和可触及部分

部件类型	位置	备注
应用部分		
可触及部分		

六、操作注意事项

测试期间，执行实验室正常安全程序。

起草人：郑　佳（中国食品药品检定研究院）
　　　　韩晓鹏（北京市医疗器械检验所）
复核人：余新华（中国食品药品检定研究院）
　　　　何　骏（上海市医疗器械检测所）

第三节　试验针与试验棒可接触部件的电压和能量限制

一、依据标准条款

8.4.2d)。

二、检验设备

1.图2-3-3规定的试验针。

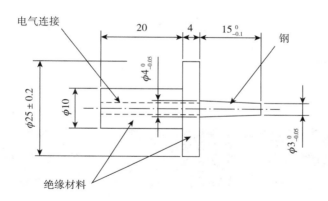

图 2-3-3　试验针（GB9706.1，图8）

2.试验棒，直径为 $4^{0}_{-0.05}$mm、长度为 $100^{+0.5}_{0}$mm。

3.测力计，精度不低于 ±6%。

4.数字存储示波器，电压精度不低于 ±1.5%，时间精度不低于 ±1%。

5.真有效值电压表，精度不低于 ±1.5%（d.c.至 1kHz）。

6.真有效值电流表，电流小于 5A（d.c.至 60Hz）时，精度不低于 ±1.5%；电流大于等于 5A（d.c.至 5kHz）时，精度不低于 ±2.5%。

7.电容测量设备，精度不低于 ±5%。

8.秒表，精度不低于 ±1%。

三、测试步骤

（一）测试样品的准备

一台典型的测试样品。

（二）测试状态

1.使用试验针与试验棒进行检查的过程中 DUT 不通电。

2.测量试验针与试验棒可接触部件的电压和能量时，DUT 应通电。

（三）测试布置和程序

1.除插头、连接器和插座的触点外，试验针以不超过 1N 的力从所有可能的位置插入外壳上的开孔。

2.为调节预置控制器而留的开孔，试验棒从所有可能的位置插入，如有疑问，则施加 10N 的力。如果使用说明书指出要使用特定的工具调节预置控制器，那么要使用该工具重复进行测试。试验棒也要通过外壳顶部任何开孔自由垂直悬挂。

四、结果判定

如果试验针与试验棒所接触部件的电压和能量不超过下列限值，则判定为符合要求，否则，判定为不符合要求：

——交流 42.4V 峰值或直流 60V。60V 的直流限值适用于纹波峰峰值不超过 10% 的直流，如果纹波超过该值，则交流42.4V峰值的限值适用；

  ——在电压大于等于2V时，功率超过240VA的时间应不超过60s或者存储的能量应不超过20J。

五、原始记录表格

原始记录表格见表2-3-3。

表2-3-3 试验针与试验棒可接触部件的电压和能量

位置	测量结果						备注
	有效值电压（V）	峰值电压（V）	直流电压（V）	纹波峰峰值（V）	功率（VA）	能量（J）	

六、操作注意事项

测试期间，执行实验室正常安全程序。

起草人：郑 佳（中国食品药品检定研究院）

韩晓鹏（北京市医疗器械检验所）

复核人：余新华（中国食品药品检定研究院）

何 骏（上海市医疗器械检测所）

第四节 电源插头的剩余电压和能量限制

一、依据标准条款

8.4.3。

二、检验设备

1.数字存储示波器，电压精度不低于±1.5%，时间精度不低于±1%（示波器探头的阻抗要足够高，以限制通过示波器释放的电荷）。

2.电容测量设备，精度不低于±5%。

3.断开装置。

4.可调交流稳压电源，电压精度不低于±1.5%，频率精度不低于±0.2%。

三、测试步骤

（一）测试样品的准备

一台典型的测试样品。

（二）测试状态

准备好相关供电电路，见本篇附录图Ⅱ–1~图Ⅱ–5。本试验适用于预期通过插头与电源连接的ME设备。适当时，可使用与额定供电网电压峰值相等的直流输入电压。

（三）测试布置和程序

1.ME设备运行在额定电压或额定电压范围的上限。

2.在任何相关开关处于"开"和"关"的位置时，断开ME设备与电源的连接。

3.ME设备可以通过插头与电源断开，在这种情况下要按需要进行多次测量以便测量到最坏情况，或者使用触发电路来保证断开发生在供电电压波形峰值处，这种情况下单次测量即可得到最高电压。

4.在断开电源后1秒时，用一个内阻不会显著影响测量值的仪表来测量插头各插脚间及任一插脚与外壳间电压。如果测量到的电压超过60V，则需要进一步测量相应位置的电容量，通过公式$Q = C \times V$来计算电荷，其中，Q代表电荷，C代表电容量，V代表电压。

四、结果判定

插头各插脚之间以及每一电源插脚与外壳之间的电压不超过60V，则判定为符合要求；如果电压值超过60V，但存储电荷不超过45μC，仍判定为符合要求，否则，判定为不符合要求。

五、原始记录表格

原始记录表格见表2-3-4。

表2-3-4 插头连接设备的剩余电压和存储电荷

测量位置	最高剩余电压（V）	电容量（μF）	存储电荷（μC）
供电插脚（插脚1与插脚2）			
插脚1与未接地的外壳			
插脚2与未接地的外壳			
插脚1与接地插脚			
插脚2与接地插脚			

六、操作注意事项

1.测试期间，执行实验室正常安全程序。

2.示波器和由100MΩ±5MΩ的电阻与25pF或更小的输入电容并联组成输入阻抗的探头被认为是一种内阻不会显著影响测量值的仪表。

3.测量过程中需要等待存储的电荷完全释放掉才能触及相关部件，以避免测试人员遭受电击。

起草人：郑　佳（中国食品药品检定研究院）

韩晓鹏（北京市医疗器械检验所）

复核人：余新华（中国食品药品检定研究院）

何　骏（上海市医疗器械检测所）

第五节　内部电容电路的剩余电压和能量限制

一、依据标准条款

8.4.4。

二、检验设备

1.数字存储示波器,电压精度不低于±1.5%,时间精度不低于±1%。

2.电容测量设备,精度不低于±5%。

3.可调交流稳压电源,电压精度不低于±1.5%,频率精度不低于±0.2%。

三、测试步骤

(一)测试样品的准备

一台典型的测试样品。

(二)测试状态

准备好相关供电电路,见本篇附录图Ⅱ–1~图Ⅱ–5。本试验适用于含有内部电容电路的ME设备。

(三)测试布置和程序

1.ME设备在额定电压下运行。

2.如果打开正常使用时用的调节孔盖就可触及的电容电路的导电部件,那么在断开ME设备与电源的连接后,以尽可能快的速度打开正常使用时用的调节孔盖,然后立即测量可触及电容器或电路部件上的剩余电压。如果测量到的电压超过60V,则需要进一步测量相应位置的电容量,通过公式$Q = C \times V$来计算电荷,其中,Q代表电荷,C代表电容量,V代表电压。

3.如果ME设备具有非自动放电装置,则需要检查技术说明书中是否有对非自动放电装置的相关说明,还要检查设备中是否有该装置以及相关部分是否按要求进行了标记。

四、结果判定

如果同时满足下列两个条件,则判定为符合要求,否则,判定为不符合要求:

——打开正常使用时用的调节孔盖就可触及的电容电路的导电部件的剩余电压不超过60V,或如果电压超过60V,存储电荷不超过45 μC;

——对于具有非自动放电装置的ME设备,技术说明书对非自动放电装置进行了相关说明,且设备中存在该装置,且相关部分按要求进行了标记。

第二篇　医用电气设备安全通用要求检验技术规范

五、原始记录表格

原始记录表格见表2-3-5。

表2-3-5　内部电容电路的剩余电压和存储电荷

测量位置	剩余电压（V）	电容量（μF）	存储电荷（μC）

六、操作注意事项

1.测试期间，执行实验室正常安全程序。

2.测量过程中需要等待存储的电荷完全释放掉后才能触及相关部件，以避免测试人员遭受电击。

起草人：李　文　韩晓鹏（北京市医疗器械检验所）

复核人：何　骏　王　葳（上海市医疗器械检测所）

第六节　患者导联和患者电缆

一、依据标准条款

8.5.2.3。

二、检验设备

1.卡尺，长度小于等于1mm时，精度不低于±0.05mm；长度大于1mm且小于等于25mm时，精度不低于±0.1mm；长度大于25mm时，精度不低于±0.5%。

2.无关节试验指。

3.耐压测试仪，电压精度不低于±3%，时间精度不低于±1%。

4.测力计，精度不低于±6%。

三、测试步骤

（一）测试样品的准备

一台典型的测试样品。

（二）测试状态

1.测试过程中DUT不通电。

2. 本测试适用于下面这类连接器：患者导联或患者电缆上用于电气连接的连接器，该连接器内包含导电部分，这些导电部分没有通过工作电压为最大网电源电压的一重对患者的防护措施与所有患者连接隔离。

（三）测试布置和程序

1. 连接器构造应使得当患者连接接触患者时所述部分不会接地或不会接触可能的危险电压，其中"所述部分"是指"未与所有患者连接隔离的连接器的导电部分"。

2. 验证所述部分是否能接触导电平面。

3. 测量连接器插脚与导电平面之间的电气间隙。

4. 如果所述部分能插入网电源插座，应至少通过规定的爬电距离和1500V持续1分钟的电介质强度的绝缘方式来防止与带有网电源电压的部件接触。

5. 使用直的无关节试验指以10N的力在最不利的位置上插入可触及开孔。

四、结果判定

如果同时满足下列条件，则判定为符合要求，否则，判定为不符合要求：

——所述部分未接触到直径不小于100mm的导电平面；

——连接器插脚与导电平面之间的电气间隙大于等于0.5mm；

——如果所述部分能插入网电源插座，它与带有网电源电压的部件之间的爬电距离大于等于1.0mm；

——如果所述部分能插入网电源插座，在它与带有网电源电压的部件之间的电介质强度试验中，无击穿或闪络发生；

——使用直的无关节试验指，在对可触及开孔处施加10N的力时，在最不利的位置上未与所述部分有电气接触，或风险管理过程表明接触除网电源插座或导电平面外的物体（例如角或边），不存在不可接受的风险。

五、原始记录表格

原始记录表格见表2-3-6。

表2-3-6　患者导联和患者电缆

测试项目	测试结果（是／否）	备注
所述部分是否未接触到直径不小于100mm 的导电平面		
连接器插脚与导电平面之间的电气间隙是否大于等于 0.5mm		电气间隙：mm
如果所述部分能插入网电源插座，它与带有网电源电压的部件之间的爬电距离是否大于等于 1.0mm		爬电距离：mm

测试项目	测试结果（是 / 否）	备注
如果所述部分能插入网电源插座，在它与带有网电源电压的部件之间的电介质强度试验中，是否无击穿或闪络发生		
使用直的无关节试验指，在对可触及开孔处施加 10N 的力时，在最不利的位置上是否未与所述部分有电气接触		
或风险管理过程是否表明接触除网电源插座或导电平面外的物体（例如角或边），不存在不可接受的风险		

六、操作注意事项

测试期间，执行实验室正常安全程序。

起草人：李　文　韩晓鹏（北京市医疗器械检验所）
复核人：何　骏　王　葳（上海市医疗器械检测所）

第七节　工作电压的测量

一、依据标准条款

8.5.4。

二、检验设备

1.可调交流稳压电源。

2.真有效值电压表，电压小于1000V（直流至1kHz）时，精度不低于 ± 1.5%；电压大于等于1000V（直流至20kHz）时，精度不低于 ± 3%。

3.数字存储示波器，电压小于1000V（直流至1kHz）时，电压精度不低于 ± 1.5%；电压大于等于1000V（直流至20kHz）时，电压精度不低于 ± 3%。

三、测试步骤

（一）测试样品的准备

一台典型的测试样品，准备好相关供电电路（见本篇附录Ⅱ）。

（二）测试状态

1.未接地的可触及导电部件假定其是接地的。

2.如果变压器绕组或其他部件是浮地的（即不与相对于地有确定电位的电路连接），则假定该绕组或该部件有一点接地，由于这点接地而产生最高工作电压。

3.对变压器两个绕组之间的绝缘，在考虑到绕组可能连接的外部电压后，取两个绕组上任意两点之间的最高电压。

4.对于变压器绕组与另一个部件之间的绝缘，取绕组上任意一点与该部件之间的最高电压。

5.如果使用双重绝缘，则假定附加绝缘为短路的状态来确定基本绝缘上的工作电压，反之亦然。对于变压器绕组之间的双重绝缘，假定有这样一点发生短路，由于这一点短路而在另一绝缘上产生最高工作电压。

6.当通过测量来确定工作电压时，DUT的供电电压宜是额定电压或额定电压范围内能产生最高测量值的电压。

7.假定一次电路中任意一点与地之间以及一次电路中任意一点与二次电路之间的工作电压是下述的较大者：

——额定电压或额定电压范围的上限电压；

——测得的电压。

8.如果使用启动脉冲来点燃放电灯，那么峰值工作电压是所连接的灯未点燃时的脉冲峰值电压。用来确定最小爬电距离的有效值工作电压是灯点燃后测得的电压。

9.确定最小爬电距离时，对于所有波形，采用测得的有效值工作电压。可通过公式 $V_{rms} = (A^2+B^2)^{0.5}$ 得出含有交流有效值电压 A 和直流偏置电压 B 的波形的合成有效值 V_{rms}。

10.不必考虑非重复性瞬态值（例如：由于大气干扰造成的）。

11.由于最小电气间隙和电气强度测试电压取决于峰值工作电压，在确定这些电压时，对于所有波形，使用测得的峰值电压，包括直流电压的纹波（不超过10%）峰值在内。

12.每个防护措施的工作电压应按以下方法确定：

——对于叠加纹波的直流电压，如果纹波峰峰值不超过平均值的10%时，工作电压为平均值，如果纹波峰峰值超过平均值的10%时，工作电压为峰值电压；

——对于构成双重绝缘的每个防护措施，工作电压是整个双重绝缘所承受的电压；

——对于没有接地的患者连接的工作电压，患者接地（有意地或偶然地）应被认为是正常状态；

——F型应用部分的患者连接与外壳之间的工作电压，认为是在包括应用部分任何部件接地的正常使用下跨过绝缘所出现的最高电压；

——对于防除颤应用部分，工作电压的确定不考虑可能出现的除颤电压；

——配有电容器且能够在绕组和电容的连接点与对外接线的任一端子之间产生谐振电压的电动机，工作电压应等于谐振电压。

（三）测试布置和程序

1.使DUT运行在额定电压或额定电压范围内能产生最高测量值的电压。

2.将真有效值电压表和（或）示波器探头连接在待测位置上，测量并记录最高电压。

四、结果判定

不适用结果判定。

五、原始记录表格

原始记录表格见表2-3-7。

表2-3-7　工作电压

DUT的供电电压和频率：			
测量位置		测得的电压（V）	
连接点1	连接点2	有效值	峰值

六、操作注意事项

1.测试期间，执行实验室正常安全程序。

2.使用示波器测量工作电压时，需要采用与供电网隔离的电源为DUT供电，和（或）采用输入端与地隔离的（浮动的）示波器探头，以保证测量电路与被测电路不共地，这样可以避免测量过程中发生意外短路的情况，也可以在一定程度上降低测试人员在操作过程中遭受电击的风险。

3.测试人员在工作电压测量过程中会直接面对危险电压，操作过程中要注意安全，避免发生触电伤害。

起草人：李　文　韩晓鹏（北京市医疗器械检验所）
复核人：何　骏　王　葳（上海市医疗器械检测所）

第八节　除颤防护

一、依据标准条款

8.5.5.1。

二、检验设备

1.图2-3-4和图2-3-5规定的测试电路。

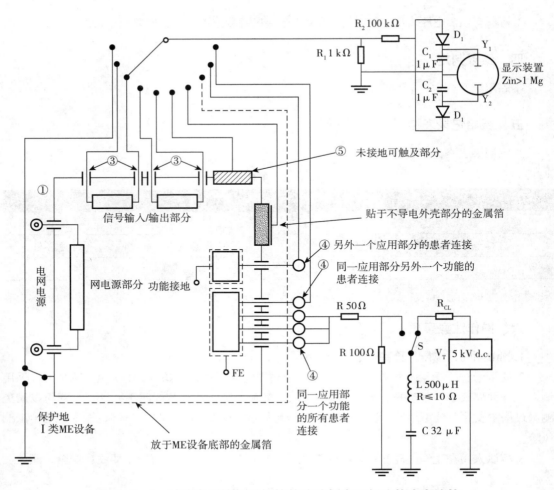

图2-3-4 试验电压施加于桥接的防除颤应用部分的患者连接

元器件：

V_T	试验电压
S	施加试验电压的开关
R_1，R_2	误差 ±2%，不低于2kV
R_{CL}	限流电阻
D_1，D_2	小信号硅二极管

其他元器件误差：±5%

2.数字存储示波器，电压精度不低于 ±1.5%，时间精度不低于 ±1%。

3.秒表，精度不低于 ±1%。

三、测试步骤

（一）测试样品的准备

除非检查电路表明不通电状态是最不利的情况，否则测试中DUT应通电。

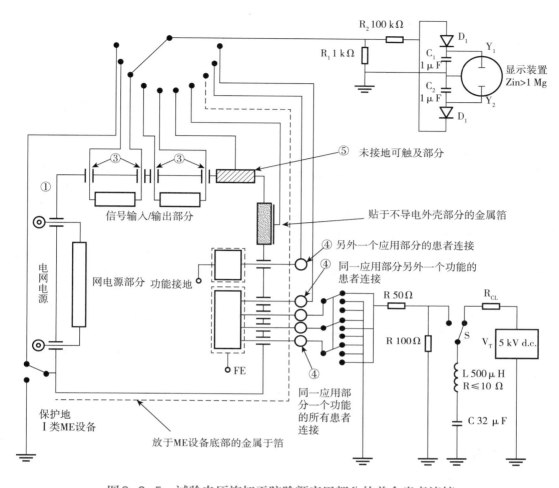

图2-3-5　试验电压施加于防除颤应用部分的单个患者连接

元器件：

V_T	试验电压
S	施加试验电压的开关
R_1，R_2	误差 ±2%，不低于2kV
R_{CL}	限流电阻
D_1，D_2	小信号硅二极管

其他元器件误差：±5%

（二）测试状态

在测试期间：

——将I类ME设备的保护接地导线连接到地，对于不连接供电网也能工作的I类ME设备（例如含有内部电池），还要在没有保护接地连接的情况下再次进行测试，永久性安装设备除外；

——应用部分的绝缘表面用金属箔覆盖，或适当时，浸在0.9%的盐溶液中；

——断开任何与功能接地端子的外部连接；

——GB 9706.1中8.5.5.1a）规定的未保护接地的部分轮流接至显示装置；

——将ME设备连接到供电网且按使用说明书操作。

（三）测试布置和程序

1. 共模测试的布置 将DUT接至图2-3-4所示的测试电路。将防除颤应用部分的所有未保护接地的和未功能接地的患者连接连在一起，对该连接点施加试验电压，如果一个应用部分具有多个功能，则试验电压一次只施加于一个功能的所有患者连接，其他功能的患者连接被断开。

2. 差模测试的布置 将DUT接至图2-3-5所示的测试电路。试验电压轮流施加于防除颤应用部分的每一个患者连接，该应用部分的所有其他患者连接接地（当应用部分只有一个患者连接时，差模测试不适用）。

3. 共模测试与差模测试中的测量项目

（1）轮流从下列部分测量能量，记录Y_1与Y_2两点间的峰值电压：

——外壳，包括与DUT连接时，患者导联和电缆上的连接器（当防除颤应用部分的连接导联与DUT断开时，该连接导联和它的连接器不适用本条要求）；

——任何SIP/SOP；

——试验用金属箔，DUT置于其上，其面积至少等于DUT底部的面积；

——任何其他应用部分的患者连接（无论是否被分类为防除颤应用部分）；

——任何未使用的或断开的被测应用部分连接，或同一应用部分的任何功能。完全可穿戴的DUT免除本要求。

（2）施加试验电压后，测量DUT恢复基本安全和基本性能所需的时间。

4. 改变试验电压极性，重复进行每项试验。

四、结果判定

如果Y_1与Y_2两点间的峰值电压小于等于1V，且施加试验电压后DUT的恢复时间不超过随附文件中规定的值，则判定为符合要求，否则，判定为不符合要求。

五、原始记录表格

原始记录表格见表2-3-8和表2-3-9。

表2-3-8 除颤危险电能的防护

共模测试／差模测试	测量位置	施加试验电压的应用部分	试验电压极性	Y_1与Y_2间测得的峰值电压（mV）	备注

表2-3-9 除颤后的恢复时间

施加试验电压的应用部分	试验电压极性	随附文件中规定的恢复时间（s）	测得的恢复时间（s）	备注

六、操作注意事项

1.在测试过程中，相关电路会输出约5kV的电脉冲，意外接触这些电路可能是致命的，因此，只有经过适当培训和授权的测试人员才能执行相关测试。

2.每次测试前，应检查高压电缆的绝缘层是否有损坏，测试过程中，测试设备的摆放应能避免其他人员的意外接触，测试人员暂时离开前和测试结束后，应关闭高压输出的开关，并将调节输出电压大小的控制器（如果有的话）设置在最小值处，以避免其他人员无意操作测试设备而遭受电击。

起草人：李　文　韩晓鹏（北京市医疗器械检验所）
复核人：何　骏　王　葳（上海市医疗器械检测所）

第九节　能量减少试验

一、依据标准条款

8.5.5.2。

二、检验设备

1.图2-3-6规定的测试电路。

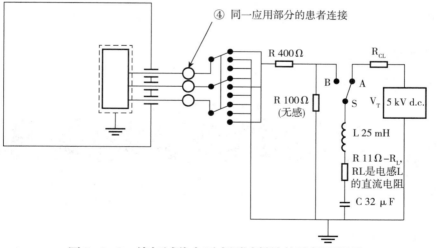

图2-3-6　施加试验电压来测试释放的除颤器能量

元器件：

S　　　　　　　　　　施加试验能量的开关

A，B　　开关位置

R_{CL}　　　限流电阻

元器件误差：±5%

第二篇　医用电气设备安全通用要求检验技术规范

2.能量测量装置。

三、测试步骤

（一）测试样品的准备

除非检查电路表明不通电状态是最不利的情况，否则测试过程中DUT应通电。

（二）测试状态

采用使用说明书中推荐的附件，例如电缆、电极和换能器。

（三）测试布置和程序

1.将应用部分或患者连接至图2-3-6所示的测试电路，GB9706.1中8.5.5.1a）描述的部分连接到地。

2.开关S拨到位置A对电容C充电到直流5kV。

3.开关S拨到位置B使电容C放电，评估释放到100Ω负载上的能量E_1，采用任何方便的方法测量或计算E_1。

4.试验电压轮流施加在每一个患者连接或应用部分，该应用部分的所有其他患者连接接地。

5.其他防除颤应用部分，如果有，则分开测试，轮流进行。

6.从测试电路中移走DUT，重复上述步骤2和3，测量并计算释放到100Ω负载上的能量E_2。

7.改变试验电压极性，重复进行上述试验。

四、结果判定

如果E_1/E_2大于等于0.9，则判定为符合要求，否则，判定为不符合要求。

五、原始记录表格

原始记录表格见表2-3-10。

表2-3-10　能量减少测试

施加试验电压的位置（应用部分/患者连接）	测量/计算的能量 E_1（J）	测量/计算的能量 E_2（J）	E_1/E_2

六、操作注意事项

1.在测试过程中，相关电路会输出约5kV的电脉冲，意外接触这些电路可能是致命的，因此，只有经过适当培训和授权的测试人员才能执行相关测试。

2.每次测试前，应检查高压电缆的绝缘层是否有损坏，测试过程中，测试设备的摆放应能避免其他人员的意外接触，测试人员暂时离开前和测试结束后，应关闭高压输出的开关，并将调节输出电压大小的控制器（如果有的话）设置在最小值处，以避免其他人员无意操作测试设备而遭受电击。

起草人：韩晓鹏（北京市医疗器械检验所）
郑　佳（中国食品药品检定研究院）
复核人：李　文（北京市医疗器械检验所）
何　骏（上海市医疗器械检测所）

第十节　保护接地阻抗

一、依据标准条款

8.6.4。

二、检验设备

1.能产生25A或1.5倍于相关电路最高额定电流的电流源，频率为50Hz或60Hz或直流，空载电压不超过6V。

2.电压表，精度不低于 ± 1.5%。

3.电流表，精度不低于 ± 10%。

4.秒表，精度不低于 ± 1%。

三、测试步骤

（一）测试样品的准备

一台典型的测试样品。

（二）测试状态

测试过程中DUT不通电。

（三）测试布置和程序

1.从频率为50Hz或60Hz或直流且空载电压不超过6V的电流源流出的25A或1.5倍于相关电路最高额定电流（两者中取较大者）的测试电流，以5~10秒的持续时间在下列部件之间流过：

——保护接地端子或器具输入插座中的保护接地脚或网电源插头中的保护接地脚与每个已保护接地的部分；

——将制造商提供的或规定的可拆卸电源软电线连接到ME设备上时（在既没有提供也没有规定可拆卸电源软电线的情况下，应使用基于GB 9706.1中8.11.3.3和表17的适当截面积的长度为3m的电线进行测试），网电源插头中的保护接地脚与每个已保护接地的部分。

2.测量接地端子与接地部分之间的电压降，通过计算可以得到这两点之间的阻抗。

3.测试导线阻抗对测量结果的影响宜予以考虑。

四、结果判定

1.对于永久性安装的DUT，如果阻抗小于等于100mΩ，则判定为符合要求，否则判定为不符合要求。

第二篇　医用电气设备安全通用要求检验技术规范

2.对于带有器具输入插座的DUT，不带可拆卸电源软电线时，如果阻抗小于等于$100\text{m}\Omega$，则判定为符合要求，否则判定为不符合要求。带可拆卸电源软电线时，如果阻抗小于等于$200\text{m}\Omega$，则判定为符合要求，否则判定为不符合要求。

3.对于带有不可拆卸电源软电线的DUT，如果阻抗小于等于$200\text{m}\Omega$，则判定为符合要求，否则判定为不符合要求。

4.在相关绝缘短路的情况下，如果相关电路具有限制电流的能力，使得单一故障状态下的接触电流和患者漏电流不超过容许值，则保护接地连接的阻抗允许超过上述规定值。

五、原始记录表格

原始记录表格见表2-3-11。

表2-3-11　保护接地阻抗

测试位置	测试电流（A）	持续时间（s）	电压（V）	阻抗（$\text{m}\Omega$）

六、操作注意事项

1.测试期间，执行实验室正常安全程序。

2.当测试电流与总阻抗（也就是被测阻抗加上测试导线阻抗和接触阻抗）的乘积超过6V时，则首先在空载电压不超过6V的电源上进行阻抗测量。如果测量到的阻抗在允许限值内，则用一个空载电压足够大的能在总阻抗中注入规定电流的电流源重复阻抗测量，或是通过检验相关保护接地导线和保护接地连接的截面积要至少等于相关载流导体的截面积，来确认它们的载流能力。

3.由于测试电流较大，测试回路中阻抗较高的位置（例如：导体与导体的连接处以及截面积较小的导体等）发热会比较明显，甚至会发生燃烧，测试人员应注意避免被烫伤或灼伤。测试人员佩戴的金属饰品应避免与测量回路接触，以免身体相关部位被灼伤。

4.为避免测试导线的阻抗对测量结果的影响，保护接地阻抗宜采用四线法测量。

起草人：韩晓鹏（北京市医疗器械检验所）

郑　佳（中国食品药品检定研究院）

复核人：李　文（北京市医疗器械检验所）

何　骏（上海市医疗器械检测所）

第十一节　插头和插座

一、依据标准条款

8.6.6。

二、检验设备

卡尺，长度小于等于1mm时，精度不低于±0.05mm；长度大于1mm且小于等于25mm时，

精度不低于 ± 0.1mm；长度大于25mm时，精度不低于 ± 0.5%。

三、测试步骤

（一）测试样品的准备

一台典型的测试样品。

（二）测试状态

1.测试过程中DUT不通电。

2.本测试适用于操作者可以通过插头和插座在供电网与DUT之间或在DUT各分离部件之间进行连接的情况，也适用于保护接地的可互换部件。

（三）测试布置和程序

通过目视检查并测量连接器插脚的尺寸。

四、结果判定

如果保护接地连接在供电连接接通前先接通，在供电连接断开后再断开，则判定为符合要求，否则判定为不符合要求。

五、原始记录表格

原始记录表格见表2-3-12。

表2-3-12　插头和插座

测试项目	测试结果（是／否）	备注
保护接地连接是否在供电连接接通前先接通，且在供电连接断开后再断开		保护接地插脚长度：mm 电源插脚长度：mm

六、操作注意事项

测试期间，执行实验室正常安全程序。

起草人：韩晓鹏（北京市医疗器械检验所）

邵玉波（中国食品药品检定研究院）

复核人：李　文（北京市医疗器械检验所）

何　骏（上海市医疗器械检测所）

第十二节　电位均衡端子

一、依据标准条款

8.6.7。

二、检验设备

无需检测设备。

三、测试步骤

（一）测试样品的准备

一台典型的测试样品。

（二）测试状态

1. 测试过程中DUT不通电。

2. 本测试适用于具有供电位均衡导线连接用端子的ME设备。

（三）测试布置和程序

目视检查。

四、结果判定

如果同时满足下列条件，则判定为符合要求，否则判定为不符合要求：

——DUT处于正常使用的任何位置，此端子对操作者是可触及的；

——在正常使用中，能防止意外断开；

——该端子允许不使用工具即可拆下导线；

——该端子未被当作保护接地连接使用；

——该端子标以GB/T 5465.2中5021的符号（见GB 9706.1中表D.1，符号8）；

——使用说明书包含电位均衡导线的功能和使用的信息，并提示参考GB 9706.1中对ME系统的要求。

——电位均衡导线未包含在电源软电线中。

五、原始记录表格

原始记录表格见表2-3-13。

表2-3-13　电位均衡端子

测试项目	测试结果（是/否）	备注
在正常使用的任何位置，此端子是否对操作者是可触及的		
在正常使用中，是否能防止意外断开		
该端子是否允许不使用工具即可拆下导线		
该端子是否未被当作保护接地连接使用		
该端子是否标以 GB/T 5465.2 中 5021 的符号（见 GB 9706.1 中表 D.1，符号 8）		
使用说明书是否包含电位均衡导线的功能和使用的信息，并提示参考 GB 9706.1 中对 ME 系统的要求		
电位均衡导线是否未包含在电源软电线中		

六、操作注意事项

测试期间，执行实验室正常安全程序。

起草人：韩晓鹏（北京市医疗器械检验所）

邵玉波（中国食品药品检定研究院）

复核人：李 文（北京市医疗器械检验所）

何 骏（上海市医疗器械检测所）

第十三节 对地漏电流

一、依据标准条款

8.7.4.5。

二、检验设备

1.电压表，精度不低于 ± 5%。

2.数字存储示波器。

3.可调交流稳压电源，电压精度不低于 ± 1.5%，频率精度不低于 ± 0.2%。

4.MD，图例及频率特性见图 2-3-7。

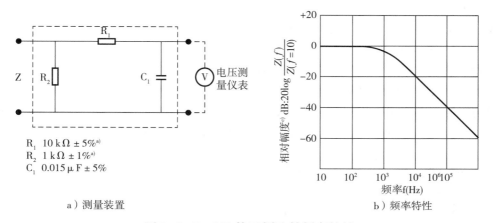

R_1　$10\,k\Omega \pm 5\%$[a)]
R_2　$1\,k\Omega \pm 1\%$[a)]
C_1　$0.015\,\mu F \pm 5\%$

a）测量装置　　　　　　　　　　　b）频率特性

图 2-3-7　MD 的图例及其频率特性

注：在后面的图中用符号 — MD — 来代替上述的网络和电压测量仪表。
无感元件

电阻值 ≥ 1MΩ，电容值 ≤ 150pF

°Z（f）是该网络对于频率为 f 的电流的传输阻抗，也就是 Vout/Iin。

三、测试步骤

（一）测试样品的准备

1.应用部分包括患者电缆（如有），应放置在一个介电常数大约为1（例如，泡沫聚苯乙烯）的绝缘体表面上，并在接地金属表面上方约200mm处。

2.测量供电电路和测量电路宜尽可能远离无屏蔽电源供电线，宜避免将DUT放在大的接地金属表面上或其附近。

3.如果试验结果取决于应用部分如何被放置在绝缘体表面上，就有必要重复试验来确定可能的最不利的位置。

4.如果隔离变压器没有用于漏电流的测试（例如，当测量非常高输入功率的DUT的漏电流时），测量电路的参考地要连接到供电网的保护地。

（二）测试状态

1.规定与供电网连接的DUT要连接到合适的测量供电电路，见本篇附录图Ⅱ–1~图Ⅱ–5，需要说明的是：在本章涉及漏电流和患者辅助电流的测量电路中都是以本篇附录图Ⅱ–1作为测量供电电路，实际测试中，测试人员要根据DUT的供电要求选择合适的测量供电电路，对于单相DUT，电源极性是可转换的而且要在两种极性下都进行试验。

2.配有电源软电线的DUT用该软电线进行试验。

3.具有器具输入插座的DUT，用3m长或由使用说明书规定长度和型号的可拆卸电源软电线连接到测量供电电路上进行试验。

4.永久性安装的DUT，用尽可能短的连线与测量供电电路相连来进行试验。

5.对于直流、交流、及频率小于或等于1MHz的复合波形来说，MD给漏电流或患者辅助电流源加上约$1000\,\Omega$的阻性阻抗。

6.如果电流或电流分量频率可能超过1kHz，就要采用其他适当的方式来测量，比如用一个$1k\Omega$无感电阻和适合的测量仪器。

7.电压表应有至少$1M\Omega$的输入阻抗和不超过150pF的输入电容。它指示了直流、交流或频率从0.1Hz到小于等于1MHz的复合波形电压的真有效值，指示误差不超过指示值的±5%。其刻度可以指示通过MD的电流，包括对1kHz以上的频率分量的自动测定。如能证实（例如，用示波器）在所测的电流中，不会出现高于上限的频率，这些要求可限于其上限频率低于1MHz的范围。

8.应在下列条件的任意组合下测量漏电流和患者辅助电流：

——在工作温度下和潮湿预处理之后；

——在任何要求的灭菌程序后（见GB 9706.1中11.6.7）；

——在正常状态下和在规定的单一故障状态下；

——DUT已通电在待机状态和完全工作状态，且网电源部分的任何开关处于任何位置；

——在最高额定供电频率下；

——供电为110%的最高额定网电源电压。

（三）测试布置和程序

1.对地漏电流的测量电路见图2–3–8。

2.对地漏电流唯一的单一故障状态是一次断开一根供电导线。

3.如果ME设备有多于一根的保护接地导线（例如，一根连接到主外壳，一根连接到独立电源单元），那么测量的电流是流入设施保护接地系统的总电流。

4.对于可以通过建筑物结构与地连接的固定的ME设备，制造商宜规定对地漏电流测量的适当试验程序和配置。

5.测量流过非永久性安装的ME设备功能接地导线的漏电流。

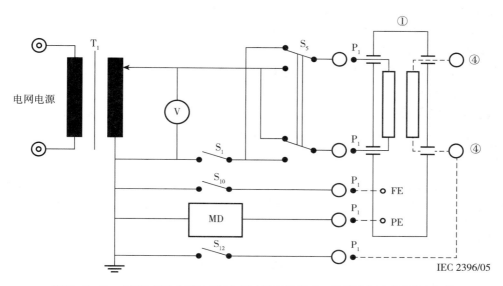

图2-3-8　具有或没有应用部分的I类ME设备对地漏电流的测量电路

说明：

测量时，将S_5、S_{10}和S_{12}的开、闭位置进行所有可能的组合：

S_1闭（正常状态），和

S_1开（单一故障状态）。

四、结果判定

1.如果对地漏电流在正常状态下小于等于5mA，且在单一故障状态下小于等于10mA，则判定为符合要求，否则判定为不符合要求。下面这种情况不适用上面的容许值：对于永久性安装的ME设备的供电电路仅为该ME设备供电的，容许有更高的对地漏电流值。

2.如果流入非永久性安装的ME设备的功能接地导线的漏电流在正常状态下小于等于5mA，且在单一故障状态下小于等于10mA，则判定为符合要求，否则判定为不符合要求。

五、原始记录表格

原始记录表格见表2-3-14。

第二篇　医用电气设备安全通用要求检验技术规范

表2-3-14 漏电流和患者辅助电流

漏电流的类型和测试状态 （包括故障状态）	供电电压 （V）	供电频率 （Hz）	测得的最大值 （μA）	备注

（至少记录每个测试的最大测量值以及测试电路和设备的特定状态。）

适合在测试报告中使用的缩写：ER，对地漏电流；TC，接触电流；P，患者漏电流；PM，应用部分施加110%网电源电压时的患者漏电流；PSM，SIP/SOP施加110%网电源电压时的患者漏电流；PA，患者辅助电流；MD，测量装置；TPLC，总患者漏电流；A，在潮湿预处理之后；B，在潮湿预处理之前；1，开关闭合或设置为正常极性；2，开关打开或设置为相反极性；NC，正常状态；SFC，单一故障状态。

六、操作注意事项

测试期间，执行实验室正常安全程序。

起草人：韩晓鹏　李　文（北京市医疗器械检验所）
复核人：何　骏　王　葳（上海市医疗器械检测所）

第十四节　接触电流

一、依据标准条款

8.7.4.6。

二、检验设备

见对地漏电流测试中的检验设备。

三、测试步骤

（一）测试样品的准备

见对地漏电流测试中测试样品的准备。

（二）测试状态

见对地漏电流测试中的测试状态。

（三）测试布置和程序

1.接触电流的测量电路见图2-3-9。

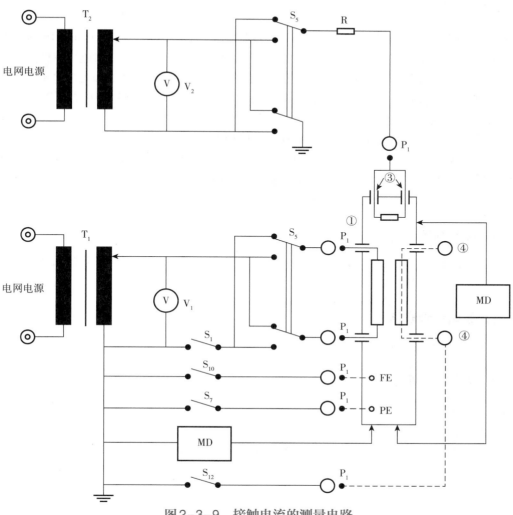

图2-3-9   接触电流的测量电路

说明:

测量时, 将S_1、S_5、S_9、S_{10}和S_{12}的开、闭位置进行所有可能的组合(如果是I类ME设备, 则闭合S_7)。

S_1断开时是单一故障状态。

仅为I类ME设备时:

断开S_7(单一故障状态)并闭合S_1, 在S_5、S_9、S_{10}和S_{12}的开、闭位置进行所有可能组合的情况下进行测量。

对于 II 类ME设备, 不使用保护接地连接和S_7。

必要时使用变压器T_2。

2.用MD在地和未保护接地的外壳每一部分之间测量。

3.用MD在未保护接地外壳的各部分之间测量。

4.在断开任意一根保护接地导线的单一故障状态下, 用MD在地和正常情况下保护接地的外壳任意部分之间测量。无需对多个保护接地部分分别进行测量。

第二篇   医用电气设备安全通用要求检验技术规范

5.对于内部供电的DUT，接触电流只是在外壳各部分之间进行检查，而不在外壳与地之间检查，除非是下面7中提到的情况。

6.若DUT外壳或外壳的一部分是用绝缘材料制成的，应将最大面积为20cm×10cm的金属箔紧贴在绝缘外壳或外壳的绝缘部分上。如有可能，移动金属箔以确定接触电流的最大值。金属箔不宜接触到可能保护接地的外壳任何金属部件；然而，未保护接地的外壳金属部件，可以用金属箔部分地或全部地覆盖。要测量中断一根保护接地导线的单一故障状态下的接触电流，金属箔要布置得与正常情况下保护接地的外壳部分相接触。当患者或操作者与外壳接触的表面大于20cm×10cm时，金属箔的尺寸要按接触面积相应增加。

7.如果随附文件没有对连接到DUT的SIP/SOP的其他设备进行限制，那么带SIP/SOP的DUT需要进行下面的附加测试，将最大网电源电压的110%的电压施加在SIP/SOP上，基于试验或电路分析确定最坏情况，以此来选定施加外部电压的引脚配置。

四、结果判定

如果接触电流正常状态下小于等于100μA，且单一故障状态下小于等于500μA，则判定为符合要求，否则，判定为不符合要求。

五、原始记录表格

见对地漏电流测试中的原始记录表格。

六、操作注意事项

测试期间，执行实验室正常安全程序。

起草人：韩晓鹏　李　文（北京市医疗器械检验所）
复核人：何　骏　王　葳（上海市医疗器械检测所）

第十五节　患者漏电流

一、依据标准条款

8.7.4.7，8.7.4.9。

二、检验设备

见对地漏电流测试中的检验设备。

三、测试步骤

（一）测试样品的准备

见对地漏电流测试中测试样品的准备。

（二）测试状态

见对地漏电流测试中的测试状态。

（三）测试布置和程序

1.患者漏电流的测量电路见图2-3-10。

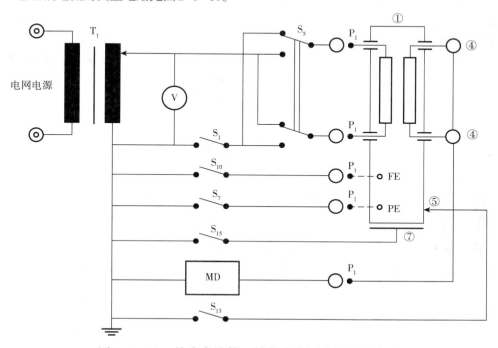

图2-3-10 从患者连接至地的患者漏电流测量电路

说明：

在S₁、S₅、S₁₀、S₁₃和S₁₅的开、闭位置进行所有可能组合的情况下测量（如果是Ⅰ类ME设备则闭合S₇）。

S₁断开时是单一故障状态。

仅为Ⅰ类ME设备时：

闭合S₁并断开S₇（单一故障状态），在S₅、S₁₀、S₁₃和S₁₅的开、闭位置进行所有可能组合的情况下进行测量。

对于Ⅱ类ME设备，不使用保护接地连接和S₇。

2.除应用部分外，将绝缘材料制成的外壳以正常使用中的任何位置放在尺寸至少等于该外壳平面投影的接地金属平面上。

3.应用部分的表面由绝缘材料构成时，用金属箔进行试验，或将应用部分浸在0.9％的盐溶液中，应用部分与患者接触的面积大于20cm×10cm的箔面积时，箔的尺寸增至相应的接触面积。这种金属箔或盐溶液被认为是所涉及应用部分唯一的患者连接。

4.当患者连接由与患者接触的液体构成时，液体用0.9％的盐溶液代替，将一个电极放置在盐溶液中，该电极被认为是所涉及应用部分的患者连接。

5.测量患者漏电流时：

——对于B型应用部分，从所有患者连接直接连在一起测量；

——对于BF型应用部分，从直接连接到一起的或按正常使用加载的单一功能的所有患者连接测量；

——对于CF型应用部分，轮流从每个患者连接测量。

如果使用说明书规定了应用部分可拆卸部件（例如，患者导联或患者电缆以及电极）的备选件，使用最不利的可拆卸部件进行患者漏电流测量。

6.从所有相同类型（B型应用部分、BF型应用部分或CF型应用部分）应用部分的所有连接在一起的患者连接测量总患者漏电流，见图2-3-11。如有必要，在进行测试前可断开功能接地。（注：B型应用部分总患者漏电流的测量仅在该应用部分有两个或两个以上属于不同功能且没有直接在电气上连接到一起的患者连接时，才需要测量。）

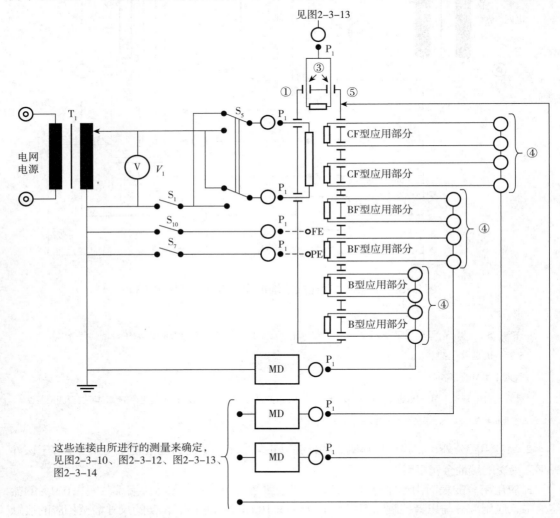

图2-3-11 所有相同类型（B型应用部分、BF型应用部分或CF型应用部分）

应用部分的所有患者连接连在一起的总患者漏电流测量电路

说明

S_1、S_5、S_7和S_{10}的开、闭位置，见图2-3-10、图2-3-12、图2-3-13、图2-3-14。

7. 如果应用部分的患者连接在正常使用时带负载，MD轮流连接到每个患者连接。

8. 具有多个患者连接的DUT应通过检验，以确保在正常状态下当一个或者多个患者连接处于以下状态时患者漏电流不超过容许值：

——不与患者连接；和

——不与患者连接并接地。

如果对DUT电路的检查表明，在上述条件下患者漏电流能增加至过高的水平，应进行试验，实际测量宜限于几种有代表性的组合。

四、结果判定

如果患者漏电流的测量结果超过表2-3-15中的容许值，则判定为不符合要求，否则，判定为符合要求。

表2-3-15　在正常状态和单一故障状态下患者漏电流的容许值

单位：μA

电流	描述	电流类型	B 型应用部分		BF 型应用部分		CF 型应用部分	
			NC	SFC	NC	SFC	NC	SFC
患者漏电流	从患者连接到地	d.c.	10	50	10	50	10	50
		a.c.	100	500	100	500	10	50
总患者漏电流	同种类型的应用部分连接到一起	d.c.	50	100	50	100	50	100
		a.c.	500	1000	500	1000	50	100

五、原始记录表格

见对地漏电流测试中的原始记录表格。

六、操作注意事项

测试期间，执行实验室正常安全程序。

起草人：韩晓鹏　李　文（北京市医疗器械检验所）

复核人：何　骏　王　葳（上海市医疗器械检测所）

第十六节　F 型应用部分加外来电压的患者漏电流

一、依据标准条款

8.7.4.7b）。

二、检验设备

见对地漏电流测试中的检验设备。

三、测试步骤

（一）测试样品的准备

见对地漏电流测试中测试样品的准备。

（二）测试状态

见对地漏电流测试中的测试状态。

（三）测试布置和程序

1.具有F型应用部分的DUT，还要按图2-3-12进行试验：

——将DUT中未永久接地的SIP/SOP接地；

——施加于应用部分的外来电压等于最大网电源电压的110％。

进行此项测试时，未保护接地的金属可触及部分以及其他应用部分（如有）的患者连接被连接到地。

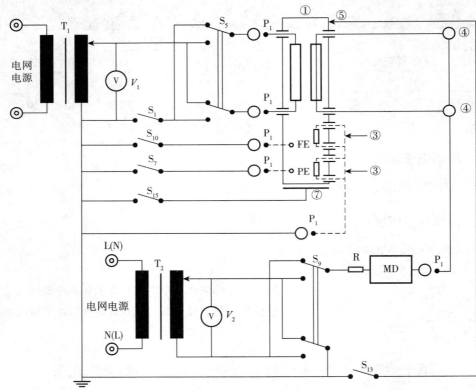

图2-3-12　由患者连接上的外来电压所引起的从一个F型应用部分的患者连接至地的患者漏电流的测量电路

说明：

闭合S_1（如果是I类ME设备，还要闭合S_7），在S_5、S_9、S_{10}和S_{13}的开、闭位置进行所有可能组合的情况下进行测量。

对于II类ME设备，不使用保护接地连接和S_7。

2.其他内容见患者漏电流测试布置和程序的2~7项。

四、结果判定

如果F型应用部分加外来电压的患者漏电流的测量结果超过表2-3-11中的容许值，则判定为不符合要求，否则，判定为符合要求。

表2-3-16　F型应用部分加外来电压的患者漏电流容许值

单位：μA

电流	描述	B 型应用部分	BF 型应用部分	CF 型应用部分
患者漏电流	由 F 型应用部分患者连接上的外来电压引起的	不适用	5000	50
总患者漏电流	由 F 型应用部分患者连接上的外来电压引起的	不适用	5000	100

五、原始记录表格

见对地漏电流测试中的原始记录表格。

六、操作注意事项

1.测试期间，执行实验室正常安全程序。

2.测量电路会出现等于最大网电源电压的110%的危险电压，测试人员在操作过程中应避免接触带有危险电压的部件，以免遭受电击。

起草人：韩晓鹏　李　文（北京市医疗器械检验所）
复核人：何　骏　王　葳（上海市医疗器械检测所）

第十七节　SIP/SOP 加外来电压的患者漏电流

一、依据标准条款

8.7.4.7c）。

二、检验设备

见对地漏电流测试中的检验设备。

三、测试步骤

（一）测试样品的准备

见对地漏电流测试中测试样品的准备。

（二）测试状态

见对地漏电流测试中的测试状态。

（三）测试布置和程序

1.具有应用部分和SIP/SOP的DUT，如果随附文件没有对连接到DUT的SIP/SOP的其他设备进行限制，那么还要按图2-3-13进行试验。施加于SIP/SOP的外来电压等于最大网电源电压的110%，基于试验或电路分析确定最坏情况，以此来选定施加外部电压的引脚配置。

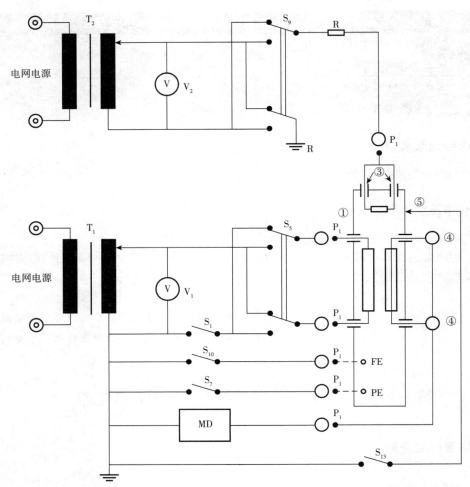

图2-3-13　SIP/SOP上的外来电压引起的从患者连接至地的患者漏电流的测量电路

说明：

在S_1、S_5、S_9、S_{10}和S_{13}的开、闭位置进行所有可能组合的情况下测量（如果是Ⅰ类ME设备，还要闭合S_7）（S_1断开为单一故障状态）。

仅为Ⅰ类ME设备时：

断开S_7（单一故障状态）并闭合S_1，在S_5、S_9、S_{10}和S_{13}的开、闭位置进行所有可能组合的情况下进行测量。

对于Ⅱ类ME设备，不使用保护接地连接和S_7。

2.其他内容见患者漏电流测试布置和程序的2~8项。

四、结果判定

如果SIP/SOP加外来电压的患者漏电流的测量结果超过表2-3-17中的容许值，则判定为不符合要求，否则，判定为符合要求。

表2-3-17 SIP/SOP加外来电压的患者漏电流容许值

单位：μA

电流	描述	电流类型	B 型应用部分		BF 型应用部分		CF 型应用部分	
			NC	SFC	NC	SFC	NC	SFC
患者漏电流	由 SIP/SOP 上的外来电压引起的	d.c.	10	50	10	50	10	50
		a.c.	100	500	100	500	10	50
总患者漏电流	由 SIP/SOP 上的外来电压引起的	d.c.	50	100	50	100	50	100
		a.c.	500	1000	500	1000	50	100

五、原始记录表格

见对地漏电流测试中的原始记录表格。

六、操作注意事项

1.测试期间，执行实验室正常安全程序。

2.测量电路可能会出现等于最大网电源电压的110％的危险电压，测试人员在操作过程中应避免接触带有危险电压的部件，以免遭受电击。

起草人：韩晓鹏 李 文（北京市医疗器械检验所）
复核人：何 骏 王 葳（上海市医疗器械检测所）

第十八节 未保护接地的金属部分加外来电压的患者漏电流

一、依据标准条款

8.7.4.7d ）。

二、检验设备

见对地漏电流测试中的检验设备。

三、测试步骤

（一）测试样品的准备

见对地漏电流测试中测试样品的准备。

（二）测试状态

见对地漏电流测试中的测试状态。

（三）测试布置和程序

1.具有未保护接地B型应用部分的患者连接的或有BF型应用部分且存在未保护接地的金属可触及部分的DUT，还要按图2-3-14进行试验。施加在未保护接地的可触及金属部分上的外来电压等于最大网电源电压的110%。如果能证明所涉及的部分有充分的隔离，则可以不进行试验。

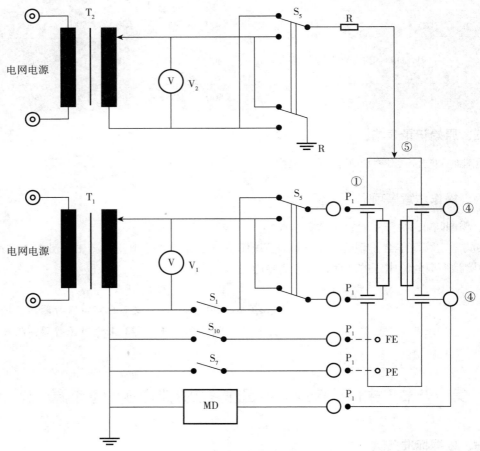

**图2-3-14 由未保护接地的金属可触及部分上的
外来电压引起的从患者连接至地的患者漏电流的测量电路**

说明：

闭合S_1（如果是Ⅰ类ME设备，还要闭合S_7），在S_5、S_9和S_{10}的开、闭位置进行所有可能组合的情况下进行测量。

对于Ⅱ类ME设备，不使用保护接地连接和S_7。

2.其他内容见患者漏电流测试布置和程序的2~7。

四、结果判定

如果未保护接地的金属部分加外来电压的患者漏电流的测量结果超过表2-3-18中的容许值，则判定为不符合要求，否则，判定为符合要求。

表2-3-18　未保护接地的金属部分加外来电压的患者漏电流容许值

单位：µA

电流	描述	B 型应用部分	BF 型应用部分	CF 型应用部分
患者漏电流	由未保护接地的金属可触及部分上的外来电压引起的	500	500	–
总患者漏电流	由未保护接地的金属可触及部分上的外来电压引起的	1000	1000	–

五、原始记录表格

见对地漏电流测试中的原始记录表格。

六、操作注意事项

1.测试期间，执行实验室正常安全程序。

2.测量电路会出现等于最大网电源电压的110%的危险电压，测试人员在操作过程中应避免接触带有危险电压的部件，以免遭受电击。

起草人：韩晓鹏　李　文（北京市医疗器械检验所）
复核人：何　骏　王　葳（上海市医疗器械检测所）

第十九节　患者辅助电流

一、依据标准条款

8.7.4.8，8.7.4.9。

二、检验设备

见对地漏电流测试中的检验设备。

三、测试步骤

（一）测试样品的准备

见对地漏电流测试中测试样品的准备。

（二）测试状态

见对地漏电流测试中的测试状态。

（三）测试布置和程序

1.除非DUT仅有一个患者连接，否则有应用部分的DUT需要按图2-3-15进行试验。

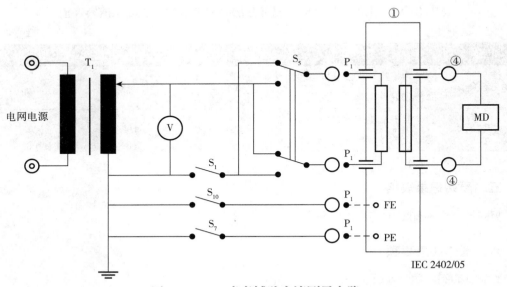

图2-3-15　患者辅助电流测量电路

说明：

在S_1、S_5和S_{10}的开、闭位置进行所有可能组合的情况下进行测量（如果是Ⅰ类ME设备，要闭合S_7）。

S_1断开时是单一故障状态。

仅为Ⅰ类ME设备时：

断开S_7（单一故障状态）并闭合S_1，在S_5和S_{10}的开、闭位置进行所有可能组合的情况下测量。

对于Ⅱ类ME设备，不使用保护接地连接和S_7。

2.患者辅助电流的测量是在任一患者连接与其他所有直接连接到一起或按正常使用加载的患者连接之间测量的。

3.具有多个患者连接的DUT应通过检验，以确保在正常状态下当一个或者多个患者连接处于以下状态时患者辅助电流不超过容许值：

　　——不与患者连接；和

　　——不与患者连接并接地。

如果对DUT电路的检查表明，在上述条件下患者辅助电流能增加至过高的水平，应进行试验，实际测量宜限于几种有代表性的组合。

四、结果判定

如果患者辅助电流的测量结果超过表2-3-19中的容许值，则判定为不符合要求，否则，判定为符合要求。

表2-3-19　患者辅助电流的容许值

单位：μA

电流	电流类型	B 型应用部分		BF 型应用部分		CF 型应用部分	
		NC	SFC	NC	SFC	NC	SFC
患者辅助电流	d.c.	10	50	10	50	10	50
	a.c.	100	500	100	500	10	50

五、原始记录表格

见对地漏电流测试中的原始记录表格。

六、操作注意事项

测试期间，执行实验室正常安全程序。

起草人：韩晓鹏　李　文（北京市医疗器械检验所）
复核人：何　骏　王　葳（上海市医疗器械检测所）

第二十节　电介质强度

一、依据标准条款

8.8.3。

二、检验设备

耐压测试仪，电压小于1000V时，精度不低于 ±1.5%，电压大于等于1000V时，精度不低于 ±3%；时间精度不低于 ±1%。

三、测试步骤

（一）测试样品的准备

1.DUT的配置必须允许所有涉及安全的绝缘都能依据绝缘图进行测试。

2.按标准要求将被测绝缘两侧的电路各自短接并移除规定的元器件。

3.当试验电压会跨过多于一个涉及安全的绝缘时，应考虑到测试路径上涉及安全的绝缘会有不同的阻抗，由此可导致某个绝缘承受过高的电压。在这种情况下，采用适用的试验电压对每个涉及安全的绝缘单独进行测试是必要的。

4.在非导电材料制成的外壳或其部分上紧密覆盖金属箔，金属箔的放置应不会桥接被测的涉及安全的绝缘，但却可以对所有适用的区域进行测试。

5.连接到DUT的电缆和导联线的表面应当被认为是DUT外壳的一部分。

6.基于对元器件的相关分析，网电源电线的表面可以不用包裹金属箔作为测试端。

（二）测试状态

1.DUT的开关和继电器触点处于闭合状态，测试过程中DUT不通电。为使电池供电设备断电，必要时可以用一个固体的绝缘片阻断电池的一极。

2.在下列三种状态下进行电介质强度试验：

——在潮湿预处理之后立即进行；

——在完成要求的灭菌程序后；

——在工作温度达到稳态运行温度后。

（三）测试布置和程序

1.测试之前，要与制造商讨论DUT的设计、绝缘图以及合适的试验方案，确定施加在每个涉及安全的绝缘上的试验电压和波形，以及需要移除的元器件和需要短接的电路。

2.先对构成一重防护措施的涉及安全的绝缘进行测试，然后再对构成两重防护措施的涉及安全的绝缘进行测试。

3.测试开始，应施加不超过一半规定的试验电压，然后应用10秒时间将电压逐渐增加到规定值，并保持此值达1分钟，之后应用10秒时间将电压逐渐降至规定值的一半以下。

4.在测试过程中，击穿（施加的试验电压导致电流不受控制地迅速增大）则构成失败。电晕放电或单个瞬时闪络不认为是绝缘击穿。

四、结果判定

如果在测试过程中未出现击穿和闪络，则判定为符合要求，否则，判定为不符合要求。

五、原始记录表格

原始记录表格见表2-3-20。

表2-3-20 电介质强度

被测绝缘 （绝缘图中的路径）	绝缘类型 （1MOOP/2MOOP/1MOPP/2MOPP）	工作电压 （V）	试验电压 （V）	备注

六、操作注意事项

1.为保证对试验电压在时间上进行标准化控制，推荐使用具有程控试验电压的测试仪。能对试验电压进行手动调节在特定情况下是很有必要的。测试仪宜显示流过绝缘的电流的测量值，在需要的地方，也可以在高电压测试回路中串联电流表来对电流进行测量，但要确保电流表对测试过程中的高电压具有充分的防护，在测试回路中增加串联的阻抗可保护电流表免受高电压的影响。对于旧式的耐压测试仪，可以通过任何方式（例如秒表、手表和时钟）来测量试验电压上升／下降时间。应在测试人员与高电压区域内的DUT以及一起放置的辅助测量装置之间进行空间上的分隔。

2.在电介质强度试验中，耐压测试仪会输出几千伏甚至更高的电压，意外接触这些电压对测试人员来说可能造成致命的伤害，因此，应特别注意以下安全事项：

——只有经过适当培训、授权以及身体和精神上有能力进行试验操作的测试人员才能执行此项测试；

——建议测试时要有两名测试人员在场；

——应特别考虑其他人员进入试验区域并接触高电压的可能性，试验区域应有明显的标记和警告信息，以免其他人员意外接触高电压而造成伤害；

——试验区域应设计得不可能意外接触高电压；

——高电压输出时，测试人员不应将测试夹（或测试探针）拿在手里，也不能接触DUT、测试线、测试夹（或测试探针）、任何辅助设备及元器件；

——应采取措施防止导电液体接近试验区域；

——应采取措施（包括训练）保证测试人员在试验过程中不会分散注意力（例如和其他人员进行交谈或者电话呼叫）。

起草人：韩晓鹏　李　文（北京市医疗器械检验所）

复核人：何　骏　王　葳（上海市医疗器械检测所）

第二十一节　球压试验

一、依据标准条款

8.8.4.1。

二、检验设备

1.图2-3-16规定的球压试验装置。

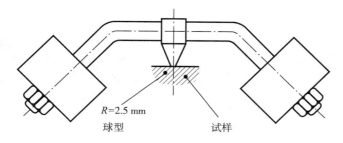

$R=2.5$ mm
球型　　　　　试样

图2-3-16　球压试验装置

2.加热箱，精度不低于 ±2℃。

3.游标卡尺（带放大功能或附加放大设备），精度不低于 ±0.05mm。

4.秒表，精度不低于 ±1%。

5.用于支撑样品且内置热电偶的固体水平支撑台，温度精度不低于 ±2℃。

三、测试步骤

（一）测试样品的准备

1.为了能进行此项测试，有必要专门准备绝缘材料。

2.绝缘材料的厚度至少宜达到2.5mm（球压试验装置下端作用面的半径）。

（二）测试状态

1.对于由绝缘材料制成的外壳和其他外部部件，测试在温度为75℃±2℃的加热箱中进行，或者是使用技术说明书中列出的环境温度±2℃加上超温测试中测量所得的绝缘材料有关部分的温升，取二者中的较大值。

2.对于支撑未绝缘的网电源部分的绝缘材料部件，测试在温度为125℃±2℃的加热箱中进行，或者是使用技术说明书中列出的环境温度±2℃加上超温测试中测量所得的有关部分的温升，取二者中的较大值。

（三）测试布置和程序

1.将球压试验装置和样品支撑台放入加热箱。

2.将加热箱升温至预定的温度，箱内温度宜均匀并保持1小时。

3.待样品支撑台内热电偶测得的温度达到预定温度后，将绝缘材料放在支撑台上，然后将球压试验装置放在绝缘材料上。

4.1小时后从绝缘材料上取下球压试验装置，用游标卡尺测量压痕的直径。

四、结果判定

如果测量到的压痕直径小于等于2mm，则判定为符合要求，否则，判定为不符合要求。

五、原始记录表格

原始记录表格见表2-3-21。

表2-3-21　球压试验

部件名称	材料	样品厚度（mm）	超温测试中的部件温升（℃）	测试温度（℃）	压痕直径（mm）

六、操作注意事项

1.球压试验过程中，将被测样品放入加热箱的操作应尽可能快，以避免加热箱中的温度发生较大的变化。

2.球压试验过程中，加热箱内部、球压试验装置、样品支撑台和被测样品的温度较高，测试人员宜使用隔热手套进行相关操作，谨防烫伤。

起草人：邵玉波（中国食品药品检定研究院）

韩晓鹏（北京市医疗器械检验所）

复核人：余新华（中国食品药品检定研究院）

何　骏（上海市医疗器械检测所）

第二十二节　环境应力耐受性

一、依据标准条款

8.8.4.2。

二、检验设备

1.时钟或手表，精度不低于 ±1%。

2.氧气瓶，瓶内注满商用氧气，氧气纯度不低于97%，压力为2.1MPa ± 70 kPa。被测样品能自由悬挂在氧气瓶中，气瓶的有效容积至少10倍于被测样品体积。

3.合适的加热装置，可以将氧气瓶内的气体加热至70℃ ± 2℃。

三、测试步骤

（一）测试样品的准备

1.拆解DUT，以便对陶瓷材料、绝缘珠和有电热导线嵌入其中的绝缘材料进行检查。

2.获取由天然乳胶橡胶制成且用于涉及安全的绝缘的部件，将这些部件悬挂在氧气瓶中。

（二）测试状态

1.在检查涉及安全的绝缘部件之前，要考虑到制造商推荐的工作环境和预期使用寿命，包括部件磨损导致的灰尘或导电颗粒的沉积，这些沉积可能影响到爬电距离和电气间隙。

2.对于天然乳胶橡胶材料制成的绝缘材料，其所处的氧气瓶内氧气纯度不低于97%，压力为2.1MPa ± 70kPa，温度为70℃ ± 2℃。

（三）测试布置和程序

1.通过检查对烧结不紧密的陶瓷材料及类似的材料、以及仅仅使用绝缘珠的地方进行检验，判断其是否被用作辅助绝缘或加强绝缘。

2.通过检查对有电热导线嵌入其中的绝缘材料进行检验，判断其是否被用作两重防护措施。

3.受到包括污垢或部件磨损导致的灰尘的沉积在内的环境应力的作用，任何防护措施的爬电距离和电气间隙是否减小至小于GB 9706.1中8.9规定的值。

4.对于天然乳胶橡胶材料制成的绝缘材料，在氧气瓶中保持96小时，接着立即把被测样品从氧气瓶中取出，置于室温下至少16小时。

四、结果判定

如果同时满足下列条件，则判定为符合要求，否则，判定为不符合要求：

——烧结不紧密的陶瓷材料及类似的材料、以及仅仅使用绝缘珠均未作辅助绝缘或加强绝缘使用；

——有电热导线嵌入其中的绝缘材料未作两重防护措施使用；

——环境应力（包括污垢沉积和部件磨损所产生的灰尘）的损害，未致使爬电距离和电气间隙减少至小于GB 9706.1中8.9规定的值。

——测试结束后，对天然乳胶橡胶材料制成的绝缘材料进行检查，无肉眼可见的裂纹。

五、原始记录表格

原始记录表格见表2-3-22。

表2-3-22　环境应力耐受性

测试项目	测试结果（是／否）	备注
烧结不紧密的陶瓷材料及类似的材料、以及仅仅使用绝缘珠是否均未作辅助绝缘或加强绝缘使用		
有电热导线嵌入其中的绝缘材料是否未作两重防护措施使用		
环境应力（包括污垢沉积和部件磨损所产生的灰尘）的损害，是否未致使爬电距离和电气间隙减少至小于 GB 9706.1 中 8.9 规定的值		
测试结束后，对天然乳胶橡胶材料制成的绝缘材料进行检查，是否无肉眼可见的裂纹		

六、操作注意事项

1. 测试期间，执行实验室正常安全程序。

2. 测试中需要使用高浓度氧气，测试过程中要注意防火和防爆。

起草人：邵玉波（中国食品药品检定研究院）

韩晓鹏（北京市医疗器械检验所）

复核人：余新华（中国食品药品检定研究院）

何　骏（上海市医疗器械检测所）

第二十三节　绝缘化合物在导电部件之间构成固体绝缘

一、依据标准条款

8.9.3.2。

二、检验设备

1.恒温恒湿箱，温度精度不低于 ±2℃，在DUT位置处相对湿度精度不低于 ±3%，在其他位置处相对湿度精度不低于 ±6%。

2.耐压测试仪，电压小于1000V时，精度不低于 ±1.5%，电压大于等于1000V时，精度不低于 ±3%，时间精度不低于 ±1%。

三、测试步骤

（一）测试样品的准备

需要准备一个样件。

（二）测试状态

测试过程中样件不通电。

（三）测试布置和程序

被测样件需先进行热循环试验，在热循环试验中，样件要经受10次表2-3-23所示的温度序列，然后，对被测样件进行潮湿预处理，但试验时间改为48小时，之后对被测样件进行电介质强度试验，但试验电压应该乘以1.6。试验完成之后进行检查，检查内容包括分割和测量。

表2-3-23　温度序列

序号	温度	持续时间
1	$T_1 \pm 2℃$	68 小时
2	25℃ ±2℃	1 小时
3	0℃ ±2℃	2 小时
4	25℃ ±2℃	不少于 1 小时

注：1.T_1是下列温度中的较高值：

——根据 GB 9706.1 标准中 11.1.1 的要求确定的相关部件的最高温度以上 10℃（如果采用嵌入式热电偶测量的温度，无须另加10℃）；

——85℃。

2.在此并没有规定从一个温度到另一个温度的变化时间，但允许逐渐调节温度。

四、结果判定

如果同时满足下列两个条件，则判定为符合要求，否则，判定为不符合要求：

——电介质强度试验未出现击穿和闪络；

——绝缘化合物上未出现可能影响材料均一性的裂纹或者空隙。

五、原始记录表格

原始记录表格见表2-3-24。

第二篇　医用电气设备安全通用要求检验技术规范

表2-3-24　绝缘化合物在导电部件之间构成固体绝缘

测试项目	测试结果（是／否）	备注
电介质强度试验是否未出现击穿和闪络		
绝缘化合物上是否未出现可能影响材料均一性的裂纹或者空隙		

六、操作注意事项

测试期间，执行实验室正常安全程序。

起草人：李　文（北京市医疗器械检验所）
　　　　邵玉波（中国食品药品检定研究院）
复核人：何　骏（上海市医疗器械检测所）
　　　　郑　佳（中国食品药品检定研究院）

第二十四节　绝缘化合物在其他绝缘部件之间构成粘合接缝

一、依据标准条款

8.9.3.3。

二、检验设备

1.恒温恒湿箱，温度精度不低于±2℃，在DUT位置处相对湿度精度不低于±3%，在其他位置处相对湿度精度不低于±6%。

2.耐压测试仪，电压小于1000V时，精度不低于±1.5%，电压大于等于1000V时，精度不低于±3%，时间精度不低于±1%。

三、测试步骤

（一）测试样品的准备

需要准备三个样件。

（二）测试状态

测试过程中样件不通电。

（三）测试布置和程序

通过测试三个样件来确定这些接缝的可靠性。如果使用溶剂型漆包线绕组，测试时可以采用金属箔或几匝裸线作为试验替代品，放在固定接缝附近。三个样件按下列要求进行测试：

——对一个被测样件进行热循环试验，在热循环试验中，样件要经受10次表2-3-23所示的温度序列，在最后一个温度序列最高温度完成时，立即进行电介质强度试验，但试验电压应该乘以1.6；

——将另外两个被测样件进行潮湿预处理，但试验时间改为48小时，之后对被测样件进行电介质强度试验，但试验电压应该乘以1.6。

四、结果判定

如果三个样件的电介质强度试验均未出现击穿和闪络，则判定为符合要求，否则，判定为不符合要求。

五、原始记录表格

原始记录表格见表2-3-25。

表2-3-25　绝缘化合物在其他绝缘部件之间构成粘合接缝

测试项目	测试结果（是／否）	备注
三个样件的电介质强度试验是否均未出现击穿和闪络		

六、操作注意事项

测试期间，执行实验室正常安全程序。

起草人：李　文（北京市医疗器械检验所）

邵玉波（中国食品药品检定研究院）

复核人：何　骏（上海市医疗器械检测所）

郑　佳（中国食品药品检定研究院）

第二十五节　爬电距离和电气间隙的测量

一、依据标准条款

8.9.4。

二、检验设备

1.间距量规，精度不低于 ± 0.05mm。

2.游标卡尺（带放大功能或附加放大设备），精度不低于 ± 0.05mm。

3.标准试验指。

4.试验钩。

5.推拉力计，精度不低于 ± 6％。

三、测试步骤

（一）测试样品的准备

一台典型的测试样品。

（二）测试状态

1.测试过程中DUT不通电。

2.当测量某一部分到可触及部分的爬电距离和电气间隙时，在标准试验指可以触及的地方，绝缘外壳的可触及表面被认为是导电的（就像覆盖着一层金属箔）。

3.如果最小电气间隙大于等于3mm，那么可以根据污染等级调整作为对操作者的防护措施的横向凹槽的爬电距离最小间隙X。凹槽最小宽度为：

——污染等级1的X为0.25mm；

——污染等级2的X为1.0mm；

——污染等级3的X为1.5mm。

4.如果规定的最小电气间隙小于3mm，横向凹槽的爬电距离最小间隙X是下述两者中的较小值：

——前面段落中的相关数值；

——所规定最小电气间隙的三分之一。

5.作为对患者的防护措施的凹槽横向的爬电距离最小间隙X值为：

——污染等级1和污染等级2的X为1mm；

——污染等级3的X为1.5mm。

6.任何小于80°的内角，假定在最不利位置处用一根Xmm的绝缘连线桥接起来。

7.当跨过槽顶的距离大于或等于Xmm时，爬电距离就不应该直接跨过该槽顶。

8.有相对运动的部件之间的爬电距离和电气间隙应将部件放在最不利位置进行测量。

9.计算得到的爬电距离不得小于测量到的电气间隙。

10.测量时忽略清漆、釉质或者氧化膜表面，然而，只要该覆盖层与相同厚度绝缘材料的电气、热学和机械属性相当，则任何覆盖层的绝缘材料被视为绝缘。

11.如果一重或几重防护措施的爬电距离或电气间隙被一个或多个浮动导电部件所阻断，那么规定的最小值适用于各段之和，各段中小于Xmm的距离则不予考虑。

12.如果有横向凹槽的爬电距离，只有当凹槽宽度超过Xmm的时候，凹槽的槽壁计入爬电距离，其他情形下不考虑凹槽槽壁。

13.如果在绝缘表面上方或者凹陷部分内部安装有凸起物，仅当后者的安装能够确保灰尘和水汽不能渗入接点或凹陷部分的条件下，才沿凸起物测量爬电距离。

14.对具有器具输入插座的DUT，用一个合适的连接器插入进行测量。对配有电源软电线的其他DUT，要接上所规定的最大截面积的电源导线进行测量，还要不接导线进行测量。

15.活动部件应该放在最不利位置，螺母和非圆头螺丝应该紧固在最不利位置。

16.使用标准试验指，测量穿过外部部件上槽或开口的爬电距离和电气间隙。如有必要，在裸导体的任一点上，以及在金属外壳的外面加力，以便尽量减小测量时的爬电距离和电气间隙。

17.用标准试验指加力，其值为：

——裸导体采用2N；

——外壳采用30N。

18.若相关，使用试验钩试验后再进行爬电距离和电气间隙测量。

（三）测试布置和程序

按图2-3-17～图2-3-26测量爬电距离和电气间隙，图中虚线（ --- ）表示电气间隙；阴影条（ 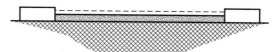 ）表示爬电距离。

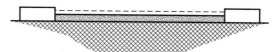

图2-3-17 爬电距离和电气间隙——示例1

条件：考虑的距离为平坦表面。

规则：可以直接在表面上测量爬电距离和电气间隙。

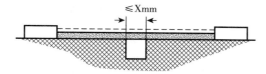

图2-3-18 爬电距离和电气间隙——示例2

条件：考虑的距离包括一个两侧平行或两侧收敛而宽度小于Xmm任意深度的槽。

规则：直接跨过槽测量爬电距离和电气间隙。

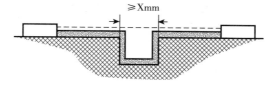

图2-3-19 爬电距离和电气间隙——示例3

条件：考虑的距离包括一个两侧平行，宽度等于或大于X mm任意深度的槽。

规则：直线距离为电气间隙；爬电距离则沿着槽的轮廓。

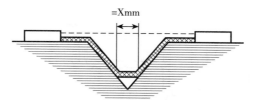

图2-3-20 爬电距离和电气间隙——示例4

条件：考虑的距离包括一个槽宽度大于X mm，内角小于80°的V形槽。

规则：电气间隙是直线距离；爬电距离则沿着槽的轮廓。但用一段长X mm的线段将槽底"短接"，该线段被视为爬电距离。

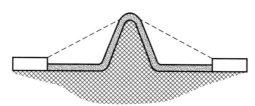

图2-3-21 爬电距离和电气间隙——示例5

条件：考虑的距离包括一个加强肋。

规则：电气间隙是加强肋顶部最短的直接空间距离。爬电距离随着加强肋的轮廓变化。

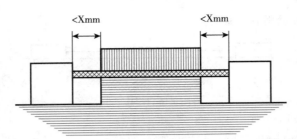

图2-3-22　爬电距离和电气间隙——示例6

条件：考虑的距离包括一个未粘合的连接（参见8.9.3），且每边各有一个宽度小于Xmm的槽。

规则：爬电距离和电气间隙都是直线距离。

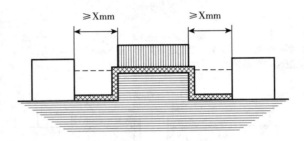

图2-3-23　爬电距离和电气间隙——示例7

条件：考虑的距离包括一个未粘合的连接（参见8.9.3），且每边各有一个宽度大于或等于Xmm的槽。

规则：电气间隙是直线距离；爬电距离则沿着槽的轮廓。

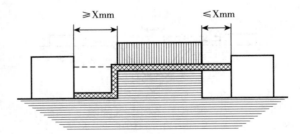

图2-3-24　爬电距离和电气间隙——示例8

条件：考虑的距离包括一个未粘合的连接，其一边有一个宽度小于Xmm的槽，另一边有一个宽度大于或等于Xmm的槽。

规则：电气间隙和爬电距离如图所示。

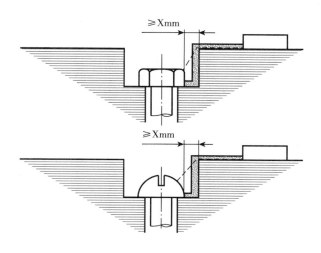

图2-3-25　爬电距离和电气间隙——示例9

条件：螺钉头与凹座壁之间的间隙宽到足以要考虑的程度。

规则：电气间隙为到螺钉头任意点的最短距离。爬电距离路径随表面形状的变化而变化。

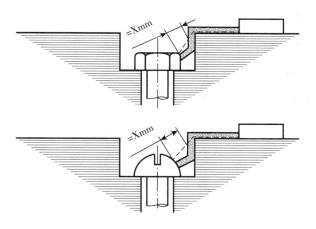

图2-3-26　爬电距离和电气间隙——示例10

条件：螺钉头和凹座壁之间的间隙狭到不必考虑的程度。

规则：测量从螺丝到侧壁上任意点之间的爬电距离，该距离应等于 X mm。电气间隙指到螺钉头上任意点之间的最短距离。

四、结果判定

如果DUT爬电距离和电气间隙的测量结果大于或等于下列限值，则判定为符合要求，否则，判定为不符合要求：

——对任何网电源熔断器或过流释放器的供电网端的网电源部分相反极性之间的绝缘，按表2-3-27、表2-3-28和表2-3-30的一重对操作者的防护措施的值；

——对于至少提供一重防护措施的绝缘，按表2-3-26~表2-3-30的值，GB 9706.1中8.9.1.2至8.9.1.15规定的情况除外。

表2-3-26 提供对患者的防护措施的最小爬电距离和电气间隙

工作电压 V_d.c. 小于等于	工作电压 V_r.m.s. 小于等于	一重对患者的防护措施的间隙		两重对患者的防护措施的间隙	
		爬电距离 mm	电气间隙 mm	爬电距离 mm	电气间隙 mm
17	12	1.7	0. 8	3.4	1.6
43	30	2	1	4	2
85	60	2.3	1.2	4.6	2.4
177	125	3	1.6	6	3.2
354	250	4	2.5	8	5
566	400	6	3.5	12	7
707	500	8	4.5	16	9
934.	660	10.5	6	21	12
1061	750	12	6.5	24	13
1414	1000	16	9	32	18
1768	1250	20	11.4	40	22.8
2263	1600	25	14.3	50	28.6
2828	2000	32	18.3	64	36.6
3535	2500	40	22.9	80	45.8
4525	3200	50	28.6	100	57.2
5656	4000	63	36.0	126	72.0
7070	5000	80	45.7	160	91.4
8909	6300	100	57.1	200	114.2
11312	8000	125	71.4	250	142.8
14140	10000	160	91.4	320	182.8

表2-3-27　网电源部分提供对操作者的防护措施的最小电气间隙

电气间隙：mm

工作电压 小于等于		额定网电源电压 ≤ 150V （网电源瞬态电压 1500V）				150V< 额定网电源电压≤ 300V （网电源瞬态电压 2500V）		300V< 额定网电源电压≤ 600V （网电源瞬态电压 4000V）	
电压峰值或直流电压	电压有效值（正弦）	污染等级 1，2		污染等级 3		污染等级 1，2，3		污染等级 1，2，3	
V	V	一重 MOOP	两重 MOOP	一重 MOOP	两重 MOOP	一重 MOOP	两重 MOOP	一重 MOOP	两重 MOOP
210	150	1.0	2.0	1.3	2.6	2.0	4.0	3.2	6.4
420	300	一重 MOOP：2.0 两重 MOOP：4.0						3.2	6.4
840	600	一重 MOOP：3.2 两重 MOOP：6.4							
1400	1000	一重 MOOP：4.2 两重 MOOP：6.4							
2800	2000	一重或者两重 MOOP：8.4							
7000	5000	一重或者两重 MOOP：17.5							
9800	7000	一重或者两重 MOOP：25							
14000	10000	一重或者两重 MOOP：37							
28000	20000	一重或者两重 MOOP：80							
在需要时，超过 20kV 有效值或 28kV 直流电压值的工作电压的电气间隙可以通过专用标准加以描述。									

注：电气间隙是电路中关于峰值电压的功能。电压有效值一栏是针对在电压为正弦波形的特殊情况列出的。

表2-3-28　峰值工作电压超过额定网电源电压峰值时，电源绝缘的附加电气间隙[a]

额定网电源电压 ≤ 150V r.m.s. 或 210V d.c.		150Vr.m.s. 或 210V d.c.< 额定网电源电压 ≤ 300V r.m.s. 或 420V d.c.	附加电气间隙 mm	
污染等级 1，2	污染等级 3	污染等级 1，2，3	一重 MOOP	两重 MOOP
峰值工作电压 V	峰值工作电压 V	峰值工作电压 V		
210	210	420	0	0
298	294	493	0.1	0.2
386	379	567	0.2	0.4
474	463	640	0.3	0.6
562	547	713	0.4	0.8
650	632	787	0.5	1.0

续表

额定网电源电压 ≤150V r.m.s. 或210V d.c.		150V r.m.s. 或210V d.c.<额定网电源电压 ≤300V r.m.s. 或420V d.c.	附加电气间隙 mm	
738	715	860	0.6	1.2
826	800	933	0.7	1.4
914		1006	0.8	1.6
1002		1080	0.9	1.8
1090		1153	1.0	2.0
		1226	1.1	2.2
		1300	1.2	2.4

a 使用此表时，选择合适的额定网电源电压一栏和污染等级，选择包含实际峰值工作电压的所在行中的对应列。读取有关右栏所需的额外的电气间隙（对于一重或者两重对操作者的防护措施，将此数值加入表3-20中的最小电气间隙作为总的最小电气间隙。）

注：对于电压值大于表中所列的峰值工作电压值的情况，允许采用线性外推。

表2-3-29 次级电路内对操作者的防护措施的最小电气间隙

电气间隙：mm

工作电压 小于等于		次级电路瞬态值≤800V（额定网电源电压≤150V）				次级电路瞬态值≤1500V（150V<额定网电源电压≤300V）				次级电路瞬态值≤2500V（300<额定网电源电压≤600V）		不包含瞬态过电压的电路	
电压 V 峰值 或 V d.c.	电压 V r.m.s.（正弦）	污染等级 1.2		污染等级 3		污染等级 1，2		污染等级 3		污染等级 1，2，3		污染等级 1，2	
		一重 MOOP	两重 MOOP	一重 MOOP	两重 MOOP	一重 MOOP	两重 MOOP	一重 MOOP	两重 MOOP	一重 MOOP	两重 MOOP	一重 MOOP	两重 MOOP
71	50	0.7	1.4	1.3	2.6	1.0	2.0	1.3	2.6	2.0	4.0	0.4	0.8
140	100	0.7	1.4	1.3	2.6	1.0	2.0	1.3	2.6	2.0	4.0	0.7	1.4
210	150	0.9	1.8	1.3	2.6	1.0	2.0	1.3	2.6	2.0	4.0	0.7	1.4
280	200	一重 MOOP：1.4；两重 MOOP：2.8								2.0	4.0	1.1	2.2
420	300	一重 MOOP：1.9；两重对操作者的防护措施：3.8								2.0	4.0	1.4	2.8
700	500	一重 MOOP：2.5；两重 MOOP：5.0											
840	600	一重 MOOP：3.2；两重 MOOP：5.0											
1400	1000	一重 MOOP：4.2；两重 MOOP：5.0											
2800	2000	一重或两重 MOOP：8.4，还要见 8.9.1.13											

续表

工作电压 小于等于		次级电路瞬态值≤ 800V （额定网电源电压 ≤ 150V）	次级电路瞬态值≤ 1500V （150V＜额定网电源电压 ≤ 300V）	次级电路 瞬态值 ≤ 2500V （300V＜额 定网电源电 压≤ 600V）	不包含瞬态 过电压的电 路
7000	5000	一重或两重 MOOP：17.5，还要见 8.9.1.13			
9800	7000	一重或两重 MOOP：25，还要见 8.9.1.13			
14000	10000	一重或两重 MOOP：37，还要见 8.9.1.13			
28000	20000	一重或两重 MOOP：80，还要见 8.9.1.13			
42000	30000	一重或两重 MOOP：130，还要见 8.9.1.13			

注：电气间隙是电路中关于峰值电压的功能。电压有效值一栏是针对在电压为正弦波形的特殊情况列出的。

表2-3-30 对操作者的防护措施的最小爬电距离[a]

爬电距离：mm

工作电压 $V_{r.m.s.}$ 或者 $V_{d.c.}$	一重对操作者的防护措施间隙								
	污染等级 1			污染等级 2			污染等级 3		
	材料组			材料组			材料组		
	Ⅰ，Ⅱ，Ⅲa，Ⅲb			Ⅰ	Ⅱ	Ⅲa 或 Ⅲb	Ⅰ	Ⅱ	Ⅲa 或 Ⅲb
25	0.5	0.5	0.5	1.3	1.3	1.3			
50	0.6	0.9	1.2	1.5	1.7	1.9			
100	0.7	1.0	1.4	1.8	2.0	2.2			
125	0.8	1.1	1.5	1.9	2.1	2.4			
150	0.8	1.1	1.6	2.0	2.2	2.5			
200	选用合适表格中的电气	1.0	1.4	2.0	2.5	2.8	3.2		
250	间隙	1.3	1.8	2.5	3.2	3.6	4.0		
300		1.6	2.2	3.2	4.0	4.5	5.0		
400		2.0	2.8	4.0	5.0	5.6	6.3		
600		3.2	4.5	6.3	8.0	9.6	10.0		
800		4.0	5.6	8.0	10.0	11.0	12.5		
1000		5.0	7.1	10.0	12.5	14.0	16.0		

注1：两重对操作者的防护措施的最小爬电距离值通过将本表中的数值加倍得到。

爬电距离不得小于要求的电气间隙。见 GB 9706.1 中 8.9.1.4。

工作电压值大于1000V，参见 GB 9706.1 中表 A.2。

a 本表中的爬电距离适用于所有状况。

第二篇 医用电气设备安全通用要求检验技术规范

五、原始记录表格

原始记录表格见表2-3-31。

表2-3-31　爬电距离和电气间隙

被测绝缘 （绝缘图中的路径）	绝缘类型 （1MOOP/2MOOP/1MOPP/2MOPP）	爬电距离 （mm）	电气间隙 （mm）	备注

六、操作注意事项

测试期间，执行实验室正常安全程序。

起草人：李　文（北京市医疗器械检验所）
邵玉波（中国食品药品检定研究院）
复核人：何　骏（上海市医疗器械检测所）
郑　佳（中国食品药品检定研究院）

第二十六节　电线固定用零件

一、依据标准条款

8.11.3.5。

二、检验设备

1.拉力计，精度不低于 ±6%。
2.对电线护套施加拉力的装置。
3.扭矩计，精度不低于 ±10%。
4.对电线护套施加扭矩的装置。
5.台秤，质量在100g至5kg之间，精度不低于 ±2%，质量大于5kg，精度不低于 ±5%。
6.游标卡尺，精度不低于 ±0.05mm。
7.秒表，精度不低于 ±1%。

三、测试步骤

（一）测试样品的准备

将DUT牢固地固定，如有可能，电源软电线宜从电源接线端子或网电源连接器断开，在电线末端的初始位置作标记，还需要在距离电线固定用零件2mm处的电线护套上作标记。

（二）测试状态

测试过程中DUT不通电。

（三）测试布置和程序

1.电线要经受对其护套动作25次拉动，拉力值见表2-3-32。拉力应施于最不利的方向，但不要猛拉，每次拉1秒时间。紧接着，电线还要承受表2-3-32中扭矩达1分钟。试验后，测量电线护套上标记的位移量以及电线末端相对于初始位置的位移量。

表2-3-32　固定电线用零件的试验

DUT 的质量 （kg）	拉力 （N）	扭矩 （Nm）
质量≤ 1	30	0.1
1< 质量≤ 4	60	0.25
质量 >4	100	0.35

2.检查爬电距离和电气间隙是否减小至低于GB 9706.1中8.9规定的值。

3.将电线尽可能推入DUT或网电源连接器，检查电线是否可被推入DUT或网电源连接器，如果可以被推入，检查电线过度推入是否会损坏电线或内部部件。

四、结果判定

如果同时满足下列条件，则判定为符合要求，否则判定为不符合要求：

——在电线承受拉力和扭矩后，电线护套相对其固定零件的纵向位移小于等于2mm，电线末端的位移小于等于1mm；

——爬电距离和电气间隙未减小至低于GB 9706.1中8.9规定的值；

——电线不能被推入DUT或网电源连接器，或即使能被推入，但不会损坏电线或内部部件；

——如果电源软电线的绝缘失效时会使未保护接地的导电可触及部分超过GB 9706.1中8.4的限值，则供电源软电线固定用的零件应该用绝缘材料制成，或用金属材料制成，与未保护接地的导电可触及部分之间至少用一重防护措施来绝缘，或用金属材料制成并有绝缘衬垫，除非该衬垫是构成GB 9706.1中8.11.3.6所规定的电线防护部分的软套管，否则衬垫应固定在电线固定用零件上，并符合一重防护措施的要求；

——电源软电线中电线固定用的零件不是用螺钉直接压在软电线的绝缘上来固定软电线；

——在更换电源软电线时如有要拧动的螺钉，则该螺钉除作固定用零件外，未用来固定其他任何元器件；

——只要相线与其接线端子还接触时，保护接地导线未受到应力作用。

五、原始记录表格

原始记录表格见表2-3-33。

表2-3-33 固定电线用零件

被测电线	DUT 的质量（kg）	拉力（N）	扭矩（Nm）	电线相对其固定零件的纵向位移（mm）	电线末端的位移（mm）	备注

六、操作注意事项

测试期间，执行实验室正常安全程序。

起草人：李　文（北京市医疗器械检验所）
许慧雯（中国食品药品检定研究院）
复核人：何　骏（上海市医疗器械检测所）
余新华（中国食品药品检定研究院）

第二十七节　软电线防护套

一、依据标准条款

8.11.3.6。

二、检验设备

1.砝码，精度不低于 ± 2%。

2.圆柱形短棒，直径为1.5D，径向精度不低于 ± 0.1mm，其中D是圆形电源软电线的外径，或为扁形电源软电线的较小尺寸。

3.恒温箱，精度不低于 ± 2℃。

4.角度尺，精度不低于 ± 1°。

三、测试步骤

（一）测试样品的准备

DUT应被牢固地安装。

（二）测试状态

测试过程中DUT不通电。

（三）测试布置和程序

1.在电线不受应力影响时，使电线防护套的轴线在电线出口处对水平上翘45°。

2.然后，在电线的自由端系上一个质量等于 $10D^2g$ 的物体。D 是圆形电源软电线的外径，或为扁形电源软电线的较小尺寸，单位为 mm。

3.如果电线防护套对温度敏感，则测试在 23℃ ± 2℃ 温度下进行。

4.扁线要在最小阻力的平面上弯曲。

5.在刚系上 $10D^2g$ 的质量后，用圆柱形短棒测量电线任何位置的曲率。

四、结果判定

如果电线任何位置的曲率半径大于等于 1.5D，则判定为符合要求，否则，判定为不符合要求。

五、原始记录表格

原始记录表格见表 2-3-34。

表 2-3-34　软电线防护套

电线直径 D（mm）	施加砝码的质量（g）	曲率半径（mm）	备注

六、操作注意事项

测试期间，执行实验室正常安全程序。

起草人：李　文（北京市医疗器械检验所）
许慧雯（中国食品药品检定研究院）
复核人：何　骏（上海市医疗器械检测所）
余新华（中国食品药品检定研究院）

第二十八节　网电源接线端子装置的布置

一、依据标准条款

8.11.4.2e）。

二、检验设备

游标卡尺，精度不低于 ± 0.05mm。

三、测试步骤

（一）测试样品的准备

一台典型的测试样品。

第二篇　医用电气设备安全通用要求检验技术规范

（二）测试状态

测试过程中DUT不通电。

（三）测试布置和程序

1.在具有表2-3-35中所规定的标称截面积的软导线的末端，剥去8mm长的绝缘。

表2-3-35 电源软电线导线的标称截面积

ME 设备的额定电流（I） A	标称截面积（铜） mm²
I ≤ 6	0.75
6<I ≤ 10	1.0
10<I ≤ 16	1.5
16<I ≤ 25	2.5
25<I ≤ 32	4
32<I ≤ 40	6
40<I ≤ 63	10

2.只让绞线中的一根导线脱落在外，其余的全部塞入接线端子。

3.把脱落在外的导线朝各个可能的方向弯曲，但不要把绝缘护套向后拉动，也不要绕分隔层急剧地弯曲。

4.检查脱落导线与任意其他部分接触是否会导致防护措施短路。

四、结果判定

如果脱落导线与任意其他部分接触不会导致防护措施短路，则判定为符合要求，否则，判定为不符合要求。

五、原始记录表格

原始记录表格见表2-3-36。

表2-3-36 网电源接线端子装置

剥去绝缘层的导线	脱落导线与其他部分的接触情况	是否导致防护措施短路

六、操作注意事项

测试期间，执行实验室正常安全程序。

起草人：李　文（北京市医疗器械检验所）

许慧雯（中国食品药品检定研究院）

复核人：何　骏（上海市医疗器械检测所）

余新华（中国食品药品检定研究院）

第四章
ME设备和ME系统对机械危险的防护

第一节　与运动部件相关的危险

一、间隙

（一）依据标准条款

9.2.2.2。

（二）检验设备

1.钢卷尺，精度不低于 ±1mm。

2.游标卡尺，精度不低于 ±0.1mm。

（三）测试步骤

1. 测试样品的准备　带有所有附件，应用部分和保护装置的DUT，应按预期使用状态安装。

2. 测试状态　DUT 仅在为达到最小间隙时提供电源，在测量过程中应断电。

3. 测试布置和程序

（1）预先检查使用说明书，确定DUT的患者使用对象（成人，儿童）。

（2）参照表2-4-1，对DUT运动部件进行分析，确定可能存在机械危害的运动部位及其可能伤害的人体部位（手指，身体，头部等）。

表2-4-1　可接受的间隙[a]

身体部位	成人间隙[a] mm	儿童间隙[a] mm	图示
身体	>500	>500	

第二篇　医用电气设备安全通用要求检验技术规范

续表

身体部位	成人间隙 [a] mm	儿童间隙 [a] mm	图示
头	>300 或 <120	>300 或 <60	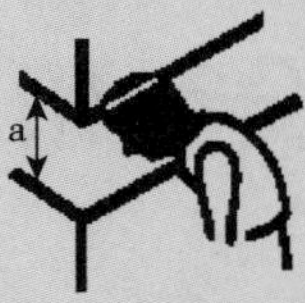
腿	>180	>180	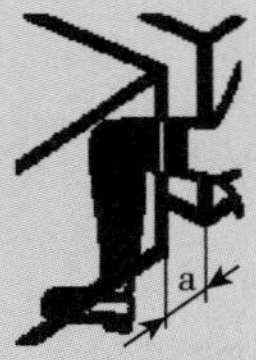
脚	>120 或 <35	>120 或 <25	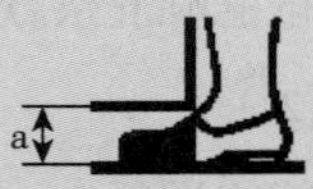
脚趾	>50	>50	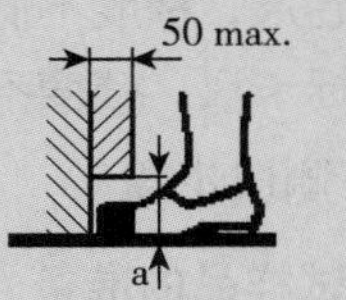
手臂	>120	>120	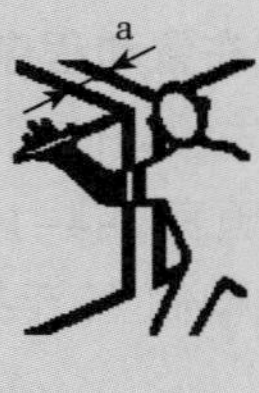
手掌、手腕、拳	>100	>100	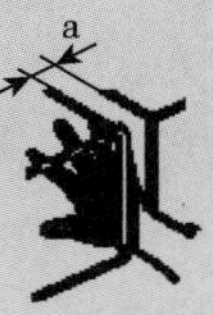
手指	> 25 或 < 8	> 25 或 < 4	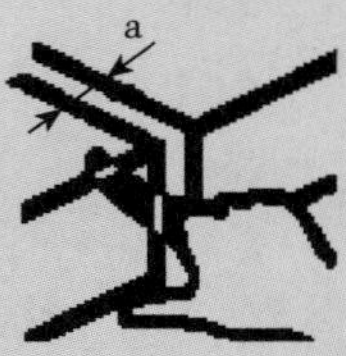

a 表中数值取自 GB/T 23821−2009。

（3）对确定的运动部位，进行逐一测试，测量其最大或最小的间隙。应充分考虑运动部件与 DUT 其他部位，与地面等之间的各种可能。

（4）结果判定　如果俘获区域的间隙符合表2-4-1规定的尺寸，则认为该俘获区域不会出现机械危险，判定为符合要求，否则判定为不符合要求。

（5）原始记录表格　原始记录表格见表2-4-2。

表2-4-2　条款9.2.2.2：间隙（俘获区域）

身体部位	可接受的成人空隙[1]（mm）	测量的成人空隙[1]（mm）	可接受的儿童空隙[1]（mm）	测量的儿童空隙[1]（mm）	备注
身体	> 500		> 500		
头	> 300 或 < 120		> 300 或 < 60		
腿	> 180		> 180		
脚	> 120 或 < 35		> 120 或 < 25		
脚趾	> 50		> 50		
手臂	> 120		> 120		
手掌、手腕、拳	> 100		> 100		
手指	> 25 或 < 8		> 25 或 < 4		

注：[1] 对结果的判定，通常应使用针对成人的数据。除非 DUT 特别针对儿童设计，应使用针对儿童的数据。

（6）操作注意事项　测试期间，执行实验室正常安全程序。在测试过程中，如 DUT 运动，须防止现场人员夹伤或发生碰撞危险。

二、过冲终端限位

（一）依据标准条款

9.2.3.2。

（二）检验设备

1.钢尺，精度不低于 ± 0.5%。

2.秒表，精度不低于 ± 1%。

（三）测试步骤

1.测试样品的准备　应按预期使用状态安装。

2.测试状态　DUT 应处于正常工作状态。选择以下三种不同状态进行测试：

——加载安全工作载荷；

——空载；或

——加载到可能产生最严重试验结果的任何中间水平的载荷。

测试的循环次数与条件详见表2-4-3。

表2-4-3 过冲限位测试循环次数与条件

结构	循环次数	测试条件
1. 电动机驱动：不提供范围限定系统 [a]	6000	以最大速度运行
2. 电动机驱动：提供一个或多个非独立的范围限定系统 [a, b]	50	使所有开关同时失效，并以最大速度运行
3. 电动机驱动：两个或两个以上独立的范围限定系统 [a, b]	1	使所有开关同时失效，并以最大速度运行
4. 手动驱动或电力辅助手动驱动	50	以任何速度运行，包括可合理预见的误用

[a] 范围限定系统包括所有停止运动所需的元器件，例如，它可包括限位开关、感知电路和相关的机械驱动机构。

[b] 要认定为独立的范围限定系统，除a规定的准则外，每个系统应符合以下两项内容：

1. 系统能直接使电动机断电；也就是说，开关或电动机控制器电路切断了电动机的转子或定子电流，或两者都被切断，且

2. 系统为操作者提供可明显识别范围限定系统故障的方式。该方式可是听觉的、视觉的或其他可辨别的指示器。

3. 测试布置和程序

（1）参照表2-4-3，分析DUT运动结构类型，确定测试循环次数和运动速度。

（2）被测运动部件以确定的速度朝向限位装置运动，完成相应次数的撞击。

（3）限位装置或其他机械装置，在完成测试后须仍能实现其预期功能。

（4）结果判定　试验完成后，如终端限位或其他机械装置仍能实现其预期功能，则判定为符合要求，否则判定为不符合要求。

（5）原始记录表格　原始记录表格见表2-4-4。

表2-4-4 条款9.2.3.2：过冲终端限位

运动部位	限位装置结构	循环次数	测试条件	测试结果

注：应在测试结果中明确在测试结束后，该过冲限位装置［能］［不能］继续实现其预期的功能。

其他的机械装置［能］［不能］继续实现其预期的功能。

（6）操作注意事项　测试期间，执行实验室正常安全程序。

起草人：许慧雯（中国食品药品检定研究院）

王　葳（上海市医疗器械检测所）

复核人：余新华（中国食品药品检定研究院）

何　骏（上海市医疗器械检测所）

第二节　与面、角和边相关的危险

一、与面、角和边相关的机械危险

（一）依据标准条款

9.3。

（二）检验设备

锐边测试仪，力值6.7N，力值误差不超过 ± 6%。

（三）测试步骤

1. 测试样品的准备　应按预期使用状态安装。

2. 测试状态　DUT 应处于正常工作状态。

（四）结果判定

目视检查，如DUT上不存在粗糙表面、尖角和锐边，或可能导致人员损伤或DUT的防护措施受到损害的粗糙表面、尖角和锐边已被覆盖则判定为符合要求，否则判定为不符合要求。

如果检查不足以确定边缘或毛刺的锐度，则使用锐边测试仪按照 UL 1439 进行试验。

（五）原始记录表格

原始记录表格见表2-4-5。

表2-4-5　条款9.3：与面、角和边相关的机械危险

试验部位说明	试验结果	备注

（六）操作注意事项

测试期间，执行实验室正常安全程序。

起草人：许慧雯（中国食品药品检定研究院）
　　　　王　葳（上海市医疗器械检测所）
复核人：余新华（中国食品药品检定研究院）
　　　　何　骏（上海市医疗器械检测所）

第三节　不稳定性的危险

一、运输状态下的不稳定性

（一）依据标准条款

9.4.2.1。

第二篇　医用电气设备安全通用要求检验技术规范

（二）检验设备

1.角度仪，精度不低于 ±0.2°。

2.10° 测试斜坡。

（三）测试步骤

1. 测试样品的准备 在试验之前，要按随附文件中的指示（或如果没有规定则按标准条款9.4.2.2）准备 DUT 或其部件。

2. 测试状态 DUT 或其部件应按照正常使用状态中任何可能的运输位置，放置于 10° 测试斜坡上。

3. 测试布置和程序

（1）使用角度仪确认测试斜坡角度。

（2）DUT或其部件应按照正常使用状态中任何可能的运输位置，放置于10° 测试斜坡上。

（3）观察DUT或其部件是否发生倾倒。

（四）结果判定

如DUT或其部件未发生倾倒，则判定为符合要求，否则判定为不符合要求。

（五）原始记录表格

原始记录表格见表2-4-6。

表2-4-6 条款9.4.2.1：运输状态下的不稳定性

DUT 或其部件	测试状态 （运输位置）	测试结果

注：在测试结果中，应明确DUT或其部件是否发生倾倒。

（六）操作注意事项

测试期间，执行实验室正常安全程序。

二、运输状态之外的不稳定性

（一）依据标准条款

9.4.2.2。

（二）检验设备

1.角度仪，精度不低于 ±0.2°。

2.5°、10° 测试斜坡。

（三）测试步骤

1. 测试样品的准备 DUT 接好所有规定的连接线、电源软电线和任何互连线。按正常使用中的规定将可拆卸部件、附件和载荷以最不利的情况组合。

具有设备电源输入插口的DUT要连接好规定的可拆卸电源软电线。

在倾斜面上连接线要以最不利于稳定的位置摆放。

如果有脚轮/轮子，要把它们暂时固定在最不利的位置，必要情况下使用锁定。

按随附文件中规定的正常使用最不利的位置放置门、抽屉、架子和类似的东西，且在满载与空载这两种情况中选择最恶劣的情况。

具有液体容器的DUT需要在容器装满或装一部分或不装液体中最不利的状态下试验。

DUT不与供电网相连。

试验地面要坚硬且平坦（例如：覆盖了2~4mm厚的乙烯地板材料的混凝土地面）。

2. 测试状态　DUT应按照正常使用状态中任何可能的位置，放置于5°或10°测试斜坡上。

3. 测试布置和程序

（1）使用角度仪确认测试斜坡角度。

（2）DUT或其部件应按照正常使用状态中任何可能的运输位置，放置于5°或10°测试斜坡上。

（3）观察DUT或其部件是否发生倾倒。

（四）结果判定

将DUT或其部件放置在与水平面成10°角的平面上，或者，如果有警告标志，且警告标志符合要求，则将DUT或其部件放置在与水平面成5°角的平面上来检验是否符合要求。如DUT或其部件未发生倾倒，则判定符合要求，否则判定不符合要求。

（五）原始记录表格

原始记录表格见表2-4-7。

表2-4-7　条款9.4.2.2：运输状态之外的不稳定性

DUT 或其部件	测试角度		测试结果		备注
	［　］10°	［　］5°	［　］倾倒	［　］未倾倒	
	［　］10°	［　］5°	［　］倾倒	［　］未倾倒	
	［　］10°	［　］5°	［　］倾倒	［　］未倾倒	

注：如5°角试验适用，应在备注中注明警告标志的内容和位置。

（六）操作注意事项

测试期间，执行实验室正常安全程序。

三、水平和垂直外力导致的不稳定性

（一）依据标准条款

9.4.2.3。

（二）检验设备

1. 台秤，精度不低于 ±2%。

2. 推力计，精度不低于 ±6%。

3. 钢卷尺，精度不低于 ± 0.5%。

4. 800N 砝码，允差不超过 ± 5%。

（三）测试步骤

1. 测试样品的准备 DUT 接好所有规定的连接线、电源软电线和任何互连线。按正常使用中的规定将可拆卸部件、附件和载荷以最不利的情况组合。

具有设备电源输入插口的 DUT 要连接好规定的可拆卸电源软电线。

在斜面上连接线要以最不利于稳定的位置摆放。

如果有脚轮/轮子，要把它们暂时固定在最不利的位置，必要情况下使用锁定。

按随附文件中规定的正常使用最不利的位置放置门、抽屉、架子和类似的部件，且在满载与空载这两种情况中选择最恶劣的情况。

具有液体容器的 DUT 需要在容器装满或装一部分或不装液体中最不利的状态下试验。

DUT 不与供电网相连。

试验地面要坚硬且平坦（例如：覆盖了 2~4mm 厚的乙烯地板材料的混凝土地面）。

2. 测试状态 DUT 应按照正常使用状态中任何可能的位置，放置于水平面上。

3. 测试布置和程序

（1）水平推力 将 DUT 放置在一个水平面上，并从除向上以外的任意方向对其施加等于其重量 15% 的外力，最大不超过 150N。除非另有标识，外力要施加在 DUT 的任意部位，但是不要超过距地面 1.5m。使用一个水平方向的障碍物防止 DUT 在地面上滑动，障碍物高度不能超过 20mm 且紧固在地面上。如果施加的外力导致了 DUT 的侧向运动，那么最小程度地适当增加障碍物的高度以阻止这个侧向运动。

（2）垂直推力 将 DUT 放置在一个水平面上，对患者支撑表面外的任一工作表面最大力矩点施加持续向下的 800N 外力。此工作表面应除患者支撑面外，最小面积为 20cm × 20cm，离地面高度不超过 1m，明显地可用于踩或坐。

（四）结果判定

如 DUT 未发生倾倒，则判定为符合要求，否则判定为不符合要求。

（五）原始记录表格

原始记录表格见表 2-4-8。

表 2-4-8　条款 9.4.2.3：水平和垂直外力导致的不稳定性

DUT 或其部件	测试布置 （施加力，力的方向，DUT 重量，力施加点）	测试结果
		[ ] 倾倒 [ ] 未倾倒
		[ ] 倾倒 [ ] 未倾倒
		[ ] 倾倒 [ ] 未倾倒

（六）操作注意事项

测试期间，执行实验室正常安全程序。

四、推动的力

（一）依据条款要求

9.4.2.4.2。

（二）检验设备

1. 秒表，精度不低于 ±1%。

2. 推力计，精度不低于 ±6%。

3. 钢卷尺，精度不低于 ±0.5%。

（三）测试步骤

1. 测试样品的准备　无特殊要求。

2. 测试状态　DUT 应处于正常使用状态。

3. 测试布置和程序

（1）将 DUT 放置在一个坚硬平坦的水平地面（如覆盖了 2~4mm 厚乙烯地板材料的混凝土地面）。

（2）选取并记录推力施加点。该点最高距离地面 1m。如果 DUT 高度不超过 1m 的话，推力施加在其最高点。

（3）对 DUT 施加推力，使其以 0.4 m/s ± 0.1 m/s 速度推进。

（4）使用推力计记录所需的外力力值。

（四）结果判定

如推动 DUT 所需力未超过 200N，则判定为符合要求，否则判定为不符合要求。

（五）原始记录表格

原始记录表格见表 2-4-9。

表 2-4-9　条款 9.4.2.4.2：推动的力

施加部位	施加点到地面的距离（m）	测试状态			施加力（N）	备注
		运动时间（s）	运动距离（m）	推进速度（m/s）		

（六）操作注意事项

测试期间，执行实验室正常安全程序。

五、越过门槛的运动

（一）依据标准条款

9.4.2.4.3。

（二）检验设备

1. 秒表，精度不低于 ± 1%。

2. 游标卡尺，精度不低于 ± 0.02mm。

3. 钢尺，精度不低于 ± 0.5%。

4. 10 mm 高 80 mm 宽的门槛。

（三）测试步骤

1. 测试样品的准备　DUT 配置为运输状态，并按随附文件规定的位置装配安全工作载荷。

2. 测试状态　DUT 应按照运输状态，放置于水平面上。

3. 测试布置和程序　DUT 以正常使用移动，向前越过一个紧固于地面的垂直固体障碍物 10 次（上去和下来）。障碍物应有高 10mm ± 0.5 mm 的一个矩形断面，至少宽 80mm 并且倒角 2mm ± 0.1 mm。应按照随附文件中使用说明书中的操作方法推过障碍物，或者，如果说明书中没有给出方法，用以下方法进行试验：对通过人力推动的移动式 DUT，所有的轮子和脚轮都要以 0.8 m/s ± 0.1m/s 的速度冲击障碍物，或者，对由电动机驱动的移动式 DUT，使用最大的速度。人力推动的移动式 DUT 通过把手来推动。

（四）结果判定

如 DUT 能够越过障碍物，不发生倾倒，且基本安全和基本性能保持不变，则判定为符合要求，否则判定为不符合要求。

注：会影响基本安全的损坏的例子包括 GB 9706.1 中 8.9 要求的爬电距离和电气间隙减小、接触到超出 GB 9706.1 中 8.4 限制的部件、或接触到可能引发伤害的运动部件。

如果试验导致了基本安全的缺失，对确认有帮助的评估条款有：

——第 8 章和 11.6 中的内容；

——8.3.3 中规定的电介质强度试验，用来评估提供防护措施的固体绝缘的完整性；以及

——测量爬电距离或电气间隙与 8.9 中规定的最小距离的值进行比较。

（五）原始记录表格

原始记录表格见表 2-4-10。

表 2-4-10　条款 9.4.2.4.3：越过门槛的运动

DUT 测试状态	运动时间 （s）	运动距离 （m）	运动速度 （m/s）	测试结果	备注
				[ ] 未越过 [ ] 越过倾倒　[ ] 越过未倾倒	
				[ ] 未越过 [ ] 越过倾倒　[ ] 越过未倾倒	
				[ ] 未越过 [ ] 越过倾倒　[ ] 越过未倾倒	

注：如必要，需在备注中注明越过障碍物后，DUT 维持基本安全和基本性能的情况。

（六）操作注意事项

测试期间，执行实验室正常安全程序。

六、运输状态中的不稳定性

（一）依据标准条款

9.4.3.1。

（二）检验设备

1. 角度仪，精度不低于 ±0.2°。

2. 游标卡尺，精度不低于 ±0.02mm。

3. 钢尺，精度不低于 ±0.5%。

（三）测试步骤

1. 测试样品的准备　DUT 接好所有规定的连接线、电源软电线和任何互连线。按正常使用中的规定将可拆卸部件、附件和载荷以最不利的情况组合。

具有设备电源输入插口的 DUT 要连接好规定的可拆卸电源软电线。

在倾斜面上连接线要以最不利于稳定的位置摆放。

如果有脚轮/轮子，要把它们暂时固定在最不利的位置，必要情况下使用锁定装置。

按随附文件中规定的正常使用最不利位置放置门、抽屉、架子和类似的东西，且在满载与空载这两种情况中选择最恶劣的情况。

具有液体容器的 DUT 需要在容器装满或装一部分或不装液体中最不利的状态下试验。

DUT 不与供电网相连。

试验地面要坚硬且平坦（例如：覆盖了 2~4mm 厚的乙烯地板材料的混凝土地面）。

2. 测试状态　为 DUT 配置安全工作载荷，使其处于运输状态或正常使用时最不利情况。

3. 测试布置和程序

（1）使用角度仪确认测试斜坡角度为 10°。

（2）启动 DUT 的锁定装置（如制动器），将其以运输状态（或正常使用位置的最坏情况）放置在测试斜坡上。如果有脚轮，将其放置在最坏情况的位置。

（3）测量并记录 DUT 相对于测试斜坡发生移动的距离。

（四）结果判定

除了最初的弹性运动、蠕动和脚轮的转动，DUT 的移动距离不超过 50mm，则判定为符合要求，否则判定为不符合要求。

（五）原始记录表格

原始记录表格见表 2-4-11。

第二篇　医用电气设备安全通用要求检验技术规范

表2-4-11 条款9.4.3.1：运输状态中的不稳定性

DUT测试状态（放置位置，工作载荷，锁定装置，脚轮位置，外力施加点及力值）	移动距离（mm）	备注

（六）操作注意事项

测试期间，执行实验室正常安全程序。

七、非运输状态的不稳定性

（一）依据标准条款

9.4.3.2。

（二）检验设备

1. 角度仪，精度不低于±0.2°。

2. 游标卡尺，精度不低于±0.02mm。

3. 钢尺，精度不低于±0.5%。

4. 推力计，精度不低于±6%。

5. 秤，精度不低于±2%。

（三）测试步骤

1. 测试样品的准备 DUT接好所有规定的连接线、电源软电线和任何互连线。按正常使用中的规定将可拆卸部件、附件和载荷以最不利的情况组合。

具有设备电源输入插口的DUT要连接好规定的可拆卸电源软电线。

在倾斜面上连接线要以最不利于稳定的位置摆放。

如果有脚轮/轮子，要把它们暂时固定在最不利的位置，必要情况下使用锁定装置。

按随附文件中规定的正常使用最不利的位置放置门、抽屉、架子和类似的东西，且在满载与空载这两种情况中选择最恶劣的情况。

具有液体容器的DUT需要在容器装满或装一部分或不装液体中最不利的状态下试验。

DUT不与供电网相连。

试验地面要坚硬且平坦（例如：覆盖了2~4mm厚的乙烯地板材料的混凝土地面）。

2. 测试状态

（1）在适当位置配备了安全工作载荷的移动式DUT被放置在与水平面成5°的坚硬平坦的平面上，同时锁死轮子或启动制动系统。

（2）在适当的位置配备了安全工作载荷的DUT被放置在水平面上，并启动锁定装置（如制动器）。

3. 测试布置和程序

（1）将在适当位置配备了安全工作载荷的移动式DUT放置在与水平面成5°的坚硬平坦的平

面上，同时锁死轮子或启动制动系统。测量并记录DUT相对于测试斜坡发生移动的距离。

（2）将在适当的位置配备了安全工作载荷的DUT被放置在水平面上，并启动锁定装置（如制动器）。如果有脚轮，将其放置在最不利的位置。如有必要，称量并记录DUT的重量。在不会导致DUT失衡的最高点但不超过距地面1.5m的高度，从除向上以外的任意方向对其施加等于其重量15%的外力，最大不超过150N。记录外力施加点的位置及高度、外力力值及DUT相对水平面移动距离。

（四）结果判定

除了最初的弹性运动、蠕动和脚轮的转动，DUT的移动距离不超过50mm，则判定为符合要求，否则判定为不符合要求。

（五）原始记录表格

原始记录表格见表2-4-12。

表2-4-12 条款9.4.3.2：非运输状态中的不稳定性

DUT 测试状态（放置位置，工作载荷，锁定装置，脚轮位置）	DUT 重量（kg）	外力			移动距离（mm）	备注
		力值（N）	施加位置	高度（mm）		

（六）操作注意事项

测试期间，执行实验室正常安全程序。

八、把手和其他提拎装置

（一）依据标准条款

9.4.4c。

（二）检验设备

1.秤，精度不低于 ±2%。

2.游标卡尺或钢尺，精度不低于 ±0.5%。

3.秒表，精度不低于 ±1%。

4.砝码，允许误差不超过 ±5%。

5.拉力计，精度不低于 ±1%。

（三）测试步骤

1.**测试样品的准备** 选取一个带有全部负载配件并包括完整外壳的位于正常使用位置的典型样品。

2.**测试状态** DUT 带有全部负载配件并位于正常使用位置，但不启动。

3. 测试布置和程序

（1）如果把手仅有1个，称量并记录DUT的重量，对把手施加4倍于DUT重量的试验力；

（2）如果把手超过1个，使用拉力计测量，在正常搬运DUT时，各个把手承担DUT重量所需的力值。在各把手上施加的试验力值4倍于该测量值。

（3）如果DUT有多个把手，但设计上允许每个把手单独搬运DUT，则应对每个把手单独施加4倍于DUT重量的试验力。

（4）为完成试验，应采用适当的方法将DUT固定住。记录外力施加的方向和试验现象。

（5）测试时，在正常使用和运输条件下的任何方向上，试验力均匀地施加在把手中心7cm的宽度上，在5~10秒内，将力值从0开始逐渐增大到试验力值，并保持1分钟。观察并记录试验结果。

（四）结果判定

如把手未从DUT上松脱，或发生任何永久性的变形、开裂，或其他损坏现象则判定为符合要求，否则判定为不符合要求。

（五）原始记录表格

原始记录表格见表2-4-13。

表2-4-13　条款9.4.4c：把手和其他提拎装置

DUT 把手位置	DUT 重量（kg）	把手承受的力（N）	试验力值（N）	施加方向	试验结果	备注

注：

（六）操作注意事项

测试期间，执行实验室正常安全程序。

起草人：许慧雯（中国食品药品检定研究院）
王　葳（上海市医疗器械检测所）
复核人：余新华（中国食品药品检定研究院）
何　骏（上海市医疗器械检测所）

第四节　声能（包括次声和超声）和振动

一、可听声能

（一）依据标准条款

9.6.2.1。

（二）检验设备

1.半波回声试验室，本底噪声不超过18dB（A）。

2.符合IEC 61672-1和IEC 61672-2的A计权声压计，量程60~150 dB，精度1级。

3.钢尺，精度不低于 ± 0.5%。

4.计时器，精度不低于 ± 1%。

（三）测试步骤

1.测试样品的准备 选择合适的供电电路。在声压检测过程中，确保随附文件中提及的保护措施到位。

2.测试状态 DUT外壳完整齐备，在正常条件下以最不利状态工作。

3.测试布置和程序

（1）使DUT工作在额定电压或额定电压的上限。

（2）将DUT放入半波回声试验室。DUT与室内任何墙壁或其他物体的距离至少3m。当无法在半波回声试验室进行声能测量时（例如，对于大型永久性安装的ME设备），测量可在现场进行。

（3）选取正常使用时患者、操作者和其他人，与DUT声源（噪声）之间的最小距离，测量并记录最大A计权声压级。

（四）结果判定

除来自听觉报警信号的声音外，正常使用的情况下，如测得的声压不超过以下规定的水平，则判定为符合要求，否则判定为不符合要求：

——一个24小时时间段，累计24小时承受80dB（A）的声压级；若24小时时间段内的承受时间减半，则限值增加3dB（A）；

——脉冲或撞击声能（噪声）为140dB（C）（峰值）声压级。

（五）原始记录表格

表2-4-14   条款9.6.2.1 可听声能

测试点的位置	测试点至 DUT 的距离（mm）	最大声压级（dB）	持续时间（h）

（六）操作注意事项

测试期间，执行实验室正常安全程序。

如果A计权声压等级超过80dB（A），宜考虑噪声防护措施。

二、手传振动

（一）依据标准条款

9.6.3。

（二）检验设备

检验设备按照GB/T 14790.1中的要求。

（三）测试步骤

1. 测试样品的准备　测试样品的准备按照 GB/T 14790.1 中的要求。

2. 测试状态　测试状态按照 GB/T 14790.1 中的要求。

3. 测试布置和程序　测量方法按照 GB/T 14790.1 中的要求。

（四）结果判定

测量部位的加速度值不超过以下限制，则判定为符合要求，否则需进一步检验对患者、操作者以及其他人员保护措施的有效性：

——24 小时时间段，8 小时累计时间内的加速度为 $2.5m/s^2$。

——不同时间内的容许加速度与时间的平方根成反比（例如，2 小时内的容许加速度为 $5.0m/s^2$）。

注：可按以下公式采用内插法和外推法计算容许加速度。

$2.5 \times \sqrt{(8/t)}$，式中 t 是 24h 时间段内的累计时间。

（四）原始记录表格

原始记录表格见表 2-4-15。

表 2-4-15　手传振动

DUT	持续时间（h）	手传振动频率计权均方根加速度（m/s²）

（五）操作注意事项

测试期间，执行实验室正常安全程序。

起草人：余新华（中国食品药品检定研究院）

王　葳（上海市医疗器械检测所）

复核人：何　骏（上海市医疗器械检测所）

郑　佳（中国食品药品检定研究院）

第五节　压力容器

（一）依据标准条款

9.7.5。

（二）检验设备

1. 水泵，1~1000MPa。

2. 水压计，精度不低于 ±5%。

（三）测试步骤

1. 测试样品的准备　先将被测压力容器空置，按正常使用状态连接承压管路及部件。在进（气）液口连接水泵和水压计，在被测压力容器及管路中充满水，采取适当的措施封堵住出（气）液口，并确保在测试过程中不在封堵处泄露。

2. 测试状态　DUT 外壳完整齐备，在正常条件下进行。

3. 测试布置和程序

（1）由最大容许工作压力，在图 2-4-1 中得到倍增系数，从而计算的到试验压力。

（2）启动水泵，逐渐将水压增加到试验压力，并保持 1 分钟。如 DUT 不能做水压试验，可选用适的气体做气压试验。

（四）结果判定

如未出现以下现象，则判定为符合要求，否则判定为不符合要求。

1. 被测样品破裂或永久（塑性）变形或泄漏。

2. 在水压低于试验压力 40% 或最大容许工作压力时（两者取大者），在密封垫圈处发生泄漏。

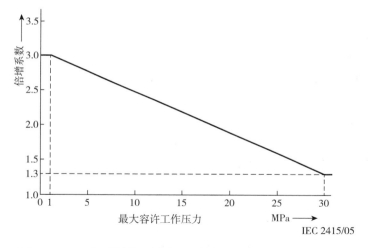

图 2-4-1　水压试验压力与最大容许工作压力的比例关系

（五）原始记录表格

原始记录表格见表 2-4-16。

表 2-4-16　条款 9.7.5 压力容器

对被测容器及部件的描述	液压或气压试验	最大允许工作压力	容器或部件的容积 L	倍增系数	试验压力	试验结果	备注

第二篇　医用电气设备安全通用要求检验技术规范

（六）操作注意事项

测试期间，执行实验室正常安全程序。

起草人：余新华（中国食品药品检定研究院）

王 葳（上海市医疗器械检测所）

复核人：何 骏（上海市医疗器械检测所）

郑 佳（中国食品药品检定研究院）

第六节　支撑系统相关的危险

一、拉伸安全系数

（一）依据标准条款

9.8.2。

（二）检验设备

1.秤，精度不低于 ±2%。

2.拉力表，精度不低于 ±6%。

3.砝码，允许偏差不超过 ±5%。

（三）测试步骤

1. 测试样品的准备　试验前，使被测支撑装置处于在正常使用下最不利的位置。

2. 测试状态　试验期间不可开通电源。

3. 测试布置和程序

（1）通过表2-4-17确定被测支撑系统的最小拉伸安全系数。

（2）通过总载荷乘以最小拉伸安全系数计算得到试验载荷。

（3）对被测支承装置逐渐加载至试验载荷，并保持1分钟。

（4）对于具有蠕变问题的材料，如塑料或其他非金属材料，1分钟试验时间可能需要延长。

表2-4-17　拉伸安全系数的确定

	情况		最小拉伸安全系数 a	
序号	系统部件	延伸率	A[b]	B[c]
1	支承系统部件不会因磨损失效	金属材料[d]规定的断裂延伸率大于或等于5%	2.5	4
2	支承系统部件不会因磨损失效	金属材料[d]规定的断裂延伸率小于5%	4	6
3	支承系统部件会磨损失效[e]，且无机械防护装置	金属材料[d]规定的断裂延伸率大于或等于5%	5	8
4	支承系统部件会磨损失效[e]，且无机械防护装置	金属材料[d]规定的断裂延伸率小于5%	8	12

续表

	情况		最小拉伸安全系数 a	
5	支承系统部件会磨损失效 e，且有机械防护装置（或多支承系统中的主系统）	金属材料 d 规定的断裂延伸率大于或等于 5%	2.5	4
6	支承系统部件会磨损失效 e，且有机械防护装置（或多支承系统中的主系统）	金属材料 d 规定的断裂延伸率小于 5%	4	6
7	机械防护装置（或多支承系统中的备用系统）		2.5	4

a 拉伸安全系数是针对15.3.7中定义的条件（例如，环境影响、磨损的消减作用、腐蚀、材料的疲劳和老化）。

b A 类 = 材料拉伸强度和所有预期的外力都可量化，且精确得知。

c B 类 = A 类以外的；特别是材料拉伸强度和所有预期的外力可粗略得知，但不像 A 类拉伸安全系数那样有足够的精度。

d 对于非金属材料，采用特殊的标准来规定其拉伸安全系数（见附录 A 的原理说明，条款9.8）。

e 需要考虑磨损失效的组件包括：链条、缆绳（钢丝绳）、皮带、插座螺钉螺母、弹簧、气管和液压管、垫圈或气路、液路的活塞环。

（四）结果判定

如被测的支承设备在1分钟内能够保持平衡或者不会导致不可接受的风险（未发生的损害影响到安全制动机构或其他限制机构为实现预期功能的能力），则判定为符合要求，否则判定为不符合要求。

（五）原始记录表格

原始记录表格见表2-4-18。

表2-4-18　拉伸安全系数

被测的支承设备	总载荷	拉伸安全系数	试验载荷	试验后设备是否能正常工作	机械防护装置是否动作	备注

（六）操作注意事项

测试期间，执行实验室正常安全程序。

二、来自人体重量的静载荷

（一）依据标准条款

9.8.3.2。

（二）检验设备

1.秤，精度不低于 ±2%。

2.拉力表，精度不低于 ±6%。

3.秒表，精度不低于 ±1%。

4.砝码，允差不超过 ±5%。

（三）测试步骤

1. 测试样品的准备　试验前，患者支承/悬挂系统应水平放置于对其在正常使用下最不利的位置。

2. 测试状态　试验期间不可开通电源。

3. 测试布置和程序

（1）对脚踏板的试验载荷等同于两倍135kg或两倍目标人体载荷，取二者中较大者。

（2）在被测脚踏板上0.1m²区域，施加试验载荷，并持续1分钟。

（3）对于患者或操作者可能坐上去的支承或悬挂系统，通过使用说明书中定义的用来代表患者或操作者的安全工作负荷确定试验载荷。试验载荷为安全工作负荷的60%或最小80kg。

（4）将等同于试验载荷的重物或砝码放置于重心距支承/悬挂系统外部边缘60 mm的位置上，至少持续1分钟。

（四）结果判定

如试验后，脚踏板和其固定件以及支承/悬挂系统未出现与正常状态相比大于5°的任何损坏或永久变形，从而产生不可接受风险，则判定为符合要求，否则判定为不符合要求。

（五）原始记录表格

原始记录表格见表2-4-19。

表2-4-19　来自人体重量的静载荷

脚踏板/支承或悬挂系统	试验载荷	测试结果	备注

（六）操作注意事项

测试期间，执行实验室正常安全程序。

三、条款 9.8.3.3 来自人体重量的动载荷

（一）依据标准条款

9.8.3.3。

（二）检验设备

1.秤，精度不低于 ±2%。

2.拉力表，精度不低于 ± 6%。

3.钢尺，精度不低于 ± 0.5%。

4.砝码，允差不超过 ± 5%。

（三）测试步骤

1. 测试样品的准备　试验前，患者支承 / 悬挂系统应水平放置于对其在正常使用下最不利的位置。

2. 测试状态　试验期间不可开通电源。

3. 测试布置和程序

（1）由随附文件中规定的患者或操作者重量的安全工作载荷确定试验载荷。

（2）在图 2-4-2 中描述的人体上架组件的顶槽内装入等同于试验载荷的重物或砝码。

（3）对于患者或操作者可坐的支承/悬挂区域，将装载好的人体上架组件从距离该区域正上方 15mm 高处落下。

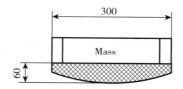

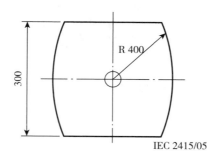

IEC 2415/05

图 2-4-2　人体重量模型

单位：mm

B 人体重量模型的顶槽是由木质、金属或类似材料制成。槽预期用于装载适当的人体重量，多采用高密度材料（例如，铅）。底座部分采用泡沫材料。由于随重物一同跌落，泡沫材料的属性似乎并不重要，所以未规定泡沫材料的弹性或弹力系数（ILD 或 IFD 等级）。泡沫材料是圆柱形而不是球形。

（四）结果判定

如试验后支撑/悬挂系统能维持基本安全和基本性能，则判定为符合要求，否则判定为不符合要求。

（五）原始记录表格

原始记录表格见表 2-4-20。

表2-4-20　来自人体重量的动载荷

被测区域	试验载荷	测试结果	备注

（六）操作注意事项

测试期间，执行实验室正常安全程序。

四、一次性启动的机械防护装置

（一）依据标准条款

9.8.4.3。

（二）检验设备

砝码，允差不超过±5%。

（三）测试步骤

1. 测试样品的准备　具有代表性的样品配备正常使用时全部负荷，包括可选件、附件以及全部外壳。

2. 测试状态　样品试验时不通电。

3. 测试布置和程序　用于支承载荷的链条、缆绳（钢丝绳）、卡箍、弹簧、输送带、丝杆千斤顶、液压管或气路软管、结构部件或类似部件，采用适当手段使其失效（用于试验机械防护装置），进而导致最大的正常载荷从该DUT结构允许的最恶劣位置跌落。如果该系统用于支承患者或操作者，其载荷要包括9.8.3.1中定义的安全工作载荷。

（四）结果判定

如未出现机械防护装置损坏会导致其功能受到影响的任何证据，则判定为符合要求，否则判定为不符合要求。

（五）原始记录表格

原始记录表格见表2-4-21。

表2-4-21　一次性启动的机械防护装置

支承系统	失效手段	试验载荷	试验结果	备注

（六）操作注意事项

测试期间，执行实验室正常安全程序。

起草人：余新华（中国食品药品检定研究院）
王　葳（上海市医疗器械检测所）
复核人：何　骏（上海市医疗器械检测所）
郑　佳（中国食品药品检定研究院）

第五章
对超温和其他危险的防护

第一节 ME 设备超温

一、依据标准条款

11.1。

二、检验设备

1.温度记录仪。

2.与温度记录仪兼容的热电偶。

3.电压表精度不低于 ± 1.5%。

4.试验角（线性尺寸至少为DUT线性尺寸的115%）。

5.可调稳压交流电源。

6.负载电阻和/或可选附件。

7.欧姆表 精度不低于 ± 5%。

8.秒表精度不低于 ± 1%。

9.频率计精度不低于 ± 0.2%。

三、测试步骤

（一）测试样品的准备

典型的DUT，并且所有可选附件和患者应用部分的配置应在符合随附文件规定的情况下，保证能够提供正常使用中的最大可能负载。

（二）测试状态

1. DUT正常负载条件下运行。

2. DUT放置在黑色试验角中，当判定试验角不会影响测量，则试验角可以忽略。受试ME设备按下述规定放在试验角内：

（1）通常在地板上或者桌子上使用的ME设备，要尽量像正常使用时一样靠近板壁；

（2）通常固定在墙上的ME设备，要像在正常使用时那样安装在一面板壁上，并尽可能靠近另一面板壁和地板或天花板；

（3）通常固定在天花板上的 ME 设备，要像正常使用时那样固定在尽量靠近板壁的天花板上；

注：黑色试验角是一个无气流的角落，由地板、两块相互垂直的板壁以及放在板壁上面充当天花板的 20mm 厚、涂成无光黑色的胶合板组成。用带孔的网格（孔的直径 7mm、彼此间距 100mm）覆盖胶合板的整个表面，使它与小钉板类似。将带有热电偶的熏黑的红铜片或黄铜片连接到孔上。将这些铜片放进足够多的孔内，以覆盖被测产品的整个表面区域。试验角的线性尺寸至少应为 DUT 线性尺寸的 115%。将热电偶连到 DUT 外壳上最热区域的壁面上。如果有必要使用红铜或黄铜片，那么将热电偶连到最热位置处直径为 15mm ± 5mm、厚度为 1mm ± 0.5mm 的铜片上。

（三）测试布置和程序

1. 供电 有电热元件的 ME 设备按正常使用运行，所有电热元件除开关联锁阻断外均通以电流，供电电压等于最高额定电压的 110%。

由电动机驱动的 ME 设备，在正常负载和正常持续周期下运行，使用从最低额定电压的 90% 和最高额定电压的 110% 之间最不利的电压。

由加热元件和电机驱动的组合设备及其他 ME 设备在最高额定电压的 110% 和最低额定电压的 90% 两种电压下进行试验。

当模块单独进行试验时，试验设置模拟正常使用时可能影响试验结果的最坏情况的条件

2. 对于预期非连续运行的 ME 设备 使 DUT 运行在待机/静止模式，直至达到热稳定。然后在正常使用条件下运行 DUT 达到 7 小时，或经过若干连续周期再次达到热稳定，取两者中较短的时间。根据随附文件中制造商的建议加载负荷。每个周期中开启和关闭的时间应取制造商提供的随附文件中的额定开启和关闭时间。

对于连续运行的 ME 设备：ME 设备运行直到达到热稳态。

3. 测量绕组温度，首选电阻法 铜绕组温度升高的值按照下面的公式计算：

$$\Delta T = \frac{R_2 - R_1}{R_1}(234.5 + T_1) - (T_2 - T_1)$$

式中，ΔT 表示升高的温度值（℃）；R_1 表示试验开始时的电阻（Ω）；R_2 表示试验结束时的电阻（Ω）；T_1 表示试验开始时的室温（℃）；T_2 表示试验结束时的室温（℃）。

试验开始时，绕组处于室温状态。

注意：关闭开关后，先尽可能快地对电阻进行一次测量，然后按一定的周期进行多次测量，并绘制出电阻相对于时间的变化曲线，以确定关闭开关瞬间的电阻值。

4. 通过测量受试部件的温升再加上技术说明书（见 7.9.3.1）中规定的容许的最高环境温度来确定部件的最高温度。如果热调节装置使得此方法不适合时，可以根据风险管理文件确定测量的替代方法。

注 1：某些情况下，最好在所允许的最大环境温度进行测量，从而就不需要进行数值修正。

注 2：如果电阻法不能实施，推荐使用热电偶。

5. 热电偶方法测试是表 2-5-1 中的温度限值减掉 10℃。

四、结果判定

记录各测试点的温度，与表2-5-1，表2-5-2和表2-5-3及随附文件中规定的温度比较，高于限值温度判定为不符合要求。ME设备不应导致试验角表面温度超过90°，若在测试中ME设备导致试验角温度超过90°，判定为不符合要求。在正常状态下热断路器不应动作，若导致热断路器动作，判定为不符合要求。

表2-5-1 部件容许的最高温度

部件	最高温度 /℃
绝缘，包括绕组绝缘 [a]	
——A 级材料	105
——E 级材料	120
——B 级材料	130
——F 级材料	155
——H 级材料	180
有 T 标记的部件	T [b]
其他元器件和材料	[c]
与燃点为 T℃的易燃液体接触的部件	T−25
木材	90

[a]：绝缘材料依据GB/T 11021进行分类。应考虑绝缘系统中的任何不一致的材料都会将系统的最高温度限值降低到单种材料限值之下的情况。

[b]：T标记用来标记最高工作温度。

[c]：对每种材料和元器件，应考虑每种材料或元器件的温度额定值来确定适当的最高温度，每个元器件的使用都应与额定温度一致，当存在疑问时，宜进行GB 9706.1中8.8.4.1的球压试验。

表2-5-2 ME 设备可能被触及部件容许的最高温度

ME 设备及其部件		最高温度 [a]/℃		
		金属和液体	玻璃，瓷器，玻璃质材料	模制材料，塑料，橡胶，木材
ME 设备外表面可能接触的时间 "t"	t<1 秒	74	80	86
	1 秒 ≤ t<10 秒	56	66	71
	10 秒 ≤ t<1 分钟	51	56	60
	1 分钟 ≤ t	48	48	48

[a]：这些温度限值适用于触及成人的健康皮肤。其不适用于当大面积皮肤（全身表面的10％或更大）可能与热表面接触。其也不适用于头部表面10％以上皮肤接触的情况。如果是这种情况，应确定适当的限值并记录在风险管理文档中。

表2-5-3　与皮肤接触的ME设备的应用部分容许的最高温度

ME设备的应用部分		最高温度 [a、b]/℃		
		金属和液体	玻璃，瓷器，玻璃质材料	模制材料，塑料，橡胶，木材
应用部分与患者接触的时间"t"	t<1分钟	51	56	60
	1分钟≤t<10分钟	48	48	48
	10分钟≤t	43	43	43

[a]：这些温度限值适用于触及成人的健康皮肤。其不适用于当大面积皮肤（全身表面的10%或更大）可能与热表面接触。其不适用于头部表面10%以上皮肤接触的情况。如果是这种情况，应确定适当的限值并记录在风险管理文档中。

[b]：当为达到临床受益应用部分需要超过GB 9706.1中表24中的温度限值时，风险管理文档应包含产生的受益优于任何相关风险增加的文件。

五、原始记录表格

ME设备超温的原始记录见表2-5-4，若采用变电阻法测得的温度记录见表2-5-5。同时描述试验过程中，热断路器是/否运行；密封或灌注是/否流出。

表2-5-4　ME设备超温记录表

电源电压：				试验条件：	
室温℃			试验持续时间：		
测量位置	测得温度℃	修正温度℃	温升℃	温度限值℃	备注

表2-5-5　变电阻法测得的温度

绕组名称	℃	Ω	℃	Ω	℃	℃	备注

六、操作注意事项

1.准备合适的灭火器。

2.试验时采取常规的实验室安全防护措施。

3.当连接了热电偶进行试验时，由于存在危险电压，放置零件时应格外小心。同样，连接热电偶后，要考虑到电压和频率对测量装置的影响。

起草人：王建军　柳晶波（辽宁省医疗器械检验检测院）

复核人：何　骏（上海市医疗器械检测所）

郑　佳（中国食品药品检定研究院）

第二节　富氧环境中的着火风险

一、依据标准条款

11.2.2.1。

二、检验设备

1.火花点燃试验装置（图2-5-1）。

2.氧气源。

3.电压表，精度不低于±1.5%（1000V以内）。

4.电压表，精度不低于±3%（1000V及以上）。

5.电流表，精度不低于±1.5%（5A内）。

6.电流表，精度不低于±2.5%（5A及以上）。

7.电压源/电流源。

8.氧浓度测试设备。

9.流速测试设备。

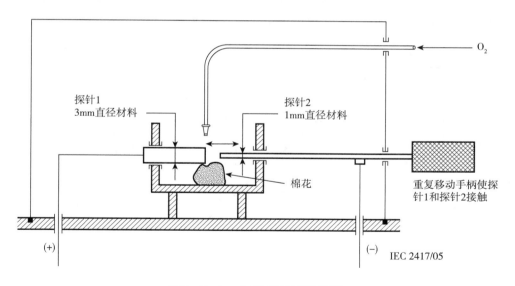

图2-5-1　火花点燃试验装置

三、测试步骤

（一）测试样品准备

本试验确定是否存在引燃源。

（二）测试状态

1.本试验中使用存在引燃源的样品材料。

2.应选取对医用电气设备最不利的试验条件（氧气浓度、电气参数等）。

3.和医用电气设备连接在一起的富氧环境相关的单一故障条件包括下面内容。

（1）通风系统失效。

（2）隔挡失效。

（3）形成引燃源的元件失效。

（4）提供等效于至少一重患者防护措施但少于两重患者防护措施的绝缘（无论是固体材料或是间隙）失效，其失效能够产生引燃源。

（5）导致富氧气体泄漏的气动元件失效。

（三）测试布置和程序

1.使用被考察的材料制作的两根接触探针相对放置（图2-5-1）。一根探针直径1mm，另一根3mm。

2.按图2-5-2~图2-5-4所示将电源连接到探针上。

3.在靠近两根探针的接触表面放置一片棉花，经由管道用不大于0.5m/s速度的氧气持续冲刷接触位置。将阴极移向阳极使其接触再将其移走。

4.在确认不会点燃火花之前应至少进行300次试验，如果由于电极表面不佳而使火花变小，应使用锉刀清洁电极，如果棉花由于氧化而变黑时应进行更换。

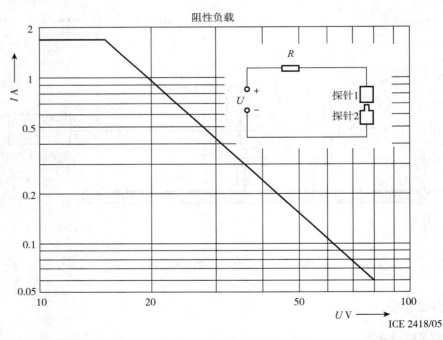

图2-5-2 富氧环境纯阻性电路中测得的最大容许电流I和最大容许电压U的函数关系

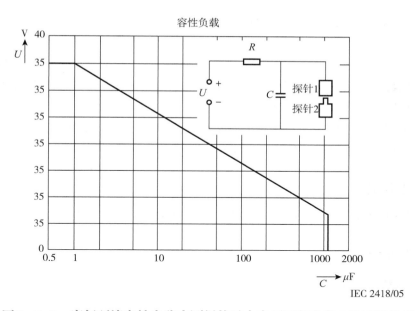

图2-5-3 富氧环境容性电路中测得的最大电压U和电容C的函数关系

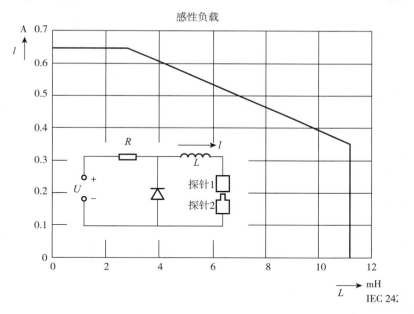

图2-5-4 富氧环境感性电路中测得的最大电流I和电感L的函数关系

5.在图2-5-3和图2-5-4中，用来控制流向电感的电流和电容充电时间常数的电阻应选择对火花能量影响最小的。去掉电容或电感短路的情况下，通过肉眼检查确定这点。

6.如果具有富氧环境的隔离中的电子元件应配备有限能量水平的供电电源，通过观察设计和测量或计算正常条件以及单一故障条件的功率、能量和温度值来验证是否满足求。

7.对氧气浓度应进行足够长时间的测量，以确保氧气浓度尽可能的高。选择最不利的控制设置。氧气的泄露条件应选为可由操作人员察觉的最小程度的泄露（例如，因为装置的功能失效）。包含通电的瞬间，如果会成为引燃源的元件或部件的位置的氧浓度超过25%则认为测试未通过。

8.如果包括单一故障条件下可能成为引燃源的部件或元件的隔间通过密封所有接头和任何为线缆、轴或其他目的而开的孔与其他具有富氧环境的隔间相隔离，通过检查制造商提供的包含风险管理文档的文档来检验是否符合要求。

9.如果单一故障条件下在外壳内着火，火焰迅速自我熄灭并且没有危险数量的有毒气体扩散到患者，只进行检查即可。

四、结果判定

进行至少300次试验不会点燃火花，则判定为不存在引入源；否则判定为存在引入源。

五、原始记录表格

原始记录表格见表2-5-6。

表2-5-6　点燃源确定记录

可能产生火花导致点燃的位置	备注
1	
2	
3	
会产生火花的部件间的材料	
1	
2	
3	
代表ME设备最坏情况的参数	
氧浓度	
燃料	
电流（A）	
电压（V）	
电容（μF）	
电感或电阻（h or Ω）	
300次试验的判定	
导致引燃源的火花（是/否）	

六、操作注意事项

试验时采取常规的实验室安全防护措施。

起草人：王建军　柳晶波（辽宁省医疗器械检验检测院）

复核人：何　骏（上海市医疗器械检测所）

郑　佳（中国食品药品检定研究院）

第三节　ME 设备防火结构的要求

一、依据标准条款

11.3。

二、检验设备

1.水平垂直燃烧试验机。

2.游标卡尺。

3.针规。

4.角度仪，精度不低于 ±1°。

三、测试步骤

（一）测试样品准备

典型的试验样品。

（二）测试状态

试验时切勿启动DUT。

（三）测试布置和程序

1.如果制造商使用了防火外壳，对属于防火外壳一部分或者防火外壳内的材料进行可燃性等级检查，检查的依据是GB 9706.1中第11.3小节中关于可燃性等级的要求。评估中应当包括所有的塑料制品（例如，PCBs、电缆、风扇、绝缘物、线轴、继电器外壳、塑料熔断器座、套管、绝缘电缆、塑料封套等）的可燃性等级。

注意：只有对尺寸足以影响火势蔓延的塑料制品才需要评估。如果同一区域内存在多个小型塑料制品，应考虑其累加效应。

2.根据GB 9706.1中第11.3 b）1）对底部进行检查。底部应无开孔，或对于图2-5-6中规定的范围，应设置图2-5-5中说明的挡板，或由金属材料制成，开孔符合表2-5-7的规定，或是金属网，其网眼间中心距不超过2 mm×2 mm，同时金属丝直径至少为0.45mm。

3.根据GB 9706.1中第11.3 b）2）小节对侧面的外壳开口进行检查，侧面上包含在图2-5-6

中斜线C区域范围内应无开孔。

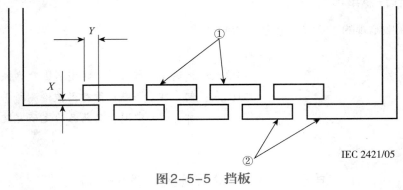

IEC 2421/05

图2-5-5 挡板

Y=2X，但不小于25mm

①档板（可以位于外壳底部的下面）

②外壳底部

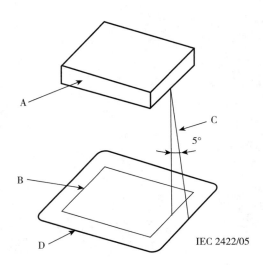

IEC 2422/05

图2-5-6 规定的外壳底部的区域

说明：

A：ME设备中被认为是着火源的部件或元器件。如果它是未另外防护的，或者是用其外壳进行局部防护的元器件的未防护部分，则该部件或元器件组成ME设备的整个部件或元器件。

B：A的轮廓在水平面上的投影。

C：斜线，用来划出结构要符合11.3b）1）和11.3b）2）规定的顶部和侧面的最小区域。该斜线围绕A的周边的每一点，以及相对于垂线呈5°夹角投射，其取向要确保能划出最大的面积。

D：结构要符合11.3b）1）规定的底部的最小区域。

4.根据GB 9706.1中第11.3 b）3）小节对外壳、挡板或者防火隔挡进行检查，除了具有表2-5-7中列出的结构或具有网眼结构之外，外壳以及任何挡板或档火板应由金属（镁除外）或非金属材料制成，对于可转移的ME设备非金属材料应具有（或优于）符合GB/T 5169.16的FV-2的可燃性等级，对于固定的ME设备或非移动ME设备应具有（或优于）FV-1的可燃性等级。

表2-5-7　外壳底部可接受的开孔

最小厚度 mm	开孔的最大直径 mm	开孔的最小中心间距 mm
0.66	1.14	1.70（233 孔 /645 mm²）
0.66	1.19	2.36
0.76	1.15	1.70
0.76	1.19	2.36
0.81	1.91	3.18（72 孔 /645 mm²）
0.89	1.90	3.18
0.91	1.60	2.77
0.91	1.98	3.18
1.00	1.60	2.77
1.00	2.00	3.00

四、结果判定

1. 可移动 ME 设备非金属外壳可燃性等级应达到 FV-2 级以上，则判为符合要求，否则判为不符合要求。

2. 固定式 ME 设备或非可移动 ME 设备非金属外壳可燃性等级应达到 FV-1 级以上，则判为符合要求，否则判为不符合要求。

3. 内部绝缘线可燃性等级应达到 FV-1 级以上，则判为符合要求，否则判为不符合要求。

4. 内部连接器、印制电路板和安装元件可燃性等级应达到 FV-2 级以上，则判为符合要求，否则判为不符合要求。

5. ME 设备外壳底部应无开孔或有设计挡板或安装标准要求的金属网，则判为符合要求，否则判为不符合要求。

6. ME 设备外壳侧壁在图 2-5-6 中斜线 C 区域内应无开孔，则判为符合要求，否则判为不符合要求。

五、原始记录表格

原始记录表格见表 2-5-8。

表2-5-8　防火性

项目	材料 / 类型	制造商	可燃性等级	备注

表2-5-9　设备的开孔

部件名称	外壳底部厚度	开孔的最大直径	开孔的中心距	是否符合

六、操作注意事项

试验时采取常规的实验室安全防护措施。

起草人：王建军　柳晶波（辽宁省医疗器械检验检测院）
复核人：何　骏（上海市医疗器械检测所）
郑　佳（中国食品药品检定研究院）

第四节　ME 设备的溢流

一、依据标准条款

11.6.2。

二、检验设备

1.液体测量容器。
2.称重设备，精度不低于 ±5%。
3.角度仪，精度不低于 ±1°。
4.秒表，精度不低于 ±1%。
5.漏电流测试设备。
6.电介质强度测试设备。

三、测试步骤

（一）测试样品准备
典型试验样品。

（二）测试状态
1.试验时切勿启动DUT。
2.液体容器或储存器被完全装满，除非标签或使用说明书中有相关的限制。

（三）测试布置和程序
1.将贮液器完全充满或加注到指示的最大液位，接着在1分钟内匀速加入贮液器容量15%的液体。
2.可移动的DUT从正常使用的位置向着最不利的一个或几个方向（必要时可将贮液器装满）倾斜15°。
3.超过45 kg的移动的ME设备要越过GB 9706.1中条款9.4.2.4.3中描述的门槛。

4.试验结束后，DUT在正常状态下或结合单一状态（基于目视检验）应符合GB9706.1中适当的电介质强度和漏电流的试验。

5.目视检查未绝缘电气部件或可能导致基本安全或基本性能丧失的电气绝缘部件上，是否有明显的受潮痕迹。

四、结果判定

1.溢流操作之后，立即进行电介质强度试验和漏电流试验，若电介质强度和漏电流试验符合GB 9706.1中规定的要求，则判为符合要求，否则判为不符合要求。

2.检查DUT的非绝缘带电部件和/或绝缘带电部件，若没有湿润的痕迹，则判为符合要求，否则判为不符合要求。

3.非绝缘带电部件或绝缘带电部件，若没有导致不可接受风险的湿润痕迹，则判为符合要求，否则判为不符合要求。

五、原始记录表格

原始记录表格见表2-5-10。

表2-5-10　溢流的测试

液体容器		
描述	位置	容量
1）		
2）		
3）		

电介质强度和漏电流试验记录同GB9706.1中相关章节的记录。

六、操作注意事项

试验期间注意执行实验室安全防护程序。

起草人：柳晶波　王建军（辽宁省医疗器械检验检测院）

复核人：何　骏（上海市医疗器械检测所）

郑　佳（中国食品药品检定研究院）

第五节　ME 设备和 ME 系统的液体泼洒

一、依据标准条款

11.6.3。

二、检验设备

1.液体测量容器。

2.秒表，精度不低于±1%。

3.漏电流测试设备。

4.电介质强度测试设备。

5.验证基本性能的测试设备。

三、测试步骤

（一）测试样品准备

典型试验样品。

试验时切勿启动DUT。

（二）测试状态

DUT应置于正常使用的条件下。

（三）测试布置和程序

1.根据风险管理文档中制造商所作的分析，将一定量的普通自来水在一定的时间及高度，平稳持续地倾倒在DUT顶部的某点。

2.根据风险管理过程确定液体的类型、体积、倾倒持续的时间以及位置（点），并应选取正常使用中最不利的情况。

3.试验之后，检查DUT是否符合GB 9706.1中要求的所有正常条件。

4.目视检查未绝缘电气部件或可能导致基本安全或基本性能丧失的电气绝缘部件上，是否有明显的受潮痕迹。

四、结果判定

1.溢流操作之后，立即进行电介质强度试验和漏电流试验，若电介质强度和漏电流试验符合GB 9706.1中规定的要求，则判为符合要求，否则判为不符合要求。

2.检查DUT的非绝缘带电部件和/或绝缘带电部件，若没有湿润的痕迹，则判为符合要求，否则判为不符合要求。

3.非绝缘带电部件或绝缘带电部件，若没有导致不可接受风险的湿润痕迹，则判为符合要求，否则判为不符合要求。

五、原始记录表格

原始记录表格见表2-5-11。

表2-5-11　液体泼洒试验

液体泼洒试验条件	试验部位	试验水量	备注

电介质强度和漏电流试验记录同GB 9706.1中相关章节的记录。

六、操作注意事项

试验期间注意执行实验室安全防护程序。

起草人：柳晶波 王建军（辽宁省医疗器械检验检测院）
复核人：何 骏（上海市医疗器械检测所）
郑 佳（中国食品药品检定研究院）

第六节 水或颗粒物侵入 ME 设备和 ME 系统

一、依据标准条款

11.6.5。

二、检验设备

1.GB/T 4208 中 IPX1–IPX8 的测试设备。

2.GB/T 4208 中 IP1X–IP6X 的测试设备。

3.直尺。

4.秒表，精度不低于 ±1%。

5.角度仪，精度不低于 ±1°。

6.漏电流测试设备。

7.电介质强度测试设备。

三、测试步骤

（一）测试样品准备

除非另有说明，每个试验所用试验样品应当是新的和整洁的，并且所有的部件都是按照制造商所描述的方式正确安装的。

试验时切勿启动 DUT。

（二）测试状态

1.将 DUT 置于正常使用情况下最不利的位置。

2.DUT 电源关闭。

（三）测试布置和程序

1.测试时 DUT 关闭电源，放置在正常使用位置。

2.IPX1 使用 GB/T 4208 的图 3 所示的装置进行试验。将 DUT 放在转台上的正常工作位置。对齐 DUT 的轴线和转台的轴线，距离约为 100mm。以 1/min 的速度转动转台，持续至少 10 分钟。确保承轴盘比 DUT 的外壳大而支承系统比外壳小。将可安装于墙壁或天花板的 DUT 固定到一块尺寸等于 DUT 安装面的木板上。设定流速为 $1.0^{+0.5}_{0}$ mm/min。

第二篇 医用电气设备安全通用要求检验技术规范

3.IPX2　使用 GB/T 4208 的图 3 所示的装置的一个选择。将 DUT 放在转台上的正常工作位置。向四个固定的位置以 15° 角倾斜表面，每次至少 2.5 分钟（总计至少 10 分钟）。确保承轴盘比 DUT 的外壳大而支承系统比外壳小。将可安装于墙壁或天花板的 DUT 固定到一块尺寸等于 DUT 安装面的木板上。设定流速为 $3.0^{+0.5}_{0}$ mm/min。

4.IPX3　采用 GB/T 4208 的中图 4 所示的振荡管或图 5 所示的喷头进行试验。

将 DUT 放置在喷头覆盖区域中心无穿孔的支承平面上。

如果使用振荡管：

（1）根据 DUT 外壳，选用合适半径的振荡管，但不可超过 1600mm。将流速调整为"孔的数量乘以每孔 0.07L/min（±5%）"（GB/T 4208 中表 9 详述了使用振荡管的时候水的总流速）。

（2）从最大 200mm 的距离，以与垂直方向成 ±60° 角的方式进行喷射。完成一次震荡周期（2×120°）的时间约为 4 秒。

（3）对 DUT 喷射 5 分钟，将 DUT 旋转 90°，再喷射 5 分钟（总共 10 分钟）。

对于需要半径大于 1600mm 的振荡管的外壳，如果使用的是喷头（而不是振荡管）：

（1）将流速调整为 10L/min（±5%）。

（2）从最大 200mm 的距离，以与垂直方向成 ±60° 角的方式进行喷射。

（3）使用外壳的计算表面（不包括任何安装表面）来确定喷射持续的时间。对表面进行喷射的时间要求为 $1min/m^2$，但总时间不得少于 5 分钟。

在表 2-5-2"试验条件"中记录：振荡管半径（mm）和流速（L/min）。

5.IPX4　采用 GB/T 4208 的中图 4 所示的振荡管或图 5 所示的喷头进行试验。

将 DUT 放置在喷头覆盖区域中心无穿孔的支承平面上。

如果使用振荡管：

（1）根据 DUT 外壳，选用合适半径的振荡管，但不可超过 1600mm。将流速调整为"孔的数量乘以每孔 0.07L/min ± 5%"（GB/T 4208 的中表 9 详述了使用振荡管的时候水的总流速）。

（2）如果使用振荡管，从最大 200mm 的距离，以与垂直方向成 ±180° 角的方式进行喷射。完成一次震荡周期（2×360°）的时间约为 12 秒。

（3）对 DUT 喷射 5 分钟，然后将 DUT 旋转 90° 再喷射 5 分钟（总共 10 分钟）。

对于需要半径大于 1600mm 的振荡管的外壳，如果使用的是喷头（而不是振荡管）。

（1）将流速调整为 10L/min ± 5%。

（2）从最大 200mm 的距离，以与垂直方向成 ±180° 角的方式进行喷射。

（3）使用外壳的计算表面（不包括任何安装表面）来确定喷射持续的时间。对表面进行喷射的时间要求为 $1min/m^2$，但总时间不得少于 5 分钟。

在表 2-5-2"试验条件"中记录：试验中 DUT 是/否被旋转；试验中 DUT 是/否处于正常工作状态；振荡管半径（mm）和流速（L/min）。

6.IPX5　直接将内直径 6.3mm 的软管喷水嘴（参考 GB/T 4208 的图 6）作用于 DUT。从 2.5~3m 的距离，将流速为 12.5L/min（距离喷嘴末端 2.5m 处测量所得水芯直径为 40mm）的水流作用于 DUT。使用 DUT 外露表面的计算表面来确定喷射的持续时间。对 DUT 外露表面进行喷射的时间要求为 $1min/m^2$，但总时间不得少于 3 分钟。

7.IPX6　直接将内直径 12.5mm 的软管喷水嘴（参考 GB/T 4208 的图 6）作用于 DUT。从 2.5~3m 的距离，将流速为 100L/min（距离喷嘴末端 2.5m 处测量所得水芯直径为 120mm）的水流作用于 DUT。使用 DUT 外露表面的计算表面来确定喷射的持续时间。对 DUT 外露表面进行喷射的时间要求为 1min/m², 但总时间不得少于 3 分钟。

8.IPX7　将 DUT 完全浸没水中（至少 30 分钟），水温在 DUT 的温度上下 5° 的范围内。将 DUT 放在制造商指定的满足以下条件的正常工作环境中：

高度小于 850mm 的外壳，最低点应在水面以下 1000mm。

高度等于或大于 850mm 的外壳，最高点应在水面以下 150mm。

9.IPX8　将正常使用情况下需要连续浸没的 DUT 完全浸没水中。制造商和使用者必须就试验条件达成一致，但是这些条件应当比 IPX7 中要求的更严苛。

10.试验结束后，DUT 在正常状态下或结合单一状态（基于目视检验）应符合 GB 9706.1 中适当的电介质强度和漏电流的试验。

11.目视检查未绝缘电气部件或可能导致基本安全或基本性能丧失的电气绝缘部件上，是否有明显的受潮痕迹。

12. IP1X 装置受到针对手背接触到危险部件或直径大于等于 50mm 的固体异物穿透外壳等情况的保护。以 50N ± 10% 的力使用探针（直径 $50^{+0.05}_{0}$ mm 的球体）。

探针是/否能够在保持足够空隙的情况下穿过外壳上任何可用的开口。

13. IP2X 装置受到针对手指接触到危险部件和直径大于等于 12.5mm 的固体异物穿透外壳等情况的保护。以 30N ± 10% 的力使用有关节的试验手指（直径 12mm，长度 80mm）和探针（直径 $12.5^{+0.2}_{0}$ 的球体）。

探针是/否能够在保持足够空隙的情况下穿过外壳上任何可用的开口。

有关节的试验手指可能深入至 80mm 的长度，但是止动面（50mm × 20mm 的横截面）不能穿过开口。从直的位置开始，先后弯曲试验手指的两个关节，相对于手指相邻部分的轴线形成最大 90° 的角，并将手指放在任何可能的位置。

14. IP3X 装置受到针对工具接触到危险部件和直径大于等于 2.5mm 的固体异物穿透外壳等情况的保护。以 3N ± 10% 的力使用探针（直径 $2.5^{+0.05}_{0}$ mm 的试验杆）。

探针是/否能够在保持足够空隙的情况下穿过外壳上任何可用的开口。

15.IP4X 装置受到针对金属丝接触到危险部件和直径大于等于 1.0mm 的固体异物穿透外壳等情况的保护。以 1N ± 10% 的力使用探针（直径 $1.0^{+0.05}_{0}$ mm 的试验金属丝）。

探针是/否能够在保持足够空隙的情况下穿过外壳上任何可用的开口。

16. IP5X 装置受到针对金属丝接触到危险部件的保护并能防止灰尘进入外壳。以 1N ± 10% 的力使用探针（直径 $1.0^{+0.05}_{0}$ mm 的试验金属丝）。

探针是/否能够在保持足够空隙的情况下穿过外壳上任何可用的开口。

按照 GB/T 4208 中第 13.2 小节进行试验的时候，灰尘进入外壳并沉积，是/否会妨碍 DUT 的正常工作或导致不可接受的风险。

本实验所使用的滑石粉以及其他灰尘，是/否堆积到足够的数量或在某处堆积，从而妨碍到 DUT 的正常工作或影响到其安全性。

17. IP6X 装置受到针对金属丝接触到危险部件的保护并能防止灰尘进入外壳。以 1N ± 10% 的力使用探针（直径 $1.0^{+0.05}_{0}$ mm 的试验金属丝）

探针是/否能够在保持足够空隙的情况下穿过外壳上任何可用的开口。

按照 GB/T 4208 中第 13.2 小节进行试验，试验之后，灰尘在外壳内部的沉积是/否能够被观察到。

将 11~17 项的检查结果记录到表 2-5-12 中。

四、结果判定

1.IPX1～IPX8装置试验后，立即进行电介质强度试验和漏电流试验，若电介质强度和漏电流试验符合GB 9706.1中规定的要求，则判为符合要求，否则判为不符合要求。ME设备没有出现可能导致基本安全或基本性能丧失的桥接绝缘（或电气元器件）迹象，则判为符合要求，否则判为不符合要求。

2.IP1X ～IPX4装置，规定的使用的探针（球体）不得进入外壳的开口（试验器具的直径部分不得进入外壳的开口），则判为符合要求，否则判为不符合要求。

3.IP5X装置，规定的使用的探针不得进入外壳的开口，则判为符合要求，否则判为不符合要求。按照GB/T 4208中第13.2小节进行试验，试验后滑石粉的沉积量和沉积地点不足以影响设备的正常操作或安全，则判为符合要求，否则判为不符合要求。

4.IP6X装置，规定的使用的探针不得进入外壳的开口，则判为符合要求，否则判为不符合要求。按照GB/T 4208中第13.2小节进行试验，试验后壳内无明显的灰尘沉积，则判为符合要求，否则判为不符合要求。

五、原始记录表格

原始记录表格见表2-5-12。

表2-5-12　水和颗粒物的侵入

DUT 试验类型	试验部位	试验条件	检查结果

填表说明：1、DUT试验类型注明是IP__ __或IPX__或IP__X

电介质强度和漏电流试验记录同GB 9706.1中相关章节的记录。

六、操作注意事项

试验期间注意执行实验室安全防护程序。

起草人：柳晶波（辽宁省医疗器械检验检测院）

苑富强（中国食品药品检定研究院）

复核人：王建军（辽宁省医疗器械检验检测院）

李佳戈（中国食品药品检定研究院）

第七节　ME 设备和 ME 系统的清洗和消毒

一、依据标准条款

11.6.6。

二、检验设备

1.技术说明书中规定的清洗剂、消毒。

2.漏电流测试设备。

3.电介质强度测试设备。

三、测试步骤

（一）测试样品准备

按照使用说明书中的描述配置DUT本身、DUT的零件或应用部件。

（二）测试状态

DUT关闭电源。

（三）测试布置和程序

1.按照使用说明书中规定的方法进行清洗或消毒，环境条件按照技术说明中规定，按照制造商的说明（例如，清洁或消毒所用材料和方法）对医用电气设备、附件和应用部件进行清洁和消毒。如果涉及多种材料或方法，应按顺序使用。

2.清洁和消毒之后，肉眼检查部件是否发生了可能导致不可接受风险的损坏。按照本书中的描述进行电介质强度试验和漏电流试验。

四、结果判定

试验之后，立即进行电介质强度试验和漏电流试验，若电介质强度和漏电流试验符合GB 9706.1中规定的要求，则判为符合要求，否则判为不符合要求。

五、原始记录表格

原始记录表格见表2-5-13。

表2-5-13　清洁和消毒

被清洁和消毒的项目	清洁和消毒的材料	清洁和消毒的方法	肉眼检查结果

电介质强度和漏电流试验记录同GB 9706.1中相关章节的记录。

六、操作注意事项

试验期间注意执行实验室安全防护程序。

起草人：柳晶波（辽宁省医疗器械检验检测院）
苑富强（中国食品药品检）
复核人：王建军（辽宁省医疗器械检验检测院）
李佳戈（中国食品药品检定研究院）

第二篇　医用电气设备安全通用要求检验技术规范

第八节 ME 设备和 ME 系统的灭菌

一、依据标准条款

11.6.7。

二、检验设备

1.工业湿热灭菌设备。

2.环氧乙烷灭菌设备。

3.辐射灭菌。

4.漏电流测试设备。

5.电介质强度测试设备。

三、测试步骤

（一）测试样品准备

按照使用说明书中的描述配置DUT本身、DUT的零件或应用部件。

（二）测试状态

DUT关闭电源。

（三）测试布置和程序

1.按照制造商的说明对医用电气设备、附件和应用部件进行灭菌。灭菌过程按照GB 18279.1或GB 18280.1或GB 18278.1；并参考说明书中规定的温度、压力、湿度和时间的限值等。

2.试验结束后，DUT在正常状态下或结合单一状态（基于目视检验）应符合GB 9706.1中适当的电介质强度和漏电流的试验。

3.目视检查未绝缘电气部件或可能导致基本安全或基本性能丧失的电气绝缘部件上，是否有明显的劣化痕迹。

四、结果判定

试验后，立即进行电介质强度试验和漏电流试验，若电介质强度和漏电流试验符合GB 9706.1中规定的要求，则判为符合要求，否则判为不符合要求。

五、原始记录表格

原始记录表格见表2-5-14。

表2-5-14　灭菌

被灭菌的项目	灭菌的材料	灭菌的方法	肉眼检查结果

电介质强度和漏电流试验记录同GB 9706.1中相关章节的记录。

六、操作注意事项

试验期间注意执行实验室安全防护程序。

起草人：苑富强（中国食品药品检定研究院）

柳晶波（辽宁省医疗器械检验检测院）

复核人：王建军（辽宁省医疗器械检验检测院）

李佳戈（中国食品药品检定研究院）

第九节　ME 设备所用材料的相容性

一、依据标准条款

11.6.8。

二、检验设备

不适用。

三、测试步骤

查验风险管理文档。

四、结果判定

不适用结果判定。

五、原始记录表格

原始记录表格见表2-5-15。

表2-5-15　ME设备所用材料的生物相容性风险管理文档查验记录

YY 0316中条款号	风险管理文档中的文件索引（文件号）	结果记录	评价
4.2			
4.3			

续表

YY 0316 中条款号	风险管理文档中的文件索引（文件号）	结果记录	评价
4.4			
5			
6.2			
6.3			
6.4			
6.5			

六、操作注意事项

风险管理文档按照 YY 0316 等相关标准编写。

起草人：苑富强（中国食品药品检定研究院）

柳晶波（辽宁省医疗器械检验检测院）

复核人：王建军（辽宁省医疗器械检验检测院）

李佳戈（中国食品药品检定研究院）

第六章
控制器和仪表的准确性和危险输出的防护

本章主要介绍ME设备危险状况和故障条件。

一、喷射，外壳变形或超温

（一）依据标准条款

13.1.2。

（二）检验设备

1.稳压电源。

2.能显示瓦特的可调负载。

3.功率表，精度不低于 ± 3%。

4.秒表，精度不低于 ± 1%。

（三）测试步骤

1.测试样品的准备　测试期间，选择合适的供电电路（见本篇附录Ⅱ）。

2.测试状态　正常状态。

3.测试布置和程序　通过供电电路为可调负载供电，并设置为 15W，负载经过初始设置后不再调整。如果 1 分钟后功率消耗小于 15W，则可认为该电路限制功率消耗小于 15W。

（四）结果判定

不适用。

（五）原始记录表格

原始记录表格见表2-6-1。

表2-6-1　喷射，外壳变形或超温（功率限制电路）

试验时供电电路	1分钟后功率（W）	能量消耗（J）	电路是/否能够限制功耗

（六）操作注意事项

测试期间，执行实验室正常安全程序。

第二篇　医用电气设备安全通用要求检验技术规范

二、恒温器故障

（一）依据标准条款

13.2.4。

（二）检验设备

与 GB9706.1 中 11.1 的检验设备要求一致。

（三）测试步骤

1. 测试样品的准备　选取一个具有代表性的 DUT，加载所有可选的附件。

2. 测试状态　通过检测电路图以确定恒温器的短路或断开两者中最不利的试验，并相应将恒温器短路或者断开。

3. 测试布置和程序　把 DUT 放置在试验角中。将恒温器短路或者断开，运行 DUT，并按 GB 9706.1 中 11.1.3d）中的规定测量并记录温度。若有多于一个的恒温器，则轮流测试，一次只测试其中一个。

（四）结果判定

如 DUT 未出现下述的危险情况，则判定为符合要求，否则判定为不符合要求。

——喷出火焰、熔化金属、达到危险量的有毒或可燃物质；

——外壳变形到有碍于符合 GB 9706.1 中 15.3.1 的程度；

——按 GB 9706.1 中 11.1.3 的方法进行测量时，应用部分的温度超过表 2-5-3 中规定的容许值；

——按 GB9706.1 中 11.1.3 的方法进行测量和修正时，ME 设备中可能被触及的非应用部分的温度超过表 2-5-2 中规定的容许值；

——温度超过表 2-5-1 中"其他元器件和材料"规定容许值的 1.5 倍减 12.5 ℃。绕组的限值见表 2-6-2、表 2-6-3 和表 2-6-4。所有其他的情形下，适用于表 2-5-1 中的容许值；

表 2-6-2　环境温度 25℃（±5℃）时过载和短路条件下变压器绕组容许的最高温度

部件	最高温度（℃）
绕组和与其接触的铁芯叠片，如绕组绝缘为：	
——A 级材料	150
——B 级材料	175
——E 级材料	165
——F 级材料	190
——H 级材料	210

表2-6-3   电动机绕组的温度限值

ME 设备类型	绝缘等级				
	A 级	B 级	E 级	F 级	H 级
带定时器且预期非无人看管的 ME 设备以及运行 30 秒或 5 分钟的 ME 设备	200	225	215	240	260
其他 ME 设备					
——用阻抗保护的，最大值	150	175	165	190	210
——若所用保护装置在第一小时内就动作，最大值	200	225	215	240	260
——在第一小时后动作，最大值	175	200	190	215	235
——在第一小时后动作，算数平均值	150	175	165	190	210

注：本表中的温度限值是来源于IEC 61010［22］，单位为摄氏度（   ℃ ）

表2-6-4   电动机绕组稳态最大温度

绝缘等级	最大温度（℃）
A	140
B	165
E	155
F	180
H	200

——超过GB 9706.1中8.7.3规定的单一故障状态下的漏电流的限值；

——超过GB 9706.1中8.4.2规定的包括应用部分在内的可触及部分的电压限值；

——特定的机械危险。

（五）原始记录表格

记录结果的表格与GB 9706.1中11.1的超温测试一样。

（六）操作注意事项

1.测试期间，执行实验室正常安全程序。

2.应配有合适的灭火器。

3.当连接了热电偶进行试验时，由于存在危险电压，放置零件时应格外小心。同样，连接热电偶后，要考虑到电压和频率对测量装置的影响。

三、冷却变差导致的危险情况

（一）依据标准条款

13.2.7。

（二）检验设备

与GB 9706.1中11.1的检验设备要求一致。

（三）测试步骤

1. 测试样品的准备　选取一个具有代表性的 DUT，加载所有可选的附件。

2. 测试状态　DUT 在逐个模拟冷却失效的状态下运行。

3. 测试布置和程序　把 DUT 放置于试验角。逐个模拟冷却失效，例如：

——通风风扇被连续堵转或断开，选择最不利的情况；

——通过顶盖或侧板的通风孔被盖通过外壳顶上的孔被盖住或设备贴墙放置使顶盖和侧板上孔洞的通风减弱；

——过滤器受堵；

——冷却剂流动中断。

按 11.1.3d）中的规定测量并记录温度。

（四）结果判定

如 DUT 未出现下述的危险情况，则判定为符合要求，否则判定为不符合要求。

——喷出火焰、熔化金属、达到危险量的有毒或可燃物质；

——外壳变形到有碍于符合 GB 9706.1 中 15.3.1 的程度；

——按 GB 9706.1 中 11.1.3 的方法进行测量时，应用部分的温度超过表 2-5-3 中规定的容许值；

——按 GB 9706.1 中 11.1.3 的方法进行测量和修正时，ME 设备中可能被触及的非应用部分的温度超过表 2-5-2 中规定的容许值；

——温度超过表 2-5-1 中"其他元器件和材料"规定容许值的 1.5 倍减 12.5 ℃。绕组的限值见表 2-6-2、表 2-6-3 和表 2-6-4。所有其他的情形下，适用于表 2-5-1 中的容许值；

——超过 GB 9706.1 中 8.7.3 规定的单一故障状态下的漏电流的限值；

——超过 GB 9706.1 中 8.4.2 规定的包括应用部分在内的可触及部分的电压限值；

——特定的机械危险。

（五）原始记录表格

记录结果的表格与 GB 9706.1 中 11.1 的超温测试一样。

（六）操作注意事项

1. 测试期间，执行实验室正常安全程序。

2. 应配有合适的灭火器。

3. 当连接了热电偶进行试验时，由于存在危险电压，放置零件时应格外小心。同样，连接热电偶后，要考虑到电压和频率对测量装置的影响。

四、运动部件卡住

（一）依据标准条款

13.2.8，13.2.10。

（二）检验设备

与 GB 9706.1 中 11.1 的检验设备要求一致。

（三）测试步骤

1. 测试样品的准备　选取一个具有代表性的 DUT，加载所有可选的附件。

2. 测试状态　在运动部件卡住的情况下运行。

3. 测试布置和程序　把 DUT 放置于试验角。运动部件被卡住，若：

——可触及运动部件容易被卡住；或

——在无人看管下DUT容易被操作（包括ME设备自动控制或者远程控制）；或

——DUT有一台或多台堵转转矩小于满载转矩的电动机。

一台DUT有多于一个上述的运动部件，则每次只能卡住一个部件。如果一个单一故障条件可以卡住多个电动机，则应模拟所有的电动机被卡住。

DUT在额定电压或者额定电压范围的上限电压下，从冷态开始运行下述的时间周期：

（1）30秒

——手持式ME设备；

——用手保持开关接通的ME设备；

——用手维持实际加载的ME设备。

（2）打算有人看管使用的其他ME设备为5分钟（看管使用不包括当操作者不在时，能自动或远程控制运行的ME设备）。

（3）不是上述所指的，若采用定时器来停止运行的ME设备，为定时器的最长设定时间。

（4）对其余的ME设备，按达到热稳态所需要的时间。

在规定试验周期结束时或熔断器、热断路器、电动机保护装置及类似装置动作时确定绕组的温度。

温度按GB 9706.1中11.1.3d）中的规定进行测量。

（四）结果判定

如DUT未出现下述的危险情况，则判定为符合要求，否则判定为不符合要求。

——喷出火焰、熔化金属、达到危险量的有毒或可燃物质；

——外壳变形到有碍于符合GB 9706.1中15.3.1的程度；

——按GB 9706.1中 11.1.3的方法进行测量时，应用部分的温度超过表2-5-3 中规定的容许值；

——按 GB 9706.1中11.1.3的方法进行测量和修正时，ME设备中可能被触及的非应用部分的温度超过表2-5-2中规定的容许值；

——温度超过表2-5-1中"其他元器件和材料"规定容许值的1.5倍减12.5 ℃。绕组的限值见表2-6-2、表2-6-3和表2-6-4。所有其他的情形下，适用于表2-5-1中的容许值；

——超过GB 9706.1中8.7.3规定的单一故障状态下的漏电流的限值；

——超过GB 9706.1中8.4.2规定的包括应用部分在内的可触及部分的电压限值；

——特定的机械危险。

（五）原始记录表格

记录结果的表格与GB 9706.1中11.1的超温测试一样。

（六）操作注意事项

1.测试期间，执行实验室正常安全程序。

2.应配有合适的灭火器。

3.应配有合适的防护罩，以防电动机堵转时零部件飞溅，检测人员应穿戴护目镜。

4.当连接了热电偶进行试验时，由于存在危险电压，放置零件时应格外小心。同样，连接热电偶后，要考虑到电压和频率对测量装置的影响。

五、断开和短路电动机的电容

（一）依据标准条款

13.2.9，13.2.10。

（二）检验设备

与 GB 9706.1 中 11.1 的检验设备要求一致。

（三）测试步骤

1. 测试样品的准备　选取一个具有代表性的 DUT，加载所有可选的附件。

2. 测试状态　将转子堵住并依次短路或开路电容，运行电动机。

3. 测试布置和程序　DUT 在额定电压或者额定电压范围的上限电压下，从冷态开始运行下述的时间周期。

（1）30秒

——手持式 ME 设备；

——用手保持开关接通的 ME 设备；

——用手维持实际加载的 ME 设备。

（2）打算有人看管使用的其他 ME 设备为5分钟（看管使用不包括当操作者不在时，能自动或远程控制运行的 ME 设备）；

（3）不是上述所指的，若采用定时器来停止运转的 ME 设备，为定时器的最长设定时间；

（4）对其余的 ME 设备，按达到热稳态所需要的时间。

在规定试验周期结束时或熔断器、热断路器、电动机保护装置及类似装置动作时确定绕组的温度。

温度按 GB 9706.1 中 11.1.3d）中的规定进行测量。

将转子堵住并依次短路或开路电容运行电动机。通过一端断开连接（开路）测量电容电压。

（四）结果判定

如 DUT 未出现下述的危险情况，则判定为符合要求，否则判定为不符合要求。

——喷出火焰、熔化金属、达到危险量的有毒或可燃物质；

——外壳变形到有碍于符合 GB 9706.1 中 15.3.1 的程度；

——按 GB 9706.1 中 11.1.3 的方法进行测量时，应用部分的温度超过表 2-5-3 中规定的容许值；

——按 GB 9706.1 中 11.1.3 的方法进行测量和修正时，ME 设备中可能被触及的非应用部分的温度超过表 2-5-2 中规定的容许值；

——温度超过表 2-5-1 中"其他元器件和材料"规定容许值的 1.5 倍减 12.5 ℃。绕组的限值见表 2-6-2、表 2-6-3 和表 2-6-4。所有其他的情形下，适用于表 2-5-1 中的容许值；

——超过 GB 9706.1 中 8.7.3 规定的单一故障状态下的漏电流的限值；

——超过 GB 9706.1 中 8.4.2 规定的包括应用部分在内的可触及部分的电压限值；

——特定的机械危险。

（五）原始记录表格

记录结果的表格与 GB 9706.1 中 11.1 的超温测试一样。

（六）操作注意事项

1. 测试期间，执行实验室正常安全程序。

2. 应配有合适的灭火器。

3. 检测人员应穿戴好护目镜。

4. 当连接了热电偶进行试验时，由于存在危险电压，放置零件时应格外小心。同样，连接热电偶后，要考虑到电压和频率对测量装置的影响。

六、有电热元件的 ME 设备

（一）依据标准条款

13.2.13.2。

（二）检验设备

与 GB 9706.1 中 11.1 的检验设备要求一致。

（三）测试步骤

1. 测试样品的准备　选取一个具有代表性的 DUT，加载所有可选的附件。

2. 测试状态　DUT 在逐个模拟控温元件失效的状态下运行。

3. 测试布置和程序　把 DUT 放置于试验角。

有电加热元件且打算按照装入式运行或无人看管运行的 DUT，或有电容等类似部件并联在恒温器两端，且电容无熔断器保护的 DUT：进行下面两个试验。

有额定非连续运行的电加热元件的 DUT：进行下面两个试验。

其他有电加热元件的 DUT：只进行下面第一个试验。

如果同一台 DUT 有多于一个的试验适用，则这些试验应连续进行。

试验 1：

按照 GB 9706.1 中 11.1 中规定的试验条件，但不充分散热，取额定供电电压的 90% 或 110% 中较不利的值，对 DUT 进行试验。

非自动复位热断路器动作，或电流中断且在达到热稳定状态前不能自动恢复时，运行周期被终止。如果电流中断没有发生，热稳定状态确定之后应立即关闭 DUT，然后让它冷却至接近室温。

额定非连续运行的DUT，试验的时间应等于其额定的运行时间。

试验2：

按照GB 9706.1中11.1中规定的试验条件，取额定供电电压的110%，对DUT的加热部件进行试验。并要满足下列试验条件：

（1）禁用所有用来限制温度的控制器，除了热断路器。

（2）如果DUT有多个控制器，则轮流使其失效。

（3）按额定持续周期运行DUT，直至达到热稳定状态，不考虑额定运行时间。

（四）结果判定

如果在任何一个试验中，一个非自动复位热断路器动作，一个电热元件或一个预期的薄弱部件损坏，或其他原因而使电流中断，且不能自动恢复时，即使未达到热稳态，也应终止加热。如果电流中断是因电热元件或预期的薄弱部件损坏而引起的，则应在第二个样品上重复该试验。如DUT未出现下述的危险情况，则判定为符合要求，否则判定为不符合要求。对于重复试验，任意一个样品出现下述危险情况，均认为不符合要求。

对于重复试验的

——喷出火焰、熔化金属、达到危险量的有毒或可燃物质；

——外壳变形到有碍于符合GB 9706.1中15.3.1的程度；

——按GB 9706.1中11.1.3的方法进行测量时，应用部分的温度超过表2-5-3中规定的容许值；

——按GB 9706.1中11.1.3的方法进行测量和修正时，ME设备中可能被触及的非应用部分的温度超过表2-5-2中规定的容许值；

——温度超过表2-5-1中"其他元器件和材料"规定容许值的1.5倍减12.5 ℃。绕组的限值见表2-6-2、表2-6-3和表2-6-4。所有其他的情形下，适用于表2-5-1中的容许值；

（五）原始记录表格

记录结果的表格与GB 9706.1中11.1的超温测试一样。

（六）操作注意事项

1.测试期间，执行实验室正常安全程序。

2.电动机过载要考虑实际使用环境，不应该依据电动机本身的额定参数进行测试。建议测试在主机或系统中进行，若无法实现的，则应模拟实际状态进行测试。

3.应配有合适的灭火器。

4.当连接了热电偶进行试验时，由于存在危险电压，放置零件时应格外小心。同样，连接热电偶后，要考虑到电压和频率对测量装置的影响。

七、确认电动机的过载运转保护

（一）依据标准条款

13.2.13.3b。

（二）检验设备

与 GB 9706.1 中 11.1 的检验设备要求一致。

（三）测试步骤

1. 测试样品的准备　选取一个具有代表性的 DUT，加载所有可选的附件。

2. 测试状态　DUT 正常负载条件下运行。

3. 测试布置和程序　在额定电压或额定电压范围的上限，正常负载条件下运行 DUT 直到热稳态。然后增大负载使电动机电流相应地逐级增加，供电电压保持不变。当达到热稳态时，再增大负载。如此以适当的步骤逐渐地增大负载，直到过载保护动作或直到温度不再进一步升高。

电动机绕组温度应当在每次处于稳定状态时测定。

如果在 DUT 内负载无法按适当的步骤改变，则将电动机从 DUT 上拆下来进行试验。

对于安装在电压不超过交流峰值 42.4V 或直流值 60V 电路中的电动机，如果通过检查样品或审核设计文件确定其有发生过载的可能性则进行过载运转试验。否则该试验无需进行。例如，电子驱动线路能保持驱动电流基本恒定不变。

（四）结果判定

如电动机绕组温度的最高值不超过表 2−6−4 中的限值，则判定为符合要求，否则判定为不符合要求。

（五）原始记录表格

记录结果的表格与 GB 9706.1 中 11.1 的超温测试一样。

（六）操作注意事项

1. 测试期间，执行实验室正常安全程序。

2. 应配有合适的防护罩，以防电动机堵转时零部件飞溅，检测人员应穿戴护目镜。

3. 应配有合适的灭火器。

4. 当连接了热电偶进行试验时，由于存在危险电压，放置零件时应格外小心。同样，连接热电偶后，要考虑到电压和频率对测量装置的影响。

八、确认三相电动机的过载运转保护

（一）依据标准条款

13.2.13.3c。

（二）检验设备

与 GB 9706.1 中 11.1 的检验设备要求一致。

（三）测试步骤

1. 测试样品的准备　选取一个具有代表性的 DUT，加载所有可选的附件。

2. 测试状态　DUT 在正常负载条件下运行，模拟断相故障。

3. 测试布置和程序　有三相电动机的 DUT 在正常负载运行，接至三相电源并断开一相。从冷态开始运行下述的时间周期：

（1）30秒

——手持式ME设备；

——用手保持开关接通的ME设备；

——用手维持实际加载的ME设备。

（2）打算有人看管使用的其他ME设备为5分钟（看管使用不包括当操作者不在时，能自动或远程控制运行的ME设备）。

（3）不是上述所指的，若采用定时器来停止运转的ME设备，为定时器的最长设定时间；

（4）对其余的ME设备，按达到热稳态所需要的时间。

在规定试验周期结束时或熔断器、热断路器、电动机保护装置及类似装置动作时确定绕组的温度。

温度按GB 9706.1中11.1.3d）的规定进行测量。

（四）结果判定

如电动机绕组温度的最大记录温度不超过表2-6-4中的限值，则判定为符合要求，否则判定为不符合要求。

（五）原始记录表格

记录结果的表格与GB 9706.1中11.1的超温测试一样。

（六）操作注意事项

1.测试期间，执行实验室正常安全程序。

2.应配有合适的防护罩，以防电动机堵转时零部件飞溅，检测人员应穿戴护目镜。

3.应配有合适的灭火器。

4.当连接了热电偶进行试验时，由于存在危险电压，放置零件时应格外小心。同样，连接热电偶后，要考虑到电压和频率对测量装置的影响。

九、额定非连续运行的 ME 设备

（一）依据标准条款

13.2.13.4。

（二）检验设备

与GB 9706.1中11.1的检验设备要求一致。

（三）测试步骤

1. 测试样品的准备　选取一个具有代表性的 DUT，加载所有可选的附件。

2. 测试状态　带正常负载运行

3. 测试布置和程序　在额定电压或额定电压范围上限，带正常载荷运行，直到峰值温度一小时内上升不超过 5℃，或任何保护装置动作。

在热稳态下或保护装置即将动作前，测定电动机绕组温度。

若在正常使用时ME设备的减载装置动作，则使ME设备空转继续试验。

（四）结果判定

如电动机绕组温度不超过表2-6-3规定的值，则判定为符合要求，否则判定为不符合要求。

（五）原始记录表格

记录结果的表格与GB 9706.1中11.1的超温测试一样。

（六）操作注意事项

1.测试期间，执行实验室正常安全程序。

2.应配有合适的灭火器。

3.当连接了热电偶进行试验时，由于存在危险电压，放置零件时应格外小心。同样，连接热电偶后，要考虑到电压和频率对测量装置的影响。

起草人：何　骏　王　葳（上海市医疗器械检测所）

复核人：李　文　韩晓鹏（北京市医疗器械检验所）

第二篇　医用电气设备安全通用要求检验技术规范

第七章
ME设备的结构

第一节 ME设备控制器与指示器的布置

一、依据标准条款

15.1。

二. 检验设备

不适用。

三、测试步骤

按IEC 60601-1-6规定来检验是否符合要求。

四、结果判定

1.制造商在设计ME设备控制器与指示器布置时，应避免合理可预见的误用，与ME设备某一特定功能相关的控制器、仪表、指示灯等宜组合在一起。

2.通过符合可用性工程（IEC 60601-1-6）来降低产品合理可预见的误用风险。

五、原始记录表格

不适用。

六、操作注意事项

测试期间，执行实验室正常安全程序。

起草人：李 澍 王 权（中国食品药品检定研究院）

复核人：王建军（辽宁省医疗器械检验检测院）

李佳戈（中国食品药品检定研究院）

第二节　可维护性

一、依据标准条款

15.2。

二. 检验设备

不适用。

三、测试步骤

通过对标准描述部件及其位置来检验是否符合要求。

四、结果判定

此类部件能容易地更换，无需使用工具或最好不使用特殊工具即可更换。

磨损的部件或预防性替换部件的拆卸和备用部件的装配不应引起危险状况，这些操作说明必须易于理解并得到遵循，而不会引入任何混淆而导致的风险。

五. 原始记录表格

不适用。

六. 操作注意事项

测试期间，执行实验室正常安全程序。

起草人：李　澍　王　权（中国食品药品检定研究院）
复核人：王建军（辽宁省医疗器械检验检测院）
　　　　李佳戈（中国食品药品检定研究院）

第三节　机械强度——推力试验

一、依据标准条款

15.3.2。

二、检验设备

1.测力计，精度不低于0.1N。
2.电介质强度测试仪。
3.秒表，精度不低于0.1s。

第二篇　医用电气设备安全通用要求检验技术规范

4.电子秤（测量被测装置质量），精度不低于0.1kg。

5.游标卡尺或爬电距离量规，精度不低于0.01mm。

6.直径30mm的圆形平面。

三、测试步骤

用直径为30mm的圆形平面试验工具，在外壳的外部施加250N±10N的恒定作用力并持续5秒钟。

注：18kg以上的底部壳不适用。

四、结果判定

1.试验后满足15.3.1概述中的评估准则则判定为符合要求，否则判定为不符合要求。如出现任何导致不可接受风险的持续损坏，则判定为不符合要求。

2.不可接受的风险应当在制造商的风险管理文件中有所定义。

（1）外壳上是/否出现可能引起不可接受风险的裂缝。

（2）爬电距离和电气间隙是/否减小。

（3）是/否有带电部件变得可触碰。

（4）是/否存在电介质击穿的迹象。

五、原始记录表格

原始记录表格见表2-7-1、表2-7-2。

表2-7-1　推力试验记录表

材料	推动区域	观察备注
1）		
2）		
3）		
4）		

表2-7-2　电介质强度试验记录表

位置	试验电压（V）	时间

六、操作注意事项

1.试验所需安全防护：试验时采取常规的实验室安全防护措施。

2.对于非金属外壳的医用电气设备，本实验在技术说明中指定的正常使用时的最大环境温度中进行。

3.试验时切勿启动被测装置。

起草人：李　澍　王　权（中国食品药品检定研究院）
复核人：王建军（辽宁省医疗器械检验检测院）
李佳戈（中国食品药品检定研究院）

第四节　机械强度——冲击试验

一、依据标准条款

15.3.3。

二、检验设备

1.直径约50mm、质量为500g ± 25g的钢球。

2.电介质强度测试仪。

3.摆仪。

4.游标卡尺或爬电距离量规，精度不低于0.01mm。

5.钢直尺，精度不低于0.5mm。

三、测试步骤

1. **测试样品准备**　试样可取完整的外壳或能代表其中未加强的、面积最大的部分。

2. **测试状态**　试样应当以其正常的位置支撑。

3. **测试布置和程序**

（1）用一个光滑的实心钢球，使其从1.3m高处自由降落（从而保证打击外壳的冲击力为6.78Nm）到外壳的每个相关部分一次。

（2）测试垂直面时，将钢球用线绳悬吊起来，并使其像钟摆一样做水平冲击，从垂直距离为1.3m处摆落下来至外壳的每个相关部分一次。

四、结果判定

1.外壳对冲击的抵抗要求防止在合理可预见的误用中出现的不可接受的风险，即如果设备的外壳失效就有可能造成使用者接触到带危险电压的零部件，那么该设备的外壳就必须承受钢球冲击试验。

2.如果制造商觉得降低不可接受的风险不必用本条款的要求，则在风险管理文档中按4.5记录其理由，同时还需其满足替代要求的证明。例如，固定式ME设备可有一面外壳被地板、墙壁或天花板所保护。制造商需记载对ME设备可能被移动或不正确安装的可能性的评价结果。同时制造商需通过风险管理过程的评价和鉴别，受保护一侧的外壳对冲击的抵抗必须保证不会因失效产生不可接受的风险，以符合本条款的最初要求。

3.试验后需满足15.3.1概述中的评估准则，任何导致一个不可接受风险的持续损坏，则测试不通过。不可接受的风险应当在生产商的风险管理文件中有所定义。

（1）外壳上是/否出现可能引起不可接受风险的裂缝。

（2）隔挡是/否发生损坏或松动。

（3）是/否存在可能导致移动部件变成危险部件的损坏。

（4）是/否存在可能导致火势蔓延的损坏。

（5）是/否存在电介质击穿的迹象。

五、原始记录表格

原始记录表格见表2-7-3、表2-7-4。

表2-7-3　冲击试验记录表

材料	冲击区域	观察备注
1）		
2）		
3）		
4）		

表2-7-4　电介质强度试验记录表

位置	试验电压（V）	时间

六、操作注意事项

1.试验所需安全防护　试验时采取常规的实验室安全防护措施。

2.阴极射线管、平板显示器和平板玻璃不包括在内。

3.试验时切勿启动被测装置。正确支承被测装置，以便其在冲击试验中能够被刚性地保持在合适的位置。

起草人：李　澍　王　权（中国食品药品检定研究院）

复核人：王建军（辽宁省医疗器械检验检测院）

李佳戈（中国食品药品检定研究院）

第五节　机械强度——坠落试验

一、依据标准条款

15.3.4。

二、检验设备

1.50mm厚的硬质木板（>600 kg/m³的硬木）。

2.钢板尺，精度不低于0.5mm。

3.电介质强度测试仪。

4.游标卡尺或爬电距离量规，精度不低于0.01mm。

三、测试步骤

1.测试样品准备 手持式 ME 设备、可携带的 ME 设备、附件和 ME 设备部件应在符合随附文件规定的情况下，保证能够提供正常使用。

2.测试状态 试样在安全工作载荷状态下。

3.测试布置和程序

（1）手持式被测装置 试样在安全工作载荷状态下，按正常使用时从ME设备、附件或ME设备部件的使用高度（在随附文件中说明）或者1m高处，取其大者，以三种不同的起始姿态自由坠落到平放于混凝土或类似的硬质基础上的50mm±5mm厚的硬质木板（>600kg/m³的硬木）上各一次。

（2）可携带式被测装置 试样在安全工作载荷状态下，举到如表2-7-5所规定的高度，置于50mm±5mm厚的硬木（例如，>600kg/m³）板上方，硬木板置于混凝土或类似的硬质基础上。木板的尺寸不得小于被测样品的尺寸。试样从正常使用可能放置的每种姿态坠落三次。

表2-7-5 坠落高度

可携带的的 ME 设备或其部件的质量（m）（kg）	坠落高度（cm）
m ≤ 10	5
10<m ≤ 50	3
m>50	2

四、结果判定

试验后需满足15.3.1概述中的评估准则，任何导致一个不可接受风险的持续损坏，则测试不通过。不可接受的风险应当在生产商的风险管理文件中有所定义。

1.危险的带电部件是/否变得可触碰了。

2.外壳是/否出现可能引起不可接受风险的裂缝。

3.电气间隙是/否小于其允许值并且内部绕线的绝缘依然完好无损。

4.隔挡是/否发生损坏或松动。

5.是/否存在可能导致移动部件变成危险部件的损坏。

6.是/否存在可能导致火势蔓延的损坏。

7.被测装置的内部和外部是/否受到损坏。

8.是/否存在电介质击穿的迹象。

五、原始记录表格

原始记录表格见表2-7-6。

表2-7-6　电介质强度试验记录表

位置	试验电压（V）	时间

六、操作注意事项

试验时采取常规的实验室安全防护措施。

起草人：李　澍　王　权（中国食品药品检定研究院）
复核人：王建军（辽宁省医疗器械检验检测院）
　　　　李佳戈（中国食品药品检定研究院）

第六节　机械强度——粗鲁搬运试验

一、依据标准条款

15.3.5。

二、检验设备

1.宽度和厚度均为40mm的实心硬木的垂直障碍物。

2.测量速度的装置。

3.电介质强度测试仪。

4.游标卡尺或爬电距离量规，精度不低于0.01mm。

5.电子秤（测量被测装置的质量），精度不低于0.1kg。

三、测试步骤

1.**测试样品准备**　移动式ME设备和ME设备的可移动式部件应在符合随附文件规定的情况下，保证能够提供正常使用。

2.**测试状态**　试样在运输位置以任何适当的安全工作载荷和正常使用所允许的最不利条件下进行试验。试验期间，应有适当的预防措施避免粗鲁搬运压力或冲击而引起失衡。

3.**测试布置和程序**

（1）上台阶冲击　推动样品沿着正常运动方向以0.8m/s±0.1m/s的速度运动，或对于电机驱动的移动的ME设备，以其能保持的最大速度运动，使其撞向牢固固定在水平地面上高度为

40mm的坚固硬木面障碍物3次。行进方向垂直面对障碍物。样品不必越过40mm的障碍物。

（2）下台阶冲击   样品沿正常运动方向以0.8m/s±0.1m/s的速度，或对于电机驱动的移动的ME设备，以其能保持的最大速度运动，使其从固定于硬质基础上（如混凝土）的40mm高的垂直台阶推落3次。运动方向垂直下降台阶面。

在下降台阶冲击试验过程中，若脚轮以外的部件在脚轮触地之前接触障碍物，则继续推动ME设备直到它完全下降。

（3）门框冲击   样品以0.8m/s±0.1m/s的速度，或以电机驱动的移动的ME设备以其所能保持的最大速度，沿着正常运动方向运动，撞击靠在垂直硬质支撑物上的厚度与宽度均为40mm的硬木障碍物3次。垂直硬木障碍物的高度必须比ME设备的撞击点高。运动方向垂直面对障碍物。

四、结果判定

试验后需满足15.3.1概述中的评估准则，任何导致一个不可接受风险的持续损坏，则测试不通过。不可接受的风险应当在生产商的风险管理文件中有所定义。

1.上台阶冲击试验中，被测装置的机械完整性是/否能够保持。

2.下台阶冲击试验中，被测装置的机械完整性是/否能够保持。

3.门框冲击试验中，被测装置的机械完整性是/否能够保持。

4.试验之后测量到的爬电距离和电气间隙是/否符合要求。

5.肉眼检查被测装置是否存在任何可能导致不可接受风险的损坏（例如，使危险部件变得可触碰的外壳开口）。

6.是/否存在电介质击穿的迹象。

五、原始记录表格

原始记录表格见表2-7-7。

表2-7-7   电介质强度试验记录表

位置	试验电压（V）	时间

六、操作注意事项

1.试验时采取常规的实验室安全防护措施。

2.搬运状态下的典型的移动式ME设备，带有安全工作载荷，并处于正常使用中最不利的条件中。

3."正常移动方向"的意思是ME设备在大多数情况下，此方向应为向前，某些ME设备，如病床，在正常速度下可能以前进或后退的方向行进，因此每个方向都应分别进行试验。

起草人：李 澍 王 权（中国食品药品检定研究院）

复核人：王建军（辽宁省医疗器械检验检测院）

李佳戈（中国食品药品检定研究院）

第七节 机械强度——模压应力消除试验

一、依据标准条款

15.3.6。

二、检验设备

1.带有标准温度测量装置的热风循环烘箱，精度不低于0.1℃。

2.游标卡尺，精度不低于0.01mm。

3.手表/钟表。

4.手指探头、试验针、试验钩、刚性手指。

三、测试步骤

1. 测试样品准备　试样是完整的 ME 设备或与任何支撑框架一起组成的外壳，对于大型的 ME 设备，在完整外壳条件下不可行时，允许使用外壳的一部分代替整个设备的外壳，该部分外壳代表了与厚度、形状和任何机械支撑件相关的完整组合。

2. 测试状态　完整的 ME 设备应关机。

3. 测试布置和程序　将被测装置放于热风循环烘箱内比加热试验中外壳上测得的温度最大值高 10℃的温度中，但不得低于 70℃，持续 7 小时，然后让它冷却到室温。

注意：本试验中，相对湿度无需保持在特定的值。

四、结果判定

试验后需满足15.3.1概述中的评估准则，任何导致一个不可接受风险的持续损坏，则测试不通过。不可接受的风险应当在生产商的风险管理文件中有所定义。

1.外壳上是/否出现可能引起不可接受风险的裂缝。

2.隔挡是/否发生损坏或松动。

3.是/否出现可能导致爬电距离和电气间隙减小的损坏。

4.是/否发生变形，从而在使用试验针、试验手指和试验钩的情况下能够触碰到危险部件。

五、原始记录表格

原始记录表格见表2-7-8。

表2-7-8　电介模压应力消除试验

被实验的部分	烘箱温度（℃）	时间（h）	备注

六、操作注意事项

1.试验时采取常规的实验室安全防护措施。

2.本试验只适用于外壳是模压或热塑性材料制成的ME设备。

3.典型的试验样品，包括完整的外壳，或者外壳连同其支承结构。

4.对于大型的ME设备，按照厚度和形状配置全部零件中的典型外壳部分，包括任何机械支承构件。

5.基于模压应力消除的潜在影响，选取外壳的某些部分作为样品，例如角或注入模塑材料的狭窄区域在冷却后可能产生应力的地方。

6.按塑料热性能分：热塑性（如PE、PVC、PS、PP、ABS等）和热固性（环氧塑料，氨基塑料等）。热塑性材料需要考虑模压应力影响，很多热成型过程会在塑料上留下残余应力。由于弱范·德·瓦尔斯力能将聚合物链连接在一起，这些残余应力能导致粘滞流（形变）。

起草人：李　澍　王　权（中国食品药品检定研究院）

复核人：王建军（辽宁省医疗器械检验检测院）

李佳戈（中国食品药品检定研究院）

第八节　机械强度——环境影响

一、依据标准条款

15.3.7。

二、检验设备

不适用。

三、测试步骤

1.检查随附文件和说明。

2.验证相关试验或计算。

四、结果判定

1.ME设备、随附文件和制造商所用材料的说明和这些材料处理过程的说明来检验是否符合要求。

2.制造商提供的相关试验或计算来检验是否符合要求。

五、原始记录表格

不适用。

六、操作注意事项

1.ME设备常常在制造商声明的预期环境条件下使用和/或保存。在这样的情况下，应无预期的危险发生。然而环境条件会与声明的条件不同，但ME设备仍期望保持安全。为保证如此，责任机构必须定期执行制造商规定的检查和维护。这些行为是期望防止任何安全程度的恶化和探测任何开始恶化的迹象。为保证如此，预防性维护的说明必须易于理解和执行，不引入任何混淆或忽视安全相关征兆而引发的风险。

2.期待此类部件能容易地更换，最好不需要特殊的工具。此外，磨损的部件或预防性替换部件的拆卸和备用部件的装配不应产生危险。为此，这些操作说明必须易于理解并得到遵循，才能不会引入任何因混淆而导致的风险。

3.应考虑金属腐蚀的金属界面，除了金属框架或外壳以外，用来提供接地连续性的部件都应有足够耐腐蚀的镀层，或用耐腐蚀的金属制造。如果这些零件是钢制的，则应在基本表面上提供厚度至少为5μm的电镀层，与保护接地连接件接触的导电零部件不得由于电化学作用而遭受到严重腐蚀。

起草人：李　澍　王　权（中国食品药品检定研究院）
复核人：王建军（辽宁省医疗器械检验检测院）
　　　　李佳戈（中国食品药品检定研究院）

第九节　ME设备元器件和总装配——连接器的构造

一、依据标准条款

15.4.1。

二、检验设备

不适用。

三、测试步骤

操作检查患者导线、患者电缆、连接器和插座及医用气体连接器。

四、结果判定

1.如果导线、电缆、连接器或插座可互换，应检查风险管理文档来检验是否符合要求。

2.通过检查所有医用气体连接器来检验是否符合要求。

五、原始记录表格

不适用。

六、操作注意事项

1.除连接网电源以外的连接器应当设计成使其插头具有一定的形状，以确保该插头不可能插入电源插座或ME设备的其他连接装置中，不满足本条要求的连接器的一个例子是通常所称的香蕉插头（图2-7-1）。

2.气体连接器应注意标示信息或颜色。

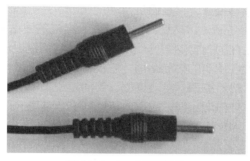

图2-7-1　香蕉插头

起草人：王　权　郑　佳（中国食品药品检定研究院）
复核人：余新华（中国食品药品检定研究院）
柳晶波（辽宁省医疗器械检验检测院）

第十节　ME 设备元器件和总装配——温度和过载控制装置

一、依据标准条款

15.4.2。

二、检验设备

不适用。

三、测试步骤

不适用。

四、结果判定

1. 通过检查设计文档和风险管理文档来检验是否符合要求。
2.通过检查来检验是否符合要求。

五、原始记录表格

不适用。

第二篇　医用电气设备安全通用要求检验技术规范

六、操作注意事项

1.热断路器和过流释放器可以是自动复位型或手动复位型，自动复位的热断路器和过流释放器的意外再次接通是否会引起危险，结合GB 9706.1中13.1条款的相关试验进行检查。

热断路器与限温器和温控器要区别开来，限温器是动作温度可以固定或调整的温度敏感装置，它是通过自动接通或断开电路的方法使被控部件温度不超过限定值。温控器是动作温度可以固定或可以调整的温度敏感装置，它是通过自动接通或断开电路的方法使被控部件温度保持在其限定值之间。热断路器是通过自动切断电路或减少电流的方法限制被控部件温度的装置，它是在设备非正常工作时工作的，它的结构使使用者不能调整设定值。热断路器的一种特殊种类是热熔体，热熔体是一次性使用的热断路器，它动作后要部分或全部更换后才能进行下一次工作。在GB 8898标准中，热断路器（自动复位、手动复位）、热熔体都属于热释放器。在GB 8898标准中热断路器被翻译成热切断器，故CCC认证证书上常见的是热切断器。

2.出于安全功能考虑，ME设备不得配备通过焊接操作能复位的热断路器，例如热熔体的焊接。

3.恒温器可能出现的故障有短路或断开情况，需要独立配备一个非自复位的热断路器进行温度保护，例如在一根导线上接恒温器，而在另一根导线上接非自复位的热断路器就可以满足要求。需要注意的是恒温器可以动作，但是不能中断设备的正常工作，恒温器应当具有足够的通断能力。

4.当热断路器或过流释放器动作引起ME设备功能消失而存在危险状况，应采取相应措施，如发出音响报警。

该要求的目的是避免热断路器断开时，由于并联的电容器或其他火花抑制器件，使电路错误接通。

5.热断路器、PTC和过流释放器应能满足相应元件标准要求，并且要满足本条要求的动作次数。

该要求目的是一旦ME设备出现干烧情况，保护装置能否保护，并且此时的温升与之相连的部件应能耐温。

该要求适用I类设备，在这种设备中，出现接地故障时，有可能出现其中的电热回路维持导通、发热元件继续发热的情形，在这种情况下，如果过热保护装置的安装方式不恰当，有可能无法起到过热防护的作用。因此，如果产品使用可正反插接的插头（例如德国的单相插头）或类似的连接器进行供电，或者使用无确定极性的插座供电，那么，应当分别在电热元件的两端分别安装过热保护装置，以确保在出现接地故障时，如果过热，能够至少切断其中一端的电气连接（图2-7-2）。

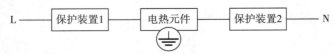

图2-7-2 不同的温度保护装置位于电源不同极性侧的结构示例

起草人：王 权 郑 佳（中国食品药品检定研究院）

复核人：余新华（中国食品药品检定研究院）

柳晶波（辽宁省医疗器械检验检测院）

第十一节　ME 设备元器件和总装配——电池

一、依据标准条款

15.4.3。

二、检验设备

不适用。

三、测试步骤

1.通过检查设计文档和风险管理文档来检验是否符合要求。

2.通过检查来检验是否符合要求。

四、结果判定

1.电池仓是/否标有电池类型和插入模式（如果适用的话）。

2.电池仓是/否设计成能防止电池意外短路风险的。

3.电池仓是/否足够通风以最大限度的降低集聚和着火的风险，因为电池充放电的的时候，气体可能从中泄露，从而导致不可接受的风险。

4.电池仓由专业的服务人员采用是/否根据随附文件中所提供信息进行标记的工具更换。

5.电池仓是/否标记有这样的警告标示：只能由经过专业训练的人员更换电池或者燃料电池，错误的操作可能导致不可接受的风险。

6.是/否提供了可参考随附文件的识别标记。

7.电池充电电路的设计能/否防止过充。

8.医用电气设备所用锂电池是/否符合 GB 8897.4（IEC 60086-4）的要求。

9.如果内部线路的横截面积和布局或者连接的部件的额定值可能在短路的情况下增加发生火灾的风险，医用电气设备的内部电源是/否提供了适当的额定装置以防止电流过大引起火灾。

10.保护装置有/没有足够的遮断电容以中断可能流过的最大故障电流（包括短路电流）。

11.对于熔断器或过电流脱扣器的鉴定是/否包括在风险管理文档内。

12.对于可能出现不可接受风险的地方，是否采取了防止错误插入或更换电池操作的措施。

五、原始记录表格

不适用。

六、操作注意事项

1.需要注意能释放出可燃气体（通常是氢气）的电池。

2.并能从结构上防止短路发生（要考虑被尘埃和水汽等桥接）。

3.需要有电池的安装方法及电池型号信息以及防止接错极性的措施。

4.GB 9706.1中4.7要求ME设备在单一故障下是安全的。一个可能的故障可能是在内部电源和任何保护装置（图2-7-3）区域中内部电源正极和负极间爬电距离的桥接。

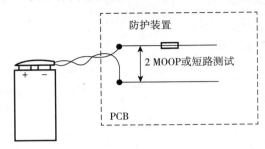

图2-7-3 内部电源端子和防护装置间操作者防护措施的示例

5.如果没有提供对操作者的双重防护（2MOOP），那么需要进行短路测试以验证上述区域在单一故障下是安全的。如果提供了对操作者的双重防护，那么短路测试可以不做。

起草人：王 权 郑 佳（中国食品药品检定研究院）
复核人：余新华（中国食品药品检定研究院）
柳晶波（辽宁省医疗器械检验检测院）

第十二节 ME设备元器件和总装配——指示器

一、依据标准条款

15.4.4。

二、检验设备

不适用。

三、测试步骤

通过检查在正常使用位置时指示灯及指示装置的指示是否可见来检验是否符合要求。

四、结果判定

在正常使用时，操作者是/否能分辨ME设备的待机状态和功能状态。

五、原始记录表格

不适用。

六、操作注意事项

能够显而易见判断ME设备的功能状态，对于操作者和维护人员来说是很重要的。

起草人：王　权　郑　佳（中国食品药品检定研究院）

复核人：余新华（中国食品药品检定研究院）

柳晶波（辽宁省医疗器械检验检测院）

第十三节　ME 设备元器件和总装配——预置控制器

一、依据标准条款

15.4.5。

二、检验设备

不适用。

三、测试步骤

对存在预置控制器的风险进行检查，并结合风险管理文档。

四、结果判定

通过检查风险管理文档来检验是否符合要求。

五、原始记录表格

不适用。

六、操作注意事项

不适用。

起草人：王　权　郑　佳（中国食品药品检定研究院）

复核人：余新华（中国食品药品检定研究院）

柳晶波（辽宁省医疗器械检验检测院）

第二篇　医用电气设备安全通用要求检验技术规范

第十四节　ME 设备元器件和总装配——ME 设备控制器的操作部件

一、依据标准条款

15.4.6。

二、检验设备

1.量程范围在60~100N的测力计。

2.秒表，精度不低于0.1秒。

3.量程范围在1.0~6.0Nm的扭矩计。

4.游标卡尺或爬电距离量规，精度不低于0.01mm。

三、测试步骤

1.正常使用中，需要轴向拉力的地方以及对控制器的旋转或可移动部分施加拉力的时候，通过表2-7-9中列出的操作人员能够接触到的旋钮，以及能够影响它们移动的方向，对电气部件施加轴向的60N的力、对其他部件施加100N的力，各持续1分钟。本试验中，无需施加扭矩。

2.对于旋转控制器和中断器，在控制旋钮和轴之间施加表2-7-9中所示的扭矩，至少持续2秒，且每个方向交替进行。试验重复进行10次。

旋钮不应相对于轴旋转。

表2-7-9　旋转控制器的试验扭矩

控制旋钮的握持直径（mm[a]）	扭矩（Nm）
10 ≤ d<23	1.0
23 ≤ d<31	2.0
31 ≤ d<41	3.0
41 ≤ d<56	4.0
56 ≤ d ≤ 70	5.0
d>70	6.0

[a] 握持直径（d）为控制旋钮的最大宽度而与它的形状无关（例如，带指针的控制旋钮）

3.应对电气元器件施加60N的轴向力和对其他元器件施加100N的轴向力达1分钟时间，以检验是否符合要求。

四、结果判定

1.旋钮是/否相对于轴发生旋转，从而指示错误。

2.如果指示错误，是/否能卸掉和替换旋钮。

3.旋钮是/否损坏。

4.中断器是/否能够防止意外的旋转。

5.轴向拉力是/否使得旋钮移位并导致不可接受的风险。

五、原始记录表格

原始记录表格见表2-7-10。

表2-7-10 试验表格

类型	旋钮位置	紧固性	力（N）
1）			
2）			
3）			

六、操作注意事项

1. 操作部件在正常使用时候出现拔出或松动会造成不可接受的风险。例如，激光设备的钥匙开关，在工作时就不能被拔出。

2. 如控制器位置应当能表明其控制的功能。如果是旋转的控制器，控制器旋转应有一定的扭矩。

3. 控制器的旋转部件应有足够的扭矩，来避免意外情况，例如无级电位器没有足够的扭矩。

起草人：王　权　李佳戈（中国食品药品检定研究院）

复核人：柳晶波（辽宁省医疗器械检验检测院）

苑富强（中国食品药品检定研究院）

第十五节 ME 设备元器件和总装配——有电线连接的手持式和脚踏式控制装置

一、依据标准条款

15.4.7。

二、检验设备

1. 电子秤，精度不低于0.1kg。

2. 秒表，精度不低于0.1秒。

3. 砝码，精度1kg。

4. 直流低电阻测试仪。

5. 电介质强度测试仪。

6. 钢直尺，精度不低于0.5mm。

三、测试步骤

1. **测试样品准备**　有电线连接的手持式和脚踏式控制装置应在符合随附文件规定的情况下，保证能够提供正常使用。

2. **测试布置和程序**

（1）机械强度　在脚踏控制装置的正常使用位置上施加1350N的作用力达1分钟。施加的

第二篇　医用电气设备安全通用要求检验技术规范

力作用在直径为30mm的区域上。

（2）ME设备疏忽的操作　翻转控制装置将他们以各种可能的非正常位置放置于一平面上。

（3）进液　检查随附文件、设计文档和进行GB/T 4208（IEC 60529）中的试验。

四、结果判定

1. **机械强度**　该控制装置不应有会产生不可接受的风险的损坏。

2. **ME 设备疏忽的操作**　不应产生任何意外改变控制设置而产生不可接受的风险。

3. **进液**　通过检查随附文件、设计文档和进行 GB/T 4208（IEC 60529）中的试验来检验是否符合要求。

五、原始记录表格

不适用。

六、操作注意事项

1.该要求是针对电线连接的手持式和脚踏式控制装置。

2.本条所指的控制装置应具备一定的机械强度在正常使用时不会出现不可接受风险的损坏。

3.考虑手持式设备或部件及脚踏控制装置，要注意在合理可预见的情况下验证疏忽操作时的风险。例如脚踏开关可加装防护罩子或具有一定重量方能启动脚踏开关。

4.对于在通常不会有液体的地板上使用的脚踏控制装置，因考虑到可能会发生变湿的情况，所以包括了IPX1的要求。对有可能出现液体的区域上使用的脚踏控制装置，应至少达到GB/T 4208（IEC 60529）中IPX6的要求。

起草人：王　权　李佳戈（中国食品药品检定研究院）

复核人：柳晶波（辽宁省医疗器械检验检测院）

苑富强（中国食品药品检定研究院）

第十六节　ME 设备元器件和总装配——ME 设备的内部布线

一、依据标准条款

15.4.8。

二、检验设备

不适用。

三、测试步骤

通过检查来检验是否符合要求。

四、结果判定

是/否使用了截面积小于16mm^{2}的铝导线。

五、原始记录表格

不适用。

六、操作注意事项

因为铝线易氧化损坏，用作内部布线时不易检查，需要应用较大截面积的铝导线来避免。

起草人：王　权　李佳戈（中国食品药品检定研究院）
复核人：柳晶波（辽宁省医疗器械检验检测院）
　　　　苑富强（中国食品药品检定研究院）

第十七节　ME 设备元器件和总装配——油箱

一、依据标准条款

15.4.9。

二、检验设备

不适用。

三、测试步骤

通过对设备和技术说明书的检查以及人工试验来检验是否符合要求。

四、结果判定

通过检查是/否符合15.4.9的要求。

五、原始记录表格

不适用。

六、操作注意事项

注意油箱漏油的危险。

起草人：王　权　李佳戈（中国食品药品检定研究院）
复核人：柳晶波（辽宁省医疗器械检验检测院）
　　　　苑富强（中国食品药品检定研究院）

第二篇　医用电气设备安全通用要求检验技术规范

第十八节 ME 设备的网电源变压器和符合 8.5 隔离的变压器——过热

一、依据标准条款

15.5。

二、检验设备

1.可调稳压交流电源，或根据变压器的额定输入选取的其他电压和频率源，量程0~400V，精度不低于0.1V。

2.负载电阻或电子负载，电流：0~9/9-18A，精度 ± 0.5%，0.2%（0-0.9A）；电压0~300V，精度0.5%；功率0~1800W，精度不低于0.5%。

3.欧姆表，精度不低于0.01Ω。

4.电介质强度测试仪/变压器电介质强度测试仪。

5.温度记录仪，精度不低于0.1℃。

三、测试步骤

1. 测试样品准备 试样是网电源变压器和符合 8.5 隔离要求的变压器。

2. 测试状态 按下列参数最不利值，对每个绕组依次进行试验：

—— 供电电压保持在额定电压的90%~110%之间。

—— 额定输入频率。

—— 其他绕组在空载和正常使用负载之间加载。

3. 测试布置和程序

（1）试验条件 对于使用变电阻测量法（COR）的绕组，将热电偶置于所有其他位置。测量初始室温和此时绕组的电阻。

通过以下公式计算铜绕组温度升高的值：

$$\Delta T \frac{R_2 - R_1}{R_1} \left(234.5 + T_1 \right) - \left(T_2 - T_1 \right)$$

其中：ΔT表示升高的温度值（℃）；R_1表示试验开始时的电阻（Ω）；R_2表示试验结束时的电阻（Ω）；T_1表示试验开始时的室温（℃）；T_2表示试验结束时的室温（℃）。

试验开始时，绕组处于室温状态。

注：如果使用电阻法，关闭开关后，先尽可能快地对绕组电阻进行一次测量，然后按一定的短时间隔进行多次测量，并绘制出电阻相对于时间的变化曲线，以确定关闭开关瞬间的电阻值。

轮流对每个次级绕组进行试验；按照正常使用加载所有的其他次级绕组。

一次试验完成后，要让被测装置冷却到室温再进行下一次试验。

如果使用热电偶，温度限值应减小10℃。在这种情况下，测量所用装备的选择和放置应确保其对于被测部分的温度几乎没有影响。

具有多个保护装置的绕组，可能需要进行多个过载试验以充分评估正常使用时最坏情况下的加载和熔断。

（2）试验设置和流程　　正常加热：①网电源变压器放置于软木表面或置于温度角内；②将被测装置连接到交流电源；③启动被测装置并设置为正常使用时的最大负载；④交流电源电压分别设在额定电压的+10%和−10%，或设在额定电压变化范围的上限和下限；⑤运行被测装置，直至温度稳定；⑥测量并记录所有的温度，包括室温；⑦通过COR（变电阻）测量法（或通过热电偶）确定绕组的温度；⑧通过热电偶法测量并记录其他温度；⑨测量被测部分温度升高的值并加上生产商所规定的正常使用时的最大允许室温，从而得到该部分的最大温度值。

短路：①按照实际情况，在绕组的两端或在可以短路的第一点，应用一个短路或电阻型负载；②将被测输出绕组短路。继续试验，直至保护装置动作或达到热稳定状态；③对于不按变压器的电介质强度进行试验的变压器，直接将输出绕组短路。

过载：具有多个保护装置的绕组，可能需要进行多个过载试验以充分评估正常使用时最坏情况下的加载和熔断。将装置连接到表2−7−14过载表中规定的电源。加载电阻型负载，并运行被测次级绕组。不进行过载试验，除非在短路试验中保护装置动作。①如果根据所提供的保护装置及其性能参数，可以确定第一个保护装置动作时的电流，这个步骤可以省略。被测绕组加载正常使用时的负载，直至达到热稳定状态。按照合适的步骤，逐渐调整负载，以获取能使保护装置动作的最小电流值。每次调整负载值后，要使绕组达到热稳定状态，并记录对应于每个负载的电流值。保护装置动作后，进行步骤②。②对步骤①中动作的保护装置进行分流，如果它位于变压器外部。符合GB 9364.1（IEC 60127−1）要求的熔断器：通过表2−7−11中指定的相应试验电流，持续30分钟。不符合GB 9364.1（IEC 60127−1）要求的熔断器：根据熔断器生产商提供的特性电流，特别是30分钟熔断时间的电流，加载30分钟。如果无法获得30分钟熔断时间的电流数据，则使用表2−7−11中的测试电流直至达到热稳定。其他保护装置：按步骤①的方法，在略小于保护装置动作电流条件下，直到热稳定。

表2−7−11　变压器试验电流

保护熔断丝额定电流标示值 I（A）	试验电流与保护熔断丝额定电流之比
I ≤ 4	2.1
4<I ≤ 10	1.9
10<I ≤ 25	1.75
I>25	1.6

该部分过载试验在规定时间或者第二个保护装置动作时结束。

将带过电流保护的绕组加载到表中所规定的试验电流上，并运行所示的试验时间。用几乎没有阻抗的连接线替换过电流保护器。

调整受热断路器保护的绕组的负载，直至绕组温度达到大约为表中所示热断路器温度85%的稳定值。以5%的速度增加试验电流。再次确定热稳定状态后，继续增加负载。重复上述步骤，直到热保护器动作。将最高稳定温度记录于表中。

用来防止变压器在短路或者过载时过热的部件，假如短路或过载不会导致它们丧失保护功能，则可以作为一部分包括在试验内。

一般认为，这些提供保护的电路是不可能在绝缘（包括间隙）至少等于一个MOOP的地方和具有高度集成特性的元件上发生故障的。

变压器的电介质强度：经过潮湿预处理之后再进行本试验。将试验电压加在表2-7-15变压器电介质强度表中所示的绕组两侧。所有其他绕组开路。将选定的变压器的中性导体连接到铁芯。在连接到铁芯的初级绕组的另一侧重复本试验。

注：初级绕组和其他绕组、屏蔽和供电电源变压器的铁芯之间的电气绝缘，被假定已经在相应医用电气设备的电介质强度试验中通过验证。这种情况下，不需要重复电介质强度试验。医用电气设备的供电电源变压器的每个绕组的匝之间和层之间的电气绝缘的电介质强度，应在潮湿预处理之后，通过下列试验。①有绕组的额定电压小于或等于500V或额定频率小于或等于60Hz的变压器，用其绕组额定电压的5倍或其绕组额定电压范围上限值的5倍、而频率不低于额定频率5倍的电压加在绕组的两端。②有绕组额定电压超过500V或额定频率超过60Hz的变压器，用其绕组额定电压的两倍或其绕组额定电压范围上限的两倍、而频率不低于额定频率两倍的电压加在绕组的两端。

然而在上面两种情况下，变压器的任一绕组的匝间和层间的绝缘应力，如果这样的绕组的额定电压被认为是工作电压，应使得有最高额定电压的绕组上出现的试验电压，不超过一重防护措施所规定的试验电压。如此，初级绕组上的试验电压相应降低。可调整试验频率使得在铁芯中产生出与正常使用时近似强度的磁感应。

三相变压器可用三相试验装置试验，或用单相试验装置依次试验三次。

关于铁芯以及初、次级绕组间的任何屏蔽的试验电压，应按有关变压器的规范选用。如果初级绕组有一个有标记的与电源中性线的连接点，除非铁芯（和屏蔽）规定接至电路的非接地部分，该点应与铁芯相连（有屏蔽时也与屏蔽相连）。将铁芯（和屏蔽）接到对标记连接点有相应电压和频率的电源上来进行模拟。

如果该连接点没有标记，除非铁芯（和屏蔽）规定接至电路的非接地部分，应轮流将初级绕组的每一端和铁芯相连（有屏蔽时也与屏蔽相连）。

应将铁芯（和屏蔽）轮流接至对初级绕组每一端有相应电压和频率的电源上来进行模拟。

试验时，所有不打算与供电网相连的绕组应空载（开路）。除非铁芯规定接至电路的非接地部分，打算在一点接地或让一点在近似地电位运行的绕组，应将该点与铁芯相连。

开始应施加不超过一半规定的电压，然后应用10秒时间升至满值，并保持此值1分钟，之后应逐渐降低电压并切断电路。

不在谐振频率下进行试验。

提供8.5所要求隔离的变压器的结构：通过检查变压器结构和测量要求的距离来检验是否符合要求。

四、结果判定

1.试验中，绕组是/否开路。

2.是/否发生不可接受的风险。

3. 绕组的最大温度值是/否超过表2-6-2中相应的值。

4. 试验过后，变压器是/否通过相应的电介质强度试验。

5. 电介质强度试验中，绝缘的任何部分是/否发生闪络或击穿和可检测到的劣化。

6. 密封或灌注是/否流出。

7. 试验中，热断路器是/否动作。

8. 是/否有引发燃烧、导致金属熔化、产生危险数量的有毒或易燃物质的迹象。

9. 在原处进行试验时，外壳是/否发生变形，以致机械强度受损。

10. 被测装置可能被触及的部件的温度是/否超过表2-5-2中的允许值。

11. 漏电流是/否超过限值。

12. 可接触部件的电压是/否超过允许值。

五、原始记录表格

原始记录表格见表 2-7-12 至表 2-7-15。

表2-7-12　变压器正常加热记录表

被测绕组	T_1 ℃	R_1 Ω	T_2 ℃	R_2 Ω	$T=T2+\triangle T$ ℃	备注

表2-7-13　变压器短路记录表

被测绕组	保护	测量所得温度（℃）			试验持续时间	备注
		初级	次级	室温		
						供电电压：___

表2-7-14　变压器过载记录表

被测绕组	保护	测量所得温度（℃）			试验持续时间	试验电流或热断路器温度	备注
		初级	次级	室温			
							供电电压：___

表2-7-15　变压器电介质强度记录表

被测变压器	工作电压	试验电压	试验频率	次级电压	备注

第二篇　医用电气设备安全通用要求检验技术规范

六、操作注意事项

1.试验时采取常规的实验室安全防护措施。

2.准备合适的灭火器。

3.过热。

（1）该条要求通过短路试验和过载试验及电介质强度试验来评估变压器的绝缘系统，必须防止其基本绝缘、辅助绝缘和加强绝缘在任何输出绕组短路或过载时过热。

（2）该条中的变压器指的是网电源变压器和符合8.5隔离要求的变压器。

4.短路试验可用匝间短路试验来等效倍频和倍压试验。

5.过载试验。

（1）开关电源变压器测试时需要注意的是加载应在整流后。

（2）考虑到短路就是过载的一种最不利情况，如果完成短路试验后保护装置无动作（如限流电路），则不需进行过载试验。

（3）用熔断器保护可以知道其动作电流，慢慢加载到试验电流值的30分钟后看温升是否超标。

（4）热断路器或过流释放器需要逐级加载到热稳定状态，直到保护装置动作或温升已经超标或出现13.1状况就停止试验。

6.电介质强度。

（1）需要注意的是本要求不适用于运行频率超过1kHz的变压器。

（2）初级绕组与次级绕组间做倍频和倍压试验，变压器不接负载，多绕组的要短接在一起。

（3）铁芯与初级绕组和次级绕组间要有隔离，隔离方式可以是初级绕组与铁芯满足基本绝缘要求，铁芯与次级绕组满足辅助绝缘要求，也可以是铁芯与次级绕组满足加强绝缘要求，或是初级绕组与铁芯之间满足加强绝缘要求。

（4）铁芯与保护屏蔽之间要有隔离。

（5）初级绕组每一端分别与铁芯之间要有隔离，初级绕组每一端分别与保护屏蔽之间要有隔离。

7.隔离的变压器的结构。

（1）保护屏蔽层的配置应当使其两端不会彼此触及，也不会同时触及铁芯，以防止由于形成短路绕组而引起过热。

（2）保护接地屏蔽的宽度应当至少延展至与该屏蔽层相邻的绕组中的一个绕组的整个宽度。

起草人：王　权　李佳戈（中国食品药品检定研究院）

复核人：柳晶波（辽宁省医疗器械检验检测院）

苑富强（中国食品药品检定研究院）

第八章
ME 系统

第一节　ME 系统的通用要求

一、依据标准条款

16.1。

二、检验设备

不适用。

三、测试步骤

通过对相应的文件或证书的检查来检验是否符合要求。

四、结果判定

ME 系统能够提供：在患者环境内，达到符合 GB 9706.1 要求的 ME 设备同等安全水平；和在患者环境外，达到符合其他的国家标准（IEC 或 ISO 安全标准）要求的设备相应的安全水平的相关证明文件或证书，判为符合要求；否则判不符合要求。

五、原始记录表格

原始记录表格见表 2-8-1。

表2-8-1　ME 系统组件证书

序号	组件名称	认证标准	认证标志

六、操作注意事项

1.ME 系统与 ME 设备不同，ME 设备通常是以完整的产品出售，流通及使用，而 ME 系统往往需要在最终使用场所进行安装及改装，所以 ME 系统的安全要求不仅适用于注册过程中的型式检验，也适用于实际的系统安装及后续的改装后按标准要求对其进行评估。所以制造商也要提醒责任方，如果在 ME 系统使用寿命期内对系统进行组装及改装后，也要按标准的要求进行评估。

2.本章节内容主要是为了由制造商来规范使用，制造商组合包括一个或多个医用电气设备或部件在内的电气设备形成系统，并使其满足标准中ME系统的要求。同时也由医疗实践部门对ME系统进行组装和改装的人员使用，因为通过这些活动，他们也可以被认为是制造商，这种情况下，需要具有应用电气设备设计标准的工程专业知识来确保ME系统符合标准中ME系统的要求。

3.医用电气系统可以是分离的部件，也可以有单一的外壳，也可以是多种情况的组合。一些情况下制造商应该对其ME系统进行界定，并在使用说明书中进行说明，例如ME设备使用分离电源供电时，电源既可以看作是ME设备的一部分，也可以认为是与ME设备组合成为ME系统，制造商应在说明书中说明其对产品是如何界定的。

4.对GB 9706.1来说，确定诊断、监护或治疗空间的尺寸是非常困难的。下图2-8-1给出的患者环境尺寸已经过实践验证。

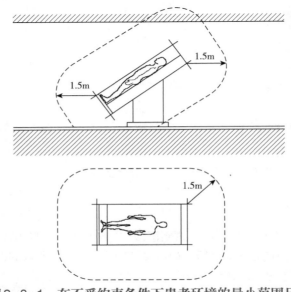

图2-8-1 在不受约束条件下患者环境的最小范围尺寸

ME设备可以直接应用于患者环境，而非ME设备如果应用于患者环境内，可能就需要采取措施，以使其达到ME设备的同等安全水平，所以制造商在设计ME系统时，应把风险管理应用于整个ME系统，必要时，采取措施使ME系统不存在不可接受的风险。例如ME系统包含非ME设备并于富氧环境使用时，就会存在着火的危险。制造商应使用风险管理，进行分析并对相应风险采取控制措施，以降低或消除这种风险到可接受水平。

5.ME系统中的设备既可以放置在医用房间内，也可以放置于非医用房间。在医用房间内，可以放在患者环境内，也可以放在患者环境外，制造商应对这些情况做出判定，并使其满足相应的要求。

6.ME系统中设备的互连可以是永久连接，也可以为了某个患者的特定的诊断、治疗目的的临时连接。

7.注意同时工作的设备，虽然可能同时与患者连接，如果设备之间没有互连，这些设备之间也可能产生干扰，但不认为这些设备是ME系统，也不适用于GB 9706.1中16章的要求。

8.如果ME系统可由操作者或责任方重新配置，制造商为操作者或责任商提供所有可能配置的信息，是个非常困难的工作，同时也可能带来不合理的负担，这时通过风险管理来确定风险最高的配置方式，并给出措施把风险降低到足够的安全水平，就是一个适当的手段。最终可以在系统完全组装完成后，进行符合性测试。

9.GB 9706.1中16章ME系统的要求仅针对系统的互连带来的风险，根据ME系统的特性，ME系统可能会频繁的改动，这些改动应满足标准的要求，但是系统中单独部件的本身的更改是不适用ME系统的要求的，应符合相应的设备或部件的标准要求。

10.标准中要求的关于标准符合性的文件，可以是制造商关于符合性的声明，也可以是检验机构出具的证书。

起草人：李佳戈　许慧雯（中国食品药品检定研究院）
复核人：余新华（中国食品药品检定研究院）
王建军（辽宁省医疗器械检验检测院）

第二节　ME 系统的随附文件

一、依据标准条款

16.2。

二、检验设备

不适用。

三、测试步骤

通过检查来检验是否符合要求。

四、结果判定

能够提供ME系统中各组件（每台ME设备及每台非ME设备）的随附文件并包含标准规定的全部相关内容判为符合要求；否则判不符合要求。

五、原始记录表格

原始记录表格见表2-8-2。

表2-8-2　随附文件

标准条款	GB9706.1 标准要求	检验结果	结论
	a）制造商提供的每台 ME 设备部件的随附文件（见 7.8.2）		
	b）制造商提供的每台非 ME 设备部件的随附文件		
16.2	c）以下资料：		
	——ME 设备的规格，包括制造商规定的使用方法和所有组成		
	ME 系统的部件清单		

标准条款	GB9706.1 标准要求	检验结果	结论
16.2	——安装、装配和改装 ME 系统的说明，以确保 ME 系统持续符合本标准的要求		
	——组成 ME 系统的每台设备或设备部件的清洗说明，若适用，也包括灭菌和消毒的说明（见 11.6.6 和 11.6.7）		
	——在 ME 系统安装期间宜采取的附加安全措施		
	——ME 系统的哪些部件适合在患者环境下使用		
	——在预防性维护期间宜采取的附加措施		
	——若有多位插座且是独立的部件，有其不应放在地上的警告		
	——其他附加的多位插座或延长线不应接入 ME 系统的警告		
	——仅接入规定为 ME 系统组成部分的部件或规定与 ME 系统兼容的部件的警告		
	——ME 系统中使用的所有多位插座的最大允许负载		
	——由 ME 系统提供的多位插座，只能用于向组成 ME 系统的设备供电的说明		
	——预期由带分离变压器的多位插座供电的做为 ME 系统组成部分的非 ME 设备，与墙壁插座直接连接的风险的说明		
	——说明将非 ME 系统组成部分的任何设备接入多位插座的风险		
	——ME 系统允许使用的环境条件，包括运输和贮存条件		
	——操作者不同时触及 16.4 提及的部件和患者的说明		
	d）对责任方的建议		
	——要执行文件中规定的所有调整、清洗、消毒和灭菌程序；和		
	——在实际的使用寿命期间 ME 系统的装配和改装需要按本标准的要求评价		

六、操作注意事项

1.随附文件被认为是 ME 系统的一部分，所以随附文件的质量也是 ME 系统质量的一部分，制造商应予以充分的重视，随附文件中提供的信息应全面，当使用者在 ME 系统使用过程中遇到与制造商规定的预期使用相关的问题时，都应能在随附文件中找到相关的信息。也就要求制造商应站在用户的角度，根据预期的使用来编写说明书。

2.早期的随附文件均是以纸质文件提供的，但是随着科技的发展，提供电子版的文件的情况也越来越普遍，制造商如果提供电子文件给使用者，就要求提供的光盘或文件应是 ME 系统可以查看或打印的格式。

3.ME 系统中非 ME 设备的相关安全标准可能要求制造商公布允许的环境条件，因此 ME 系统中不同部件的允许环境条件可能不同，所以制造商应公布ME系统的环境条件，使ME系统在这些条件限制内运行时不产生危险。

4.由于非预期的对ME系统的改装会造成不符合标准的相关要求，从而带来额外的风险，而接入未规定的设备，多位插座等均可能造成ME系统配置的变化，即ME系统的改装。所以使用说明书上应对这些内容给出警告和限制。

5.由于多位插座放在地上，可能造成进水或机械损坏，所以制造商应给出警告，并给出与多位插座安装相关的信息，以防止正常使用及运输过程的进液和损坏。

6.由于ME系统中，不是所有设备都适合在患者环境中使用，未采取措施达不到ME设备安全水平的非ME设备在患者环境中使用会带来风险，所以制造商应在随附文件中说明哪些设备适合在患者环境内使用。

7.如果ME系统可以直接用于心脏，制造商应注意在随附文件中提供如下信息：橡胶手套使用，绝缘材料制成的活塞的使用，患者与患者环境内ME系统所属设备的最小距离，典型医疗应用中如何使用ME设备的介绍，例如，导管的使用。

8.患者环境内，用于患者体内或体外的，包括直接与心脏相连的电极或传感器具有不同的风险等级，出于安全的原因，随附文件中应给这些不同等级的风险予以特殊的关注。

9.ME设备，ME系统及其部件，包括应用部分和附件，应能承受使用说明书中规定的清洗或消毒过程，而又不损坏或使安全防护劣化。制造商应评估ME设备，ME系统及其部件和附件在预期使用寿命期间内多次按使用说明书规定的清洗/消毒的影响，并确保这些过程不会导致基本安全或基本性能的丧失。对ME设备，ME系统及其部件和附件进行清洗或消毒会影响符合本标准的那些地方，根据规定的方法，包括任何一个冷却或干燥周期，对其进行一次消毒，这些程序之后，ME设备、ME设备部件或附件不出现会导致不可接受风险的劣化迹象（目视检验），随后进行适当的电介质强度和漏电流试验。检查风险管理文档以核实制造商已经评估多次清洗的影响。

10.对于预期进行灭菌的ME设备、ME系统及其部件或附件，如适用，应按GB 18279，GB 18280.1或GB 18278.1进行适当的评估，并形成文档。参见7.9.2.12。这些程序后，ME设备、ME系统及其部件或附件不会出现导致不可接受风险的劣化迹象（目视检验），随后进行适当的电介质强度和漏电流试验和检查风险管理文档。

11.对于上述9和10所述的清洗、消毒和灭菌的具体执行，应遵循GB 9706.1中7.9.2.12的要求。在正常使用时，对于通过接触患者或体液或呼出气体可能被污染的ME设备部件或附件，使用说明书应包含：

——可使用的清洗、消毒或灭菌方法的细节，和

——列出这些ME设备部件或附件可承受的适用的参数，诸如：温度、压力、湿度和时间的限值及循环次数。

起草人：李佳戈 许慧雯（中国食品药品检定研究院）

复核人：余新华（中国食品药品检定研究院）

王建军（辽宁省医疗器械检验检测院）

第二篇 医用电气设备安全通用要求检验技术规范

第三节 供电电源

一、依据标准条款

16.3。

二、检验设备

不适用。

三、测试步骤

通过检查来检验是否符合要求。

四、结果判定

如果ME设备预期由ME系统中其他设备提供电能，使用说明书应明确规定该供电设备，以确保符合GB 9706.1的要求。典型情况参见本篇附录图 II –5。

依据给ME系统供电的IPS或UPS的规格，制造商应限制该瞬态电流至容许的水平。

若未规定IPS或UPS，实际的瞬态电流水平应在技术说明书和所有安装手册中明示。

五、原始记录表格

不适用。

六、操作注意事项

1. ME系统中，非ME设备可以按GB 9706.1中4.10.1，5.5 f），7.9.2.3的要求向ME设备提供电源，且同时应满足5.5 f），7.9.2.14和8.2.1的要求。这是ME系统的一种特殊的配置方式，其安全使用可能依赖于该供电设备，所以制造商应在说明书中明确该设备，防止错误配置系统带来的风险。

2. 本条要求制造商设计的ME系统能够满足UPS或IPS的规格要求，或者给出对于UPS或IPS的规格要求，以选择合适的UPS或IPS为系统供电。

3. 本条的要求是为了在ME系统的级别达到标准要求的安全。制造商在设计ME系统时可以通过一种或几种措施来维持ME系统组装后的安全。例如，在ME设备内部隔离相关电路，把隔离装置作为ME设备的附件或作为ME系统附件，使用分离变压器，也可以用附加保护接地来防护。

起草人：李佳戈　许慧雯（中国食品药品检定研究院）

复核人：余新华（中国食品药品检定研究院）

王建军（辽宁省医疗器械检验检测院）

第四节　外　　壳

一、依据标准条款

16.4。

二、检验设备

不适用。

三、测试步骤

通过检查来检验是否符合要求。

四、结果判定

患者环境内非ME设备的部件的工作电压不应超过8.4.2c）规定的电压判为符合要求；否则判不符合要求。

五、原始记录表格

不适用。

六、操作注意事项

1.非ME设备，其原有领域的安全要求与ME设备在该要求上往往不同，该条的要求目的在于患者环境内应用的非ME设备，达到ME设备的同等安全程度。

2.检查时不但要检查其隔离措施，也应检查其工作电压。

起草人：李佳戈　许慧雯（中国食品药品检定研究院）

复核人：余新华（中国食品药品检定研究院）

王建军（辽宁省医疗器械检验检测院）

第五节　隔离装置

一、依据标准条款

16.5。

二、检验设备

1.耐压测试仪。

2.爬电距离量规。

3.工具显微镜。

4.游标卡尺，精度0.01mm。

三、测试步骤

通过对隔离装置进行绝缘检查、电介质强度、爬电距离和电气间隙的试验来检验是否符合要求。具体要求可参考GB 9706.1中8.8和8.9的要求。

四、结果判定

ME系统中的隔离装置通过相关试验判为符合要求，否则判为不符合要求。

五、原始记录表格

隔离装置电介质强度及爬电距离和电气间隙测试结果原始记录见下表2-8-3及表2-8-4。

表2-8-3　隔离装置电介质强度测试结果

被测绝缘 （绝缘图中区域）	绝缘类型： （functional/one moop/two moop/one mopp/two mopp）	工作电压 V	试验电压 V	备注

表2-8-4　隔离装置爬电距离和电气间隙测试结果

被测绝缘 （绝缘图中区域）	绝缘类型： （functional/one moop/two moop/one mopp/two mopp）	爬电距离 mm	电气间隙 mm	备注

六、操作注意事项

1.不同ME设备为了保证基本安全，采取的措施可能不同，某些ME设备设计时要求其信号输入/输出部分仅与规定的设备相连，其基本安全也依赖于这一先决条件，因为制造商可能把部分安全措施设计在预期连接的设备上，如果与非预期的设备相连，可能造成安全措施不完善，引起非预期电流流过信号电缆造成漏电流的增加并超过允许值。

2.另外，ME设备的信号输入/输出部分与医用房间外的设备相连时，这些设备可能在其他

的建筑中，也可能由其他的供电电路供电，这时也会出现危险状况，

3.ME 系统中，设备或设备部件可以位于患者环境，可位于医用房间的非患者环境，也可以位于非医用房间，这些设备或设备部件可能单独接地，也就可能存在电位差，如果患者环境内的设备保护接地故障时，这个电位差就可能出现在外壳上，如果 ME 设备的应用部分是 B 型，或者操作者同时接触了患者及外壳，就可能对患者及操作者带来风险。

4.隔离装置可以防止这些情况下对患者和操作者产生危险，另外，增加隔离装置也可以帮助避免由于产品故障引起非预期的电流流过电缆而产生的危险。

5.在系统中是否需要隔离装置取决于制造商的设计及对 ME 系统的配置。

起草人：李佳戈　王　权（中国食品药品检定研究院）

复核人：王建军（辽宁省医疗器械检验检测院）

余新华（中国食品药品检定研究院）

第六节　漏电流

一、依据标准条款

16.6。

二、检验设备

泄漏电流测试仪或电气安全综合测试仪（具备漏电流测试功能）。

三、测试步骤

（一）测试样品的准备

ME 系统在按随附文件装配后进行试验。确保被测设备状态良好，功能正常。

（二）测试状态

ME 系统连接到电压等于最高额定网电压的供电源，同时在待机/静止模式下运行达到热稳态。

（三）测试布置和程序

1.在 ME 系统达到下述运行温度后测量。

——预期非连续运行的 ME 系统：在待机/静止模式下运行达到热稳态后，ME 系统按正常使用，连续以周期运行直到再次达到热稳态或运行七小时，两者取较短者。每个周期中"通"和"断"的时间是额定"通"和"断"的时间。

——预期连续运行的 ME 系统：运行 ME 系统直到达到热稳态。

2.ME 系统连接到电压等于最高额定网电压的供电源。

3. ME 系统在按随附文件装配后进行试验。若测量漏电流时未使用隔离变压器（例如：当

测量输入功率很高的ME系统的漏电流），测量电路的参考地连接至供电网的保护接地。

4.依次测量接触电流、患者漏电流、总的患者漏电流和总的对地漏电流。

四、结果判定

1.在正常状态下，在患者环境中来自ME系统部件或部件之间的接触电流应不超过100mA。

2.在中断非永久性安装的保护接地导线的情况下，在患者环境中来自ME系统部件或部件之间的接触电流应不超过500mA。

3.多位插座的保护接地导线中的电流应不超过5mA。

4.在正常状态下，ME系统的患者漏电流和总的患者漏电流应不超过对ME设备的规定值，规定值见下表2-8-5和表2-8-6。

表2-8-5　在正常状态和单一故障状态下患者漏电流和患者辅助电流的容许值

单位：μA

电流	描述	参考条款	测量电路		B 型应用部分		BF 型应用部分		CF 型应用部分	
					NC	SFC	NC	SFC	NC	SFC
患者辅助电流		8.7.4.8	图 19	d.c.	10	50	10	50	10	50
				a.c.	100	500	100	500	10	50
患者漏电流	从患者连接到地	8.7.4.7a）	图 15	d.c.	10	50	10	50	10	50
				a.c.	100	500	100	500	10	50
	由信号输入/输出部分上的外来电压引起的	8.7.4.7c）	图 17	d.c.	10	50	10	50	10	50
				a.c.	100	500	100	500	10	50
总患者漏电流 [a]	同种类型的应用部分连接到一起	8.7.4.7a）和8.7.4.7h）	图 15 和图 20	d.c.	50	100	50	100	50	100
				a.c.	500	1000	500	1000	50	100
	由信号输入/输出部分上的外来电压引起的	8.7.4.7c）和8.7.4.7h）	图 17 和图 20	d.c.	50	100	50	100	50	100
				a.c.	500	1000	500	1000	50	100

说明：

NC = 正常状态

SFC = 单一故障状态

注1：关于对地漏电流见8.7.3d）。

注2：关于接触电流见8.7.3c）。

[a] 总患者漏电流容许值仅对有多个应用部分的设备适用。见8.7.4.7h）。单个应用部分应符合患者漏电流容许值。

表2-8-6　GB 9706.1中8.7.4.7中规定的特殊试验条件下患者漏电流的容许值

单位：μA

电流	描述[a]	参考条款	测量电路	B 型应用部分	BF 型应用部分	CF 型应用部分
患者漏电流	由 F 型应用部分患者连接上的外来电压引起的	8.7.4.7b）	图 16	不适用	5000	50
	由未保护接地的金属可触及部分上的外来电压引起的	8.7.4.7d）	图 18	500	500	–[c]
总患者漏电流[b]	由 F 型应用部分患者连接上的外来电压引起的	8.7.4.7b）和8.7.4.7h）	图 16 和图 20	不适用	5000	100
	由未保护接地的金属可触及部分上的外来电压引起的	8.7.4.7d）和8.7.4.7h）	图 18 和图 20	1000	1000	–[c]

　　[a] 这一条件在IEC 60601-1第二版的表4中被称为"应用部分加网电源电压"，并在该版标准中被作为单一故障状态，而在GB 9706.1中被作为一种特殊试验条件。在未保护接地的可触及部分上加最大网电源电压试验也是一种特殊的试验条件，但容许值与单一故障状态下容许值相同。参见8.5.2.2和8.7.4.7d）的原理说明。
　　[b] 总患者漏电流容许值仅对有多个应用部分的设备适用。见8.7.4.7h）。单个应用部分应符合患者漏电流容许值。
　　[c] 对于CF型应用部分，应用部分加最大网电源电压试验覆盖了本条件下的试验，所以在本条件不再进行试验。参见8.7.4.7d）的原理说明。

　　漏电流测量结果测量符合以上1~4限值要求判为符合要求；否则判不符合要求。

五、原始记录表格

原始记录表格见表2-8-7。

表2-8-7　漏电流测试

漏电流类型和试验条件（包括单一故障）	供电电压 V	供电频率 Hz	最大测量值 μA	备注

六、操作注意事项

1.根据制造商对ME系统的设计及构造，在患者环境内可能存在非ME设备，这些非ME设备的相关安全标准也会对接触电流进行限制，但是这些限值可能大于ME设备的限值，这些限值仅适用与患者环境外的环境。在患者环境内，无论是正常状态，还是非永久性安装的保护接地中断的单一故障状态下，都应达到ME设备的同等安全水平，降低这些非ME设备接触电流到GB 9706.1中16.6.1规定的限值以下。

2.在ME系统的设计及构造时，可以采用连接附加的保护接地部件，增加隔离变压器及附加绝缘外壳的方法来减小接触电流。

3.这里需要注意，ME系统部件之间互连的电缆及连接器座均属于外壳的一部分，因此在患者环境内，这些部件的接触电流的限值也要满足16.6.1的要求。

4.另外，根据接触电流和对地漏电流的定义，ME设备在保护接地导线断掉后，原本的在保护接地导线中流动的对地漏电流就可能在患者或操作者触及导电接地部件后，成为接触电流。同样道理，这在ME系统中如果使用了没有隔离变压器的多位插座，当多位插座中的保护接地导线中断的后，接触电流就会等于各部件所有单独的对地漏电流的总和。

5.GB 9706.1中16.6.2中5mA的限值是为了达到标准8.7.3 d）中ME设备要求的同等安全程度。

6.对于ME设备，患者漏电流和总的患者漏电流（适用于多个应用部分连接到ME设备）的最大允许值已在表2-8-5和表2-8-6中给出；见8.7.3的要求。在患者环境内，一个ME系统应提供与ME设备同等的安全等级（见16.1）。因此，不管应用部分是否连接在ME系统的同一个部件，患者漏电流和总的患者漏电流的最大允许值都是相同的。因为单一故障概念对于ME系统来说是不适用的，所以这些要求是对ME系统在正常条件下的要求。

7.要注意的是，由责任方或操作者组合的设备或应用部分，如果超出了制造商规定的组合范围，会带来危险。尤其当组合设备用于同一个患者，而制造商没有规定这样组合使用的时，需要有特殊的警告说明。

8.对于ME系统的接触电流，患者漏电流，总的患者漏电流和总的对地漏电流的测量与标准8.7.4条中ME设备的测量要求相似，要求ME设备或ME系统达到运行温度（热稳态）后测量。

9.注意不同于ME设备，对于单一故障状态，ME系统仅测量接地导线中断情况下的接触电流，对于多位插座接地导线中的对地漏电流，ME系统的患者漏电流，均不考虑单一故障状态。

10.与ME设备漏电流测量相同，测量布置的要求可以看成是一种惯例。在不使用隔离变压器进行测量时，把测量电路的参考地与供电网的保护地连接，可以使测量结果更加准确，排除不同接地之间存在的电位差的影响。因为没有隔离变压器的额外保护，测量时应注意安全。

起草人：李佳戈　王　权（中国食品药品检定研究院）

复核人：王建军（辽宁省医疗器械检验检测院）

余新华（中国食品药品检定研究院）

第七节　机械危险的防护

一、依据标准条款

16.7。

二、检验设备

参见本篇第四章相关内容。

三、测试步骤

参见本篇第四章相关内容。

四、结果判定

参见本篇第四章相关内容。

五、原始记录表格

参见本篇第四章相关内容。

六、操作注意事项

标准中本节的要求基本出发点同样是为了达到 ME 设备的同等安全程度。ME 系统中构建时，应注意引起非预期运动的中断产生的后果，压力的移除，及当危险的情况发生时，患者安全的从患者环境中移出。

起草人：李佳戈　王　权（中国食品药品检定研究院）
复核人：王建军（辽宁省医疗器械检验检测院）
　　　　余新华（中国食品药品检定研究院）

第八节　ME 系统部件的电源中断

一、依据标准条款

16.8。

二、检验设备

不适用。

三、测试步骤

一次中断和恢复相关电源的一个连接或全部连接来检验是否符合要求。

四、结果判定

ME系统应设计成整个ME系统或ME系统的任何部分的电源中断和恢复，不会导致基本安全和基本性能的丧失。判为符合要求；否则判不符合要求。

五、原始记录表格

不适用。

六、操作注意事项

ME系统中的设备或部件可能由不同的电源供电，如从墙插电源，从多位插座，从IPS或UPS，也可能由ME系统内的其他设备供电。ME系统使用过程中可能发生全部电源，或部分设备或部件的电源中断，但是任何部分的电源中断，均不应造成ME系统其他部分的失控，从而造成基本安全和基本性能的丧失，例如机械运动的控制部分，其电源的中断，不应造成相应的机械部件意外运动或无法控制而造成不可接受风险。施于患者的能量，如果有其他配合测温、降温、控制等设备或部件，其电源中断也不应带来不可接受的风险。

起草人：李佳戈　王　权（中国食品药品检定研究院）

复核人：王建军（辽宁省医疗器械检验检测院）

余新华（中国食品药品检定研究院）

第九节　ME系统连接和布线

一、依据标准条款

16.9。

二、检验设备

不适用。

三、测试步骤

通过检查ME系统的连接和布线符合性来检验是否符合要求。

1.对于ME系统的连接端子和连接器通过检查所有医用气体连接来检验是否符合要求。

2.对于ME系统的多位插座通过检查来检验是否符合要求。

3.如果ME系统的多位插座与隔离变压器组合，通过检查和GB 9706.1相关条款的规定来检验是否符合要求。

4.ME系统中的保护接地连接通过检查及保护接地阻抗测量来检验是否符合要求。

5.连接ME系统中不同设备的导线的防护通过检查来检验是否符合要求。

四、结果判定

ME系统的连接端子和连接器、多位插座、隔离变压器、保护接地连接及不同设备的导线均满足GB 9706.1中16.9的要求判为符合要求；否则判不符合要求。

1.典型的只有借助工具才能触及的多位插座构造的实例见下图2-8-2。

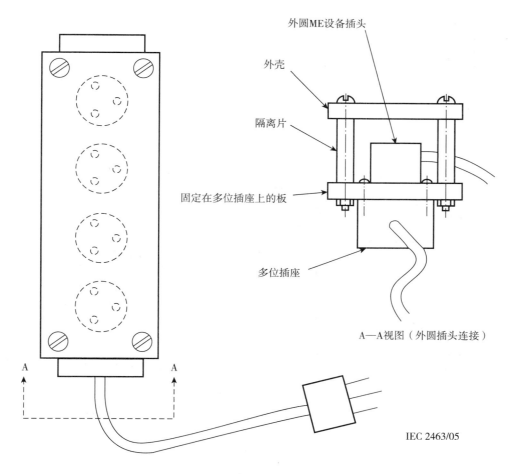

IEC 2463/05

图2-8-2　多位插座构造的实例（只有借助工具才能触及）

2.典型的由分离变压器供电的多位插座构造的实例见下图2-8-3。

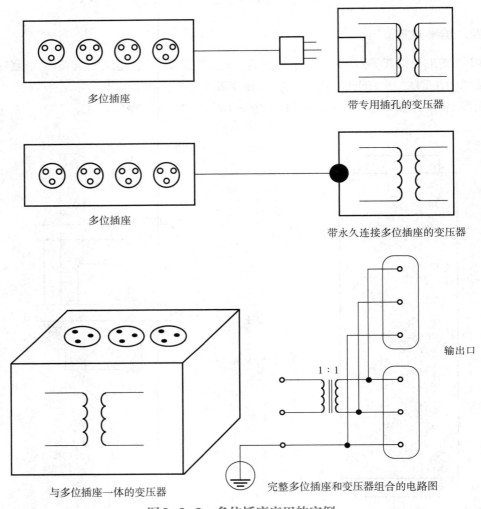

图2-8-3　多位插座应用的实例

3. 多位插座应标记在正常使用时可见的ISO 7010-W001的安全标志，见下图2-8-4。

图2-8-4　通用警告符号

五、原始记录表格

原始记录表格见表2-8-8。

表2-8-8 ME系统连接和布线

标准条款	GB9706.1 标准要求	检验结果	结论
16.9.2.1	a j 多位插座应： ——仅用工具才能连接（见图I.1），或 ——是 GB/T 1002 规定任何类型的网电源插头都插不进的形式，或 ——由分离变压器供电［见 16.9.2.1d］和附录 I］ b）多位插座： ——应标记在正常使用时可见的 ISO 7010-W001 的安全标志（见表 D.2，安全标志 2）；并： ——应以安培或伏安，单独或组合标记出最大容许的连续输出，或 ——应标记指明哪些设备或设备部件可安全连接 ——可以是独立部件、或 ME 设备的一部分、或非 ME 设备的一部分 c）多位插座应符合 GB 2099.1 和下述要求： ——爬电距离和电气间隙应符合 8.9 的要求 ——应是 I 类构造，且保护接地导线应与插座的接地连接 ——保护接地端子和保护接地连接应符合 8.6 的要求 ——外壳应符合 8.4.2d）的要求 ——网电源端子装置和布线应符合 8.11.4，若适用 ——元器件的额定（值）应不与使用的条件相悖（见 4.8） ——电气连接端子和多位插座的连接器的设计和构造，应防止不使用工具即可拆卸的可触及连接器的不正确连接 ——应满足 8.11.3 规定的电源软电线的要求 d）如果多位插座与分离变压器组合，下述附加要求适用 ——分离变压器应符合本标准，或者，除最大额定输 ——出功率 1kVA 和 IPX4 防护等级的要求不适用外，分离变压器可符合 GB/T 19212.2 的要求 ——分离变压器组件应是 I 类构造 ——应按 GB/T 4208 中的等级来规定进液防护的等级 ——分离变压器组件应按 7.2 和 7.3 的要求标记 多位插座应与分离变压器永久连接或分离变压器组件的插座应是 GB/T 1002 规定任何类型的网电源插头都插不进的形式（见图 I.1 和图 I.2）		

续表

标准条款	GB9706.1 标准要求	检验结果	结论
16.9.2.2	ME 系统中的保护接地连接 共用网电源连接器的 ME 系统的各个部分，当作为一个单元试验时， ME 系统中总的保护接地通路的阻抗和电流承载能力应符合 8.6.4 的 要求。网电源插头中的保护接地脚与任意保护接地部分之间的阻抗 应不超过 200mΩ		
	保护接地连接应设计成当 ME 系统中任意一台设备移除时，不会中断 ME 系统中任何其他部分的保护接地，除非同时切断该部分的供电		
	附加保护接地导线应仅用工具才能拆卸		
16.9.2.3	导线的防护 连接 ME 系统中不同设备的导线应有对机械损伤的防护		

六、操作注意事项

1. 电气、液压、气动和气体连接端子及连接器在设计上应防止不用工具进行的拆卸，以及防止在使用中由操作人员造成的错误连接，这些错误连接可能造成设备或部件不匹配，以及能量的错误输出，信号的错误采集等问题，从而带来使用风险。

2. ME 系统的制造商应使用风险管理的方法对这些连接及互换的风险进行分析，根据风险的程度来确定是否需要采取措施，即把连接器设计成不同的形式，以防止可能的错误连接。

3. 检验时，如果所有连接均不存在互换的可能性，则符合标准要求，如果存在互换的可能，则需要检查制造商的风险管理文档，来确定是否已经把风险降到了可接受的程度。

4. 在 GB 9706.1 第二版时，对 ME 设备规定了"辅助网电源插座"的要求，在并列标准中对 ME 系统的要求规定了"可移式多位插座"的要求。虽然要求较明确，但是在理解界定上经常存在模糊的情况，很多情况下很难把这两者进行清楚的区分。鉴于这种情况，在第三版标准中，这两个术语已经合并成一个新的术语"多位插座"。

5. 标准第二版的 57.2e）条要求除了救护车上，"辅助网电源插座"应设计成不能插入网电源插头的型式。标准在第三版合并了这两个定义后，8.11.2 条要求 ME 设备上的多位插座要符合的 16.9.2.1 条的要求，这里协调了紧急情况下快速更换电源的要求与漏电流限制的要求，要求多位插座不能插入标准规定的网电源插头及由隔离变压器供电。

6. 在 16.2 条中，我们已经明确网电源的连接方式是经过 ME 系统的制造商规定的，重新对 ME 系统中网电源连接再配置，会改变 ME 系统的结构，破坏 ME 系统的防护，是一种危险的做法，同时这种做法超出了标准的范围。所以要求多位插座的连接应该仅用工具才能连接，防止了意外更改系统配置的可能性。

7. 注意标准第二版时对于标志的颜色没有要求，在三版中对于多位插座的安全标志，其底色是黄色的。

8. 多位插座上应该以安培或伏安标识出其负载容量，可以对多位插座上的每个插座单独标识，也可以对多个插座组合进行标识，或者直接标明插座预期连接的设备，以防止对设备的错误配置。

9. 多位插座，应符合 GB 2099.1 标准的要求，同时作为 ME 系统的一部分，其应该达到 ME 设备的同等安全程度，本条列出了对于多位插座适用的要求。从这些要求可以看出，通用的多位插座，如果不采取防护措施，是不能用于 ME 系统的构造的。

10. 按标准要求，在单一故障状态下 ME 系统的接触电流必须小于 $500\mu A$。如果接触电流超出标准要求，使用隔离变压器可以作为一种措施来降低接触电流。而作为降低接触电流的措施，具有基本绝缘的隔离变压器就足够了。在这里不需要使隔离变压器的隔离达到双重或加强绝缘的程度。

11. 当然按标准 GB9706.1 要求或按 IEC 61558 其他部分（如 IEC 61558-2-4 或 IEC 61558-2-6）的隔离变压器要求构造的具有更高保护程度的变压器也是可接受的。因为这些变压器提供了双重绝缘和加强绝缘，更加安全。

12. 由于在 ME 系统中使用隔离变压器与多位插座组合时，需要为 ME 系统中设备和部件提供必要的保护接地连接，所以要求隔离变压器组件需要按 I 类要求来构造。

13. 在 ME 系统及 ME 设备中，不考虑同时出现两个及以上的单一故障状态，而单一故障状态在例行维护过程中可以被发现，所以对于隔离变压器隔离情况的监测也不是必须的。

14. 所有的保护接地导线和电源软线应当一起布线，这样便于维护、维修，也较有益于保证 ME 系统的安全。

15. ME 系统的制造商经常会使用多位插座来构建 ME 系统，对于每一个插到多位插座上的独立设备或部件，需要满足其相关的 ME 设备或非 ME 设备的要求，作为完整系统来进行检验时，总的保护接地阻抗根据标准 8.6.4 应该符合 8.6.4 a）中的最高要求，即不超过 $200m\Omega$，以使接地电阻的要求与 ME 设备达到同等的安全程度。这就要求 ME 系统在构建时在系统内采用短电源线的措施，并使用较大截面积的电源线，以降低保护接地阻抗来达到标准的要求。应注意把多位插座进行串接的方法是不可接受的，因为这会带来不确定性，也会增加接地导线的阻抗。

16. 在患者环境内，限制 ME 系统中不同部分/部件之间的电位差是很重要的，而 ME 系统的保护接地系统在防止这种电位差时起到重要作用。所以防止 ME 系统任何部分接地措施的中断均非常重要。

17. 如果在构建 ME 系统时，在单一故障状态时接触电流超过标准的允许值，可以使用附加保护接地的措施。对于符合标准要求的 ME 设备，附加保护接地不是必须的。但是对于非 ME 设备，附加保护接地可以防止接触电流超过允许值。

18. 单独的保护接地线需要用工具拆卸，而断开电源插头不要求使用工具，因为如果使用电源插头供电，在插头断开时，不仅断开电源线，保护接地也会同时断开。

19. ME 系统的配置中经常会有分离的设备和部件，这些设备或部件之间的连接导线可能会由于设备移动等原因而造成导线的运动磨损，为了防止不可接受的风险，故要求这些导线应有对机械损伤的防护。

起草人：李佳戈　王　权（中国食品药品检定研究院）
复核人：王建军（辽宁省医疗器械检验检测院）
　　　　余新华（中国食品药品检定研究院）

第二篇　医用电气设备安全通用要求检验技术规范

第九章
其　　他

第一节　ME 设备和 ME 系统的分类

一、对电击的防护

（一）依据标准条款

6.2。

（二）宜记录的信息

Ⅰ类ME设备，Ⅱ类ME设备，内部电源ME设备；B型应用部分，BF型应用部分，CF型应用部分；应用部分是否防除颤。

二、对有害进液和颗粒物质的防护

（一）依据标准条款

6.3。

（二）宜记录的信息

IPN_1N_2。

注：N_1是用来指示对颗粒物质防护的整数或字母"X"，N_2是用来指示对有害进液防护的整数或字母"X"。

三、灭菌的方法

（一）依据标准条款

6.4。

（二）宜记录的信息

制造商规定的消毒灭菌方法（如环氧乙烷灭菌，辐照灭菌，湿热灭菌等）。

四、适合富氧环境下使用

（一）依据标准条款

6.5。

（二）宜记录的信息

设备是否预期在富氧环境下使用。

五、运行模式

（一）依据标准条款

6.6。

（二）宜记录的信息

连续运行，非连续运行。

起草人：王 葳 何 骏（上海市医疗器械检测所）
复核人：李 文 韩晓鹏（北京市医疗器械检验所）

第二节 ME 设备标识、标记和文件

一、ME 设备或 ME 系统部件的外部标记

（一）依据标准条款

7.2。

（二）检验设备

1.照度计，相对示值误差不超过 ±8%。

2.钢卷尺，精度不低于 ±0.5%。

3.角度尺，精度不低于 ±0.2°。

4.蒸馏水。

5.96% 乙醇。

6.异丙醇。

（三）测试步骤

1.DUT的准备，一个有代表性的DUT。

2.测试状态，非工作状态。

3.测试布置和程序。

（1）适用项目完整性检查。

（2）内容符合性检查。

（3）标记粘贴位置检查。

（4）随附文件检查。

（5）耐久性检查。手工不施加过大的压力摩擦标记，先用蒸馏水浸过的布擦15秒，再用96%乙醇浸过的布擦15秒，最后用异丙醇浸过的布擦15秒。

（6）易认性检查。将DUT或其部件放置在便于检查员目视检查的位置。检查员应以操作者

第二篇 医用电气设备安全通用要求检验技术规范

预期位置为观察点。若没有规定操作者预期位置且位置不明显，观察点是在与标记距离1m的显示平面的中心的垂直方向或水平面方向成30°角的圆锥中的任意位置。

周围环境照度在100lx至1500lx范围内的最不利条件下。检查员从观察点检查标记。

在正常房间灯光状态（约500lx）下，检查员的视觉灵敏度要求是：最小分辨角对数为0（log MAR）或为6/6（20/20），且能读出耶格试验卡的N6。如有必要，检查员需要矫正视力。

（四）结果判定

如DUT的标记内容准确，相关随附文件内容符合GB 9706.1中7.2的要求并与标记对应一致，耐久性符合7.1.3的要求，易认性符合7.1.2的要求，则判定为符合要求，否则判定为不符合要求。

（五）原始记录表格

原始记录表格见表2-9-1。

表2-9-1　ME设备或ME系统部件的外部标记

标准条款	标准要求	结果-备注	判定
7.2.1	ME设备和可更换部件上标记的最低要求		
7.2.2	识别		
7.2.3	查阅随附文件		
7.2.4	附件		
7.2.5	预期接收其他设备电能的ME设备		
7.2.6	与供电网的连接		
7.2.7	来自供电网的电气输入功率		
7.2.8.1	网电源输出		
7.2.8.2	其他电源		
7.2.9	IP分类		
7.2.10	应用部分		
7.2.11	运行模式		
7.2.12	熔断器		
7.2.13	生理效应（安全标志和警告说明）		
7.2.14	高电压端子装置		
7.2.15	冷却条件		
7.2.16	机械稳定性		
7.2.17	保护性包装		
7.2.18	外部压力源		
7.2.19	功能接地端子		
7.2.20	可拆卸的保护装置		
7.2.21	移动式ME设备的质量		

（六）操作注意事项

1.测试期间，执行实验室正常安全程序。

2.异丙醇易燃，具有刺激性，经常暴露于异丙醇的人存在一定的中毒风险，应防止通过口服、吸入或接触皮肤和眼睛进入人体，对人体产生危害。

二、ME 设备或 ME 设备部件的内部标记

（一）依据标准条款

7.3。

（二）检验设备

与 GB 9706.1 中 7.2 的检验设备要求一致。

（三）测试步骤

1.DUT 的准备 一个有代表性的 DUT。

2. 测试状态 非工作状态。

3. 测试布置和程序

（1）适用项目完整性检查。

（2）内容符合性检查。

（3）标记粘贴位置检查。

（4）随附文件检查。

（5）耐久性检查。目视检查。

（6）易认性检查。同本节"一、ME 设备或 ME 系统部件的外部标记"相关内容。

（四）结果判定

如 DUT 的标记内容准确，相关随附文件内容符合 7.2 的要求并与标记对应一致，耐久性符合 7.1.3 的要求，易认性符合 7.1.2 的要求，则判定为符合要求，否则判定为不符合要求。

（五）原始记录表格

原始记录表格见表 2-9-2。

表 2-9-2 ME 设备或 ME 设备部件的内部标记

标准条款	标准要求	结果 - 备注	判定
7.3.1	电热元件或灯座		
7.3.2	高电压部件		
7.3.3	电池		
7.3.4	熔断器，热断路器和过流释放器		
7.3.5	保护接地端子		
7.3.6	功能接地端子		
7.3.7	供电端子		
7.3.8	供电端子的温度		

（六）操作注意事项

同本节"一、ME 设备或 ME 系统部件的外部标记"相关内容。

第二篇 医用电气设备安全通用要求检验技术规范

三、控制器和仪表的标记

（一）依据标准条款

7.4。

（二）检验设备

与GB 9706.1中7.2的检验设备要求一致。

（三）测试步骤

1. 测试样品的准备　一个有代表性的DUT。

测试期间，选择合适的供电电路（标准中附录F）。

2. 测试状态　正常工作状态。

3. 测试布置和程序

（1）适用项目完整性检查。

（2）内容符合性检查。启动DUT，正常运行相关功能，以检查控制器和仪表的标记的符合性。

（3）标记粘贴位置检查。

（4）耐久性检查。同本节"一、ME设备或ME系统部件的外部标记"相关内容。

（5）易认性检查。同本节"一、ME设备或ME系统部件的外部标记"相关内容。

（四）结果判定

如DUT的标记内容准确，相关随附文件内容符合7.2的要求并与标记对应一致，耐久性符合7.1.3的要求，易认性符合7.1.2的要求，则判定为符合要求，否则判定为不符合要求。

（五）原始记录表格

原始记录表格见表2-9-3。

表2-9-3　控制器和仪表的标记

标准条款	标准要求	结果-备注	判定
7.4.1	电源开关		
7.4.2	控制装置		
7.4.3	测量单位		

（六）操作注意事项

同本节"一、ME设备或ME系统部件的外部标记"相关内容。

四、安全标志

（一）依据标准条款

7.5。

（二）检验设备

同本节"一、ME设备或ME系统部件的外部标记"相关内容。

（三）测试步骤

1.测试样品的准备 一个有代表性的DUT。

2.测试状态 非工作状态。

3.测试布置和程序

（1）内容完整性和符合性检查。

（2）标记粘贴位置检查。

（3）标记语言和随附文件检查。

（4）耐久性检查。与条款7.2相同。

（5）易认性检查。与条款7.2相同。

（四）结果判定

如DUT的标记内容准确，相关随附文件内容符合7.2的要求并与标记对应一致，耐久性符合7.1.3的要求，易认性符合7.1.2的要求，则判定为符合要求，否则判定为不符合要求。

（五）原始记录表格

原始记录表格见表2-9-4。

表2-9-4 安全标记

标准条款	标准要求	结果-备注	判定
7.5	安全标记		

（六）操作注意事项

同本节"一、ME设备或ME系统部件的外部标记"相关内容。

五、符号

（一）依据标准条款

7.6。

（二）检验设备

同本节"一、ME设备或ME系统部件的外部标记"相关内容。

（三）测试步骤

1.测试样品的准备 一个有代表性的DUT。

2.测试状态 非工作状态。

3.测试布置和程序

（1）内容完整性和符合性检查。

（2）随附文件检查。

（3）耐久性检查。同本节"一、ME设备或ME系统部件的外部标记"相关内容。

（4）易认性检查。同本节"一、ME设备或ME系统部件的外部标记"相关内容。

（四）结果判定

如DUT的标记内容准确，相关随附文件内容符合7.2的要求并与标记对应一致，耐久性符合7.1.3的要求，易认性符合7.1.2的要求，则判定为符合要求，否则判定为不符合要求。

（五）原始记录表格

原始记录表格见表2-9-5。

表2-9-5　符号

标准条款	标准要求	结果-备注	判定
7.6.1	符号的解释		
7.6.2	附录D的符号		
7.6.3	控制器和性能的符号		

（六）操作注意事项

同本节"一、ME设备或ME系统部件的外部标记"相关内容。

六、导线绝缘的颜色

（一）依据标准条款

7.7。

（二）检验设备

无。

（三）测试步骤

1.测试样品的准备　一个有代表性的DUT。

2.测试状态　非工作状态。

3.测试布置和程序　无测试。

（四）结果判定

目视检查，DUT的导线颜色与标准要求一致，则判定为符合要求，否则判定为不符合要求。

（五）原始记录表格

原始记录表格见表2-9-6。

表2-9-6　导线绝缘的颜色

标准条款	标准要求	结果-备注	判定
7.7.1	保护接地导线		
7.7.2	保护接地连接		
7.7.3	绿/黄色绝缘		
7.7.4	中性线		
7.7.5	电源软电线中导线		

（六）操作注意事项

断开网电源连接。

七、指示灯和控制器

（一）依据标准条款

7.8。

（二）检验设备

无。

（三）测试步骤

1. 测试样品 DUT 的准备　一个有代表性的 DUT。

2. 测试状态　正常工作状态和指示灯及控制器对应的相应工作状态。

3. 测试布置和程序　正常工作状态下检查指示灯和控制器的颜色；

可模拟的故障状态下的指示灯和控制器的颜色。

（四）结果判定

DUT 上指示灯、控制器的状态以及对应的颜色与标准要求一致，则判定为符合要求，否则判定为不符合要求。

（五）原始记录表格

原始记录表格见表 2-9-7。

表 2-9-7　指示灯和控制器

标准条款	标准要求	结果 - 备注	判定
7.8.1	指示灯颜色		
7.8.2	控制器颜色		

（六）操作注意事项

指示灯和控制器的功能应与报警、注意、紧急状态等情况下随附文件要求的安全防范措施相对应。

八、随附文件检验规程

（一）依据标准条款

7.9。

（二）检验设备

无。

（三）测试步骤

1. 测试样品的准备　一个有代表性的 DUT。

2. 测试状态　正常工作状态。

3. 测试布置和程序　不适用。

（四）结果判定

随附文件中载明的相关内容与标准要求一致，则判定为符合要求。

（五）原始记录表格

原始记录表格见表2-9-8。记录随附文件中相关内容的页码及段落，必要时记录相关内容要求。

表2-9-8　随附文件

标准条款	标准要求	结果－备注	判定
7.9.1	随附文件——概述		
7.9.2.1	使用说明书——概述		
7.9.2.2	警告和安全须知		
7.9.2.3	规定与独立电源连接的 ME 设备		
7.9.2.4	电源		
7.9.2.5	ME 设备的说明		
7.9.2.6	安装		
7.9.2.7	与供电网的分断		
7.9.2.8	启动程序		
7.9.2.9	运行说明		
7.9.2.10	信息		
7.9.2.11	关闭程序		
7.9.2.12	清洗、消毒和灭菌		
7.9.2.13	保养		
7.9.2.14	附件，附加设备，使用的材料		
7.9.2.15	环境保护		
7.9.2.16	参考技术说明书		
7.9.2.17	ME 设备发射辐射		
7.9.2.18	提供无菌的 ME 设备和附件		
7.9.2.19	唯一的版本识别		
7.9.3.1	技术说明书——概述		
7.9.3.2	熔断器，电源软电线和其他部件的更换		
7.9.3.3	电路图，元器件清单，等		
7.9.3.4	网电源分断		

（六）操作注意事项

测试期间，执行实验室正常安全程序。

起草人：王 葳 何 骏（上海市医疗器械检测所）
复核人：李 文 韩晓鹏（北京市医疗器械检验所）

第三节 对不需要的或过量的辐射危险的防护

一、X 射线辐射

（一）依据标准条款

10.1。

（二）检验设备

辐射量用有效面积为 $10cm^2$ 的电离室型的辐射探测器测量，或者使用能测出相同结果的其他类型的测量设备。

（三）测试步骤

1.测试样品的准备 一个有代表性的 DUT。此项测试适用于产生非诊断或治疗目的 X 射线辐射的 ME 设备，且其适用的真空管激发电压超过 5kV。

2.测试状态

（1）随附文件中提到的保护措施应该在 X 射线辐射测试过程中提供。

（2）DUT应当在最不利条件下工作。

（3）外壳应当完整，除了操作者可以移除的没有互锁的部件。

（4）所有操作者和维修人员能调节的控制应调到正常使用中不影响性能的最大X射线辐射。

3.测试布置和程序

（1）DUT应该在最不利的额定网电源电压下运行。

辐射量用有效面积为 $10cm^2$ 的电离室型辐射探测器进行测量，X 射线辐射的测量应在距离操作者而非维修人员可触及的表面5cm处进行。

（四）结果判定

在考虑背景辐射的情况下，如距DUT表面5cm处的空气比释动能率不超过 $5\mu Gy/h$，则判定为符合要求，否则判定为不符合要求。

（五）原始记录表格

原始记录表格见表2-9-9。

第二篇 医用电气设备安全通用要求检验技术规范

表2-9-9　X辐射测量

空气比释动能率限值	5μGy/h	
试验的表面区域 表面编号 / 描述 1	辐射剂量测量值	备注
1/　/		
2/　/		
3/　/		
4/　/		
5/　/		
6/　/		
7/　/		
8/　/		
9/　/		
10/　/		

补充信息：距任何表面5cm处进行测量是针对操作者而言，而非维修人员：

——不使用工具即可触及的；

——被有意提供了可接近的方法；或无论是否需要工具，设备说明如何触及的。

（六）操作注意事项

在X射线环境中的特殊安全流程。

二、微波辐射

（一）依据标准条款

10.3。

（二）检验设备

1. 微波测量仪，误差不超过 ± 1.5%F.S.。

2. 钢尺，精度不低于 ± 0.5%。

（三）测试步骤

1. 测试样品的准备　一个有代表性的 DUT。

2. 测试状态　DUT 处于正常工作状态。

3. 测试布置和程序

（1）使DUT在最不利的额定网电源电压下，以正常状态运行，调节所有控制器以得到最大微波辐射。

（2）在参考实验条件下距离DUT表面50mm的任意点处，对其频率在1~10GHz的非预期微波辐射进行测量。

（3）距任何表面50mm处进行测量是针对操作者而言，而非维护人员。因此仅考虑对以下几种情况可触及的DUT表面进行测量：

　　——不使用工具即可触及的；

　　——被有意提供了可接近的方法或

　　——无论是否需要工具，设备说明如何触及的。

（四）结果判定

如任何测量结果不超过10W/m²，则判定为符合要求，否则判定为不符合要求。

（五）原始记录表格

原始记录表格见表2-9-10。

表2-9-10　微波辐射

测试位置	最大辐射测量值（W/m²）	备注

（六）操作注意事项

测试期间，执行实验室正常安全程序。

起草人：王　葳　何　骏（上海市医疗器械检测所）

复核人：李　文　韩晓鹏（北京市医疗器械检验所）

第四节　ME 设备的供电电源 / 供电网中断

一、ME 设备的供电电源 / 供电网中断

（一）依据标准条款

11.8。

（二）检验设备

变频电源。

（三）测试步骤

1. 测试样品的准备　无。

2. 测试状态　正常状态。

3. 测试布置和程序　在 DUT 所有中断并恢复 DUT 的供电电源。

（四）结果判定

供电电源中断和恢复能/不能导致危险状态。

第二篇　医用电气设备安全通用要求检验技术规范

（五）原始记录表格

宜记录中断和恢复后设备的状态。

（六）操作注意事项

测试期间，执行实验室正常安全程序。

起草人：王 葳 何 骏（上海市医疗器械检测所）

复核人：李 文 韩晓鹏（北京市医疗器械检验所）

附录 I
缩略语对照表

本篇所用缩略语和缩写词释义详见下表。

缩略语对照表

缩写	术语
a.c.	交流
AEL	可接近发射极限
AMSO	辅助网电源插座
AP	麻醉防护
APG	麻醉防护类型 G（气体）
CASE	计算机辅助软件工程
CAT	计算机辅助断层扫描
CRT	阴极射线管
CTI	相比漏电起痕指数
d.c.	直流
DICOM	医学数字成像与通讯
ECG	心电图
ELV	特低电压
EUT	被测设备
FDDI	光纤分布式数据接口
FMEA	失效模式及影响分析
FV	根据 GB/T 5169.16 的易燃性分类
HL7	健康水平 7
IIBP	有创血压导管
ICRP	国际放射防护委员会
IEV	国际电工词汇
IP	与 GB/T 4208 防护要求相关的国际防护或与网路 / 数据耦合器有关的互联网协议
IPS	隔离电源
IT	信息技术

第二篇　医用电气设备安全通用要求检验技术规范

续表

缩写	术语
LDAP	轻量目录访问协议
LED	发光二极管
MAR	最小角度解析
MD	测量装置，见8.7.4.4
ME	医用电气，见3.63和3.64
MOOP	对操作者的防护措施，见3.58
MOP	防护措施，见3.60
MOPP	对患者的防护措施，见3.59
MPSO	可移动式多位插座
MSO	多位插座
PEMS	可编程医用电气系统
PESS	可编程电子子系统
PTC	正温度系数装置
PTFE	聚四氟乙烯
PVC	聚氯乙稀
RFID	射频识别
r.m.s.	均方根
SAR	特定吸收率
SELV	安全特地电压
SI	国际制
SIP/SOP	信号输入/输出部分，见3.115
TCP	传输连接协议
TENS	经皮电子神经刺激器
TEF	四氟乙烯
UPS	不间断电源
VDU	视频显示单元

起草人：何　骏　王　葳（上海市医疗器械检测所）

复核人：余新华（中国食品药品检定研究院）

　　　　李　文（北京市医疗器械检验所）

第二篇　医用电气设备安全通用要求检验技术规范

附录Ⅱ
合适的测量供电电路

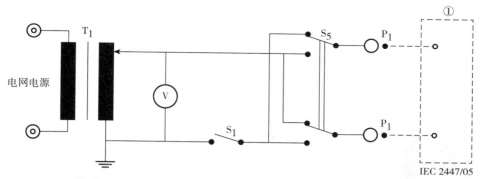

附录图Ⅱ-1 供电网的一端近似地电位时的测量供电电路

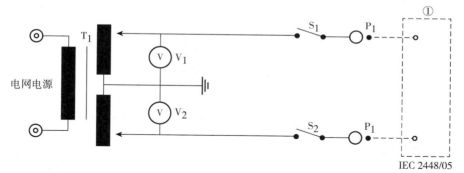

附录图Ⅱ-2 供电网对地电位近似对称时的测量供电电路

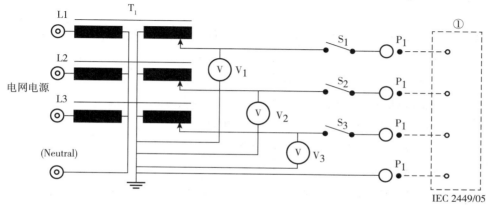

附录图Ⅱ-3 规定接至多相供电网的多相ME设备的测量供电电路

第二篇 医用电气设备安全通用要求检验技术规范

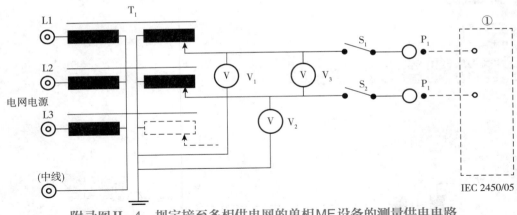

附录图 II-4 规定接至多相供电网的单相 ME 设备的测量供电电路

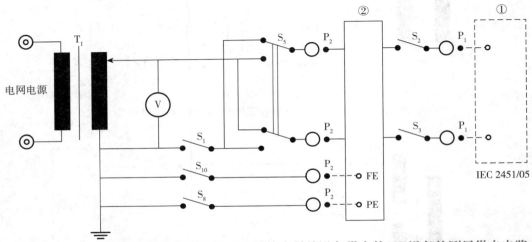

附录图 II-5 具有分立电源单元或由 ME 系统中其他设备供电的 ME 设备的测量供电电路

①	ME 设备外壳
②	ME 系统中对 ME 设备供电的分立的电源单元或其他电气设备（见 GB 9706.1 中 5.5f)）
T1	具有足够额定功率标称和输出电压可调的单相或多相隔离变压器（见 8.7.4.2 和 8.7.4.3 的原理说明）
V（1、2、3）	指示有效值的电压表，如可能，可用一只电压表及换相开关来代替
S1、S2、S3	模拟一根电源导线中断（单一故障状态）的单极开关
S5	改变网电源电压极性的换相开关
S8	模拟 ME 系统中对 ME 设备供电的独立电源单元或其他电气设备的一根保护接地导线中断（单一故障状态）的单极开关（见图 II -5）
S10	将功能接地端子与测量供电系统的接地点连接的开关
P1	连接 ME 设备电源用的插头、插座或接线端子
P2	连接 ME 系统中对 ME 设备供电的分立的电源单元或其他电气设备用的插头、插座或接线端子（见图 II -5）

续表

MD	测量装置（见图 2-3-7）
FE	功能接地端子
PE	保护接地端子
- - - - -	可选的连接
⏚	参考地（用于漏电流和患者辅助电流测量和防除颤应用部分的试验，不连接到供电网的保护接地）

起草人：何　骏　王　葳（上海市医疗器械检测所）
复核人：余新华（中国食品药品检定研究院）
　　　　李　文（北京市医疗器械检验所）

第二篇　医用电气设备安全通用要求检验技术规范

第三篇
医用电气设备电磁兼容要求检验技术规范

第一章
YY 0505 标准概述

第一节　YY 0505 标准制修订历程

电磁兼容问题是影响医用电气设备安全有效的重要因素之一。随着电气产品的广泛应用，医用电气设备之间以及和非医用电气产品之间的电磁干扰和不兼容问题日益突出。这不仅会直接影响到医用电气设备的安全使用，甚至会对患者以及医护人员的人身安全造成影响和危害。

原国家食品药品监督管理总局对医用电气设备的电磁兼容问题高度重视，曾发布强制性行业标准YY 0505-2005《医用电气设备第1-2部分：安全通用要求并列标准：电磁兼容要求和试验》。该标准是我国第一部有关医用电气设备电磁兼容的标准，它等同采用国际标准IEC60601-1-2：2001。为了与当时现行有效的GB 9706.1安全标准协调一致，根据原国家食品药品监督管理局2010年下达的行业标准项目计划任务，于2011年由全国医用电器标准化技术委员会组织了对YY 0505-2005的修订工作，等同采用IEC 60601-1-2：2004（第2版附加修正案），上海市医疗器械检测所为主起草单位，上海西门子医疗器械有限公司和辽宁开普医疗系统有限公司参加了起草工作。YY 0505-2012作为医用电气设备的基础安全标准，对进一步保障医疗器械产品安全、加强医疗器械监管、推动我国医疗器械标准体系与国际接轨、促进医疗器械产业健康快速发展产生了重要影响。

目前，随着电磁兼容技术的不断发展，国际上先后发布了IEC 60601-1-2：2007（第3版标准）与IEC 60601-1-2：2014（第4版标准）。第3版标准与我国YY0505-2012相比，试验项目及等级要求基本一致，主要的区别是明确了风险管理的相关要求。而第4版在概念上有较大变化，一是对于设备的分类提出新的要求。即按照其使用的环境分为专业医疗设施环境、家庭医疗环境和特殊环境三类，删除了第2版和第3版生命支持设备这一类别。二是测试等级提高。除删除的生命支持设备外，几乎所有测试等级和要求都有不同程度的提高，并额外多出了对车载设备、机载设备的要求，以及近场抗扰度测试要求；三是明确了风险分析过程。为和新版GB9706.1协调一致，考虑我国监管、检测和产业现状，新版YY 0505采用了IEC 60601-1-2：2007。

起草人：郑　佳　邵玉波（中国食品药品检定研究院）

复核人：余新华（中国食品药品检定研究院）

何　骏（上海市医疗器械检测所）

第二节　新版 YY 0505 和 2012 版的差异介绍

YY 0505-2012转化自IEC 60601-1-2：2004，而新版YY 0505则转化自IEC 60601-1-2：2007。众所周知，医用电气设备电磁兼容通用要求与医用电气设备电气安全通用要求均为医用电气设备通用要求，在内容和条款上一直保持一致。医用电气设备电气安全通用要求IEC 60601-1在2005版中进行了大幅调整，相应的条款号进行了重新编排，2007版医用电气设备电磁兼容通用要求IEC 60601-1-2在条款号上也进行了重新编排，从而保持与电气安全通用要求的一致性。除此之外，新版YY 0505的主要技术变化则是确立了IEC 60601-1：2005中风险管理过程的通用要求。在IEC 60601-1-2：2004出版时，IEC 60601-1：2005尚处于草案阶段，故在2012版YY 0505中对于风险管理虽有提及，但并未正式定义"基本性能"一词，也即"essential performance"。基本性能的识别指南附录G，是将基本性能的概念指向到2005版IEC 60601-1。该版本中原"术语和定义"中的"基本性能"定义也进行了删除，改为普通用词，意在过渡。随着新版GB 9706.1中"基本性能"术语的确立，新版YY 0505中"基本性能"得以正式引用。

此外，还有一些用法上的变化，如：医用电气设备和医用电气系统简称为ME设备和ME系统；增加部分专属名词的使用，如责任方、操作者、基本安全、基本性能等；引用标准删除了GB/T 4365-2003、GB 9706.15-2008，更新了部分标准的年代号或标准号；增加了关于索引、标识标签导则等附录。

起草人：许慧雯（中国食品药品检定研究院）

　　　　高　中（上海市医疗器械检测所）

复核人：何　骏（上海市医疗器械检测所）

　　　　郑　佳（中国食品药品检定研究院）

第三篇　医用电气设备电磁兼容要求检验技术规范

第二章
识别、标记和文件要求

一、ME 设备或 ME 设备部件的外部标记

1.包含射频发射器或利用射频电磁能诊断或治疗的 ME 设备或 ME 设备部件的外部标记

包含射频发射器的ME设备和ME系统或要利用射频电磁能诊断或治疗的ME设备和ME系统，应标记以下的非电离辐射符号。

2.使用规定的免予试验的连接器的 ME 设备或 ME 设备部件的外部标记

对于ME设备和ME系统，如果使用6.2.2.2 c）中规定的免予试验的连接器，则必须用下列表示静电放电（ESD）敏感性的符号标记。

3.规定仅用于屏蔽场所的 ME 设备和 ME 系统的外部标记

规定仅用于屏蔽场所的ME设备和ME系统，应标记警示标识，以告示其仅用于指定类型的屏蔽场所。如，警示：C型MRI系统应仅在所规定的屏蔽场所内使用。

二、使用说明书

使用说明书应至少包括下列信息。

1.医用电气设备需要有关电磁兼容的专门提示，以及需要有根据随机文件提供电磁兼容信息进行安装和使用的说明。

2.便携式和移动式RF通信设备可能影响医用电气设备的说明。

3.对于使用6.2.2.2 c）中规定的免予试验的连接器的ME设备和ME系统，使用说明书应包括下列信息。

（1）再现ESD警示符号（GB/T 5465.2–5134，如YY 0505中5.1.2条款所示ESD敏感性的符号）。

（2）警示　不应接触标有ESD警示符号的连接器的插针，并且除非使用ESD预防措施，否

则不应该与这些连接器形成连接。

（3）有关ESD预防措施的规定。

（4）建议对各有关员工进行接受ESD警示符号的解释和ESD预防措施的培训。

（5）有关ESD预防措施培训基本内容的规定。

4.对于没有手动灵敏度调节和制造商规定了患者生理信号最小幅值或最小值的ME设备和ME系统，使用说明书应包括下列信息。

（1）患者生理信号的最小幅值或最小值。

（2）警示　ME设备或ME系统以低于上述最小幅值或最小值运行可能导致不准确后果。

5.如果A型专用ME设备或ME系统预期在家用设施中使用或连接到公共电网，使用说明书还应包括以下警示或等同说明。

警示：本设备/系统预期仅由专业医护人员使用。设备/系统可能导致无线电干扰或扰乱附近设备的运行。可能有必要采取缓解措施，比如重新调整［ME设备或ME系统］的方向、位置或屏蔽相应场地。"［ME设备或ME系统］"应由ME设备或ME系统的型号或类别代替。

三、技术说明书

（一）对于所有ME设备和ME系统，随机文件至少应包括的信息

1.列出ME设备或ME系统的制造商声明符合YY0505中第6.1条和6.2条要求的所有电缆、电缆的最大长度（若适用）、换能器及其他附件。不影响符合这些条款要求的附件不需列出。既可对附件、换能器和电缆作一般的规定（如屏蔽串行电缆、负载阻抗），也可对它们作特殊的规定（如制造商、型号或部件号）。

注：由ME设备或ME系统的制造商作为内部元器件的备件出售的换能器和电缆不必列出。

2.警示　除ME设备或ME系统的制造商作为内部元器件的备件出售的换能器和电缆外，使用规定外的附件、换能器和电缆可能导致ME设备或ME系统发射的增加或抗扰度的降低。

3.按照YY 0505中图1或图2的流程逐项填写表1。

4.警示　ME设备或ME系统不应与其他设备接近或叠放使用，如果必须接近或叠放使用，则应观察验证在其使用的配置下能正常运行。

注：ME设备或ME系统的制造商可提供该ME设备或ME系统已经过接近或叠放试验和允许接近或叠放使用的设备的说明或清单。

5.对抗扰度试验低于IEC 60601试验电平的每个符合电平应说明理由，这些理由应仅基于物理方面、技术方面或生理方面等阻碍其符合IEC 60601试验电平的限制。

6.按YY0505中图3的流程逐项填写表2。

7.确定为ME设备或ME系统的基本性能。

（二）适用于市规定仅在屏蔽场所使用的ME设备和ME系统的要求

填写YY 0505中表3和5或表4和6。表3和5适用于生命支持ME设备和ME系统，表4和6适用于非生命支持ME设备和ME系统。按照YY 0505中图4的流程逐项填写表3和5，按照YY

0505中图5的流程逐项填写表4和6。

（三）适用于规定仅在屏蔽场所使用的ME设备和ME系统的要求

对于规定仅在屏蔽场所使用的ME设备和ME系统，随机文件应包含下列信息。

1.警示　ME设备或ME系统应仅在所规定的屏蔽场所内使用。

2.如果使用YY 0505中6.1.1.1d）中规定的放宽的电磁辐射骚扰限值或电源端骚扰电压限值，那么：

（1）在YY0505中表1的第4、5、6、12、13行第2列中的类后或下面应添加下列内容：（［ME设备或ME系统］与屏蔽场所相结合）。其中，"［ME设备或ME系统］"应由ME设备或ME系统的型式标记代替。

（2）添加下列内容在YY0505中表1第3列GB 4824、GB 17625.1和GB 17625.2行的合并单元中内容的开头部分：［ME设备或ME系统］必须仅在一定规格的屏蔽场所使用，该场所具有的最低射频屏蔽效能，以及从场所引出的每根电缆的最小射频滤波衰减，都不得低于［屏蔽效能/滤波衰减的技术要求］。其中，"［ME设备或ME系统］"应由ME设备或ME系统的型式标记代替，［屏蔽效能/滤波衰减的技术要求］应由最低射频屏蔽效能和最小射频滤波衰减的技术要求代替，最低射频屏蔽效能和最小射频滤波衰减的技术要求应满足下列要求：①所规定的射频屏蔽效能和射频滤波衰减应以dB表示，应四舍五入取整数并且至少20 dB；②射频屏蔽效能和射频滤波衰减的技术要求应包括射频屏蔽效能和射频滤波衰减适用的频率范围，且该频率范围应至少有十倍频的宽度；③在规定的每个频率范围内，最小射频滤波衰减的规定值应同最低射频屏蔽效能的规定值一致；④作为本标准的目的，在未规定最低射频屏蔽效能和最小射频滤波衰减或被规定小于20 dB的频率范围内，射频屏蔽效能和射频滤波衰减应假设为0 dB；

（3）添加下列内容以替代在表1第3列GB 4824、GB 17625.1和GB 17625.2行的合并单元中的"［ME设备或ME系统］适于"："［ME设备或ME系统］安装在这样的屏蔽场所时，适于"。其中，"［ME设备或ME系统］"应由ME设备或ME系统的型式标记代替；

（4）下列注释添加在表1的底部。

注：必须验证屏蔽场所的实际射频屏蔽效能和射频滤波衰减以确保其满足或超过规定的最小值。

3.应制定与ME设备或ME系统安装在同一屏蔽场所内的其他设备的发射技术要求、允许的规定设备清单或禁止的设备型号清单［见6.2.3.1c）和6.2.6.1c）］，并建议将包含上述信息的提示张贴在屏蔽场所入口处。

4.填写表7或表8。表7适用于生命支持ME设备和ME系统，表8适用于非生命支持ME设备和ME系统。"［ME设备或ME系统］"应由ME设备或ME系统的型式标记代替。

（四）适用于有意应用射频能量进行诊断或治疗的ME设备和ME系统的要求

随机文件应包括避免或识别和解决因使用该ME设备或ME系统而对其他设备所产生的有害电磁影响的指南

（五）适用于为其工作目的而有意接收射频能量的ME设备和ME系统的要求

随机文件应包括下列信息。

　　1.每个接收频率或频带、优选频率或频带（如果适用），以及在这些频段内 ME 设备或 ME 系统的接收部分的带宽。

　　2.警示　即使其他设备符合相应的国家标准的发射要求，ME 设备或 ME 系统仍可能被其他设备干扰。

（六）适用于包含射频发射机的 ME 设备和 ME 系统的要求

　　随机文件应包括每个发射频率或频带、调制类型和频率特性以及有效辐射功率。

（七）适用于能影响符合 6.1 和 6.2 要求的电缆、换能器和其他附件的要求

　　随机文件应包括下列信息。

　　1.列出带有可能使用的附件、换能器或电缆的所有 ME 设备和 ME 系统，并由这些附件、换能器或电缆的制造商声明，当使用这些附件、换能器或电缆与 ME 设备和 ME 系统时符合 6.1 和 6.2 的要求。有关资料应是明确的（例如：制造商和型式标记）。

　　2.警示　对规定外的附件、换能器或电缆与 ME 设备和 ME 系统一起使用，可能导致 ME 设备或 ME 系统发射的增加或抗扰度的降低。

（八）适用于大型永久安装 ME 设备和 ME 系统的要求

　　对于使用 6.2.3.2i）规定豁免的大型永久安装 ME 设备和 ME 系统，随机文件应包括下列信息。

　　1.说明　已经使用豁免，并且该 ME 设备或 ME 系统未在 80MHz~2.5GHz 整个频率范围进行射频辐射抗扰度试验。

　　2.警示　ME 设备或 ME 系统仅在选择的频率上进行了射频辐射抗扰度试验。

　　3.列出用作射频试验源的发射机或设备以及各源的频率和调制特性。

（九）适用于没有基本性能的 ME 设备和 ME 系统的要求

　　1.对于不具有基本性能，并且未进行抗扰度试验或抗扰度符合性准则认为允许所有性能降低的 ME 设备和 ME 系统，随机文件应包括 ME 设备或 ME 系统未进行电磁骚扰抗扰度试验的说明，以代替 5.2.2.1 e）和 f）、5.2.2.2、5.2.2.3 c）和 d）及 5.2.2.8 所规定的信息。

　　2.对于不具有基本性能、并对其功能进行了抗扰度试验，以及抗扰度符合性准则认为适用于所有性能降低的 ME 设备和 ME 系统，随机文件应包括由 5.2.2.1~5.2.2.8 所规定的适合于 ME 设备或 ME 系统的信息。

（十）适用于 A 型专用 ME 设备和 ME 系统的要求

　　对于预期在家用设施中使用或连接到公共电网的 A 型专用 ME 设备和 ME 系统［见 6.1.1.1f）］，随机文件应包括 ME 设备或 ME 系统基频的第三次谐波不满足 GB 4824 2 组 B 类电磁辐射骚扰限值的理由。理由应基于影响符合性的重要物理方面、技术方面或生理方面的限制。随机文件还应包括 ME 设备和 ME 系统需要在家用设施中使用和连接到公共电网的理由。

　　通过检查来检验是否符合要求。

（十一）填表实例

1. 生命支持设备填表举例

以A型呼吸机为例，见表3-2-1~表3-2-4。

表3-2-1　YY0505中表1的实例—A型呼吸机

指南和制造商的声明 – 电磁发射		
A型呼吸机预期使用在下列规定的电磁环境下，A型呼吸机的购买者或使用者应该保证它在这样的电磁环境下使用：		
发射试验	符合性	电磁环境 – 指南
射频发射 GB 4824	1 组	A型呼吸机仅为其内部功能而使用射频能量。因此，它的射频发射很低，并且对附近电子设备产生干扰的可能性很小
射频发射 GB 4824	B 类	A型呼吸机适于在所有的设施中使用，包括家用设施和直接连接到家用住宅公共低压供电网
谐波发射 GB 17625.1	A 类	
电压波动 / 闪烁发射 GB 17625.2	符合	

表3-2-2　YY0505中表2实例—A型呼吸机

指南和制造商的声明 – 电磁抗扰度			
A型呼吸机预期使用在下列规定的电磁环境中，A型呼吸机的购买者或使用者应该保证它在这种电磁环境下使用：			
抗扰度试验	IEC60601 试验电平	符合电平	电磁环境 – 指南
静电放电 GB/T 17626.2	± 6kV 接触放电 ± 8kV 空气放电	± 6kV 接触放电 ± 8kV 空气放电	地面应该是木质、混凝土或瓷砖，如果地面用合成材料覆盖，则相对湿度应该至少 30%
电快速瞬变脉冲群 GB/T 17626.4	± 2kV 对电源线 ± 1kV 对输入 / 输出线	± 2kV 对电源线 不适用	网电源应具有典型的商业或医院环境下使用的质量
浪涌 GB/T 17626.5	± 1kV 线对线 ± 2kV 线对地	± 1kV 线对线 ± 2kV 线对地	网电源应具有典型的商业或医院环境下使用的质量
电源输入线上电压暂降、短时中断和电压变化 GB/T 17626.11	< 5%UT，持续 0.5 周 （在 UT 上，>95% 的暂降） 40% UT，持续 5 周 （在 UT 上，60% 的暂降） 70% UT，持续 25 周 （在 UT 上，30% 的暂降） < 5%UT，持续 5 秒 （在 UT 上，>95% 的暂降）	< 5%UT，持续 0.5 周 （在 UT 上，>95% 的暂降） 40% UT，持续 5 周 （在 UT 上，60% 的暂降） 70% UT，持续 25 周 （在 UT 上，30% 的暂降） < 5%UT，持续 5 秒 （在 UT 上，>95% 的暂降）	网电源应具有典型的商业或医院环境下使用的质量。如果A型呼吸机的用户在电源中断期间需要连续运行，则推荐A型呼吸机采用不间断电源或电池供电

指南和制造商的声明 – 电磁抗扰度			
工频磁场 （50/60Hz） GB/T 17626.8	3A/m	3A/m	工频磁场应具有在典型的商业或医院环境中典型场所的工频磁场水平特性

注：UT指施加试验电压前的交流网电压。

表3-2-3　YY0505中表3实例—A型呼吸机

指南和制造商的声明 – 电磁抗扰度			
A型呼吸机预期在下列规定的电磁环境中使用，购买者或使用者应该保证它在这样的电磁环境中使用：			
抗扰度试验	IEC 60601 试验电平	符合电平	电磁环境 – 指南
			便携式和移动式射频通信设备不应比推荐的隔离距离更靠近 A 型呼吸机的任何部分使用，包括电缆。该距离由与发射机频率相应的公式计算。 推荐的隔离距离
射频传导 GB/T 17626.6	3 V_{rms} 150 kHz~80 MHz （除工科医频带[a]）	3 V_{rms}	$d = 1.2 \sqrt{p}$
	10 V_{rms} 150 kHz~80 MHz （工科医频带[a]）	10 V_{rms}	$d = 1.2 \sqrt{p}$
射频辐射 GB/T 17626.3	10 V/m 80 MHz~2.5 GHz	10 V/m	$d = 1.2 \sqrt{p}$　80 MHz~800 MHz $d = 2.3 \sqrt{p}$　800MHz~2.5 GHz
			其中，P 是由发射机制造商提供的发射机最大输出额定功率，以瓦特（W）为单位，d 是推荐隔离距离，以米（m）为单位。[b] 固定式射频发射机的场强，通过对电磁场所的勘测[c]来确定，在每个频率范围[d]都应比符合电平低。 在标志下列符号的设备附近可能出现干扰。

注1：在 80 MHz 和 800 MHz 频率上，应采用较高频段的公式。

注2：这些指南可能不适合所有的情况。电磁传播受建筑物、物体和人体的吸收和反射的影响。

ᵃ 在150 kHz 和80 MHz 之间的工科医频带是指6.765 MHz~6.795 MHz、13.553 MHz~13.567 MHz、26.957 MHz~27.283 MHz和40.66 MHz~40.70 MHz。

ᵇ 在150 kHz ~ 80 MHz 内的工科医频带及80 MHz~2.5 GHz 频率范围内的符合电平，是用来减少因移动式/便携式通信装置被偶然带入患者区域时引起干扰的可能性。为此，附加因子10/3 用于计算在这些频率范围内发射机的推荐隔离距离。

ᶜ 固定式发射机场强，诸如：无线（蜂窝/无绳）电话和地面移动式无线电的基站、业余无线电、AM（调幅）和FM（调频）无线电广播以及电视广播等，其场强在理论上都不能准确预知。为评定固定式射频发射机的电磁环境，应该考虑电磁场所的勘测。如果测得A型呼吸机所处场所的场强高于上述应用的射频符合电平，则应观测A型呼吸机以验证其能正常运行。如果观测到不正常性能，则补充措施可能是必需的，比如重新 调整A型呼吸机的方向或位置。

ᵈ 在150 kHz~80 MHz 整个频率范围，场强应低于3V/m。

表3-2-4　YY0505中表5实例—A型呼吸机

便携式及移动式射频通信设备和 A 型呼吸机之间的推荐隔离距离			
A 型呼吸机预期在辐射射频骚扰受控的电磁环境中使用。依据通信设备最大输出功率，购买者或使用者可通过下面推荐的维持便携式及移动式射频通信设备（发射机）和 A 型呼吸机之间最小距离来防止电磁干扰。			
发射机的最大额定输出功率（W）	对应发射机不同频率的隔离距离（m）		
	150 kHz~880 MHz（除工科医频带）$d = 1.2\sqrt{p}$	150 kHz~880 MHz（工科医频带）$d = 1.2\sqrt{p}$	80MHz~800MHz $d = 1.2\sqrt{p}$	800 MHz~2.5 GHz $d = 2.3\sqrt{p}$
0.01	0.12	0.12	0.12	0.23
0.1	0.38	0.38	0.38	0.73
1	1.2	1.2	1.2	2.3
10	3.8	3.8	3.8	7.3
100	12	12	12	23

对于上表未列出的发射机最大额定输出功率，推荐隔离距离d，以米（m）为单位，可用对应发射机频率栏中的公式来确定，这里P是由发射机制造商提供的发射机最大额定输出功率，以瓦特（W）为单位。

注1：在80MHz和800MHz频率点上，采用较高频段的公式。

注2：在150kHz和80MHz之间的工科医频带是指6.765MHz~6.795MHz、13.553MHz~13.567MHz、26.957MHz~27.283MHz和40.66MHz~40.70MHz。

注3：附加因子10/3用于计算在150kHz~80MHz的工科医频带和80MHz~2.5GHz 频率范围内的发射机的推荐隔离距离，以减少便携式/移动式通信设备被偶然带入患者区域时能引起干扰的可能性。

注4：这些指南可能不适合所有的情况。电磁传播受建筑物、物体和人体的和吸收和反射的影响。

2. 非生命支持设备填表举例

以B型心脏电生理三维标测系统为例，见表3-2-5~表3-2-8。

表3-2-5　YY0505中表1的实例—B型心脏电生理三维标测系统

指南和制造商的声明 – 电磁发射		
B 型心脏电生理三维标测系统预期使用在下列规定的电磁环境下，B 型心脏电生理三维标测系统的购买者或使用者应该保证它在这样的电磁环境下使用：		
发射试验	符合性	电磁环境 – 指南
射频发射 GB 4824	1 组	B 型心脏电生理三维标测系统仅为其内部功能而使用射频能量。因此，它的射频发射很低，并且对附近电子设备产生干扰的可能性很小
射频发射 GB 4824	A 类	B 型心脏电生理三维标测系统适于在非家用和家用住宅公共低压供电网不直接连接的所有设施中使用
谐波发射 GB 17625.1	不适用	
电压波动 / 闪烁发射 GB 17625.2	不适用	

表3-2-6　YY0505中表2的实例—B型心脏电生理三维标测系统

指南和制造商的声明 – 电磁抗扰度			
B 型心脏电生理三维标测系统预期使用在下列规定的电磁环境中，B 型心脏电生理三维标测系统的购买者或使用者应该保证它在这种电磁环境下使用：			
抗扰度试验	IEC60601 试验电平	符合电平	电磁环境
静电放电 GB/T 17626.2	± 6kV 接触放电 ± 8kV 空气放电	± 6kV 接触放电 ± 8kV 空气放电	地面应该是本质、混凝土或瓷砖，如果地面用合成材料覆盖，则相对湿度应该至少 30%
电快速瞬变脉冲群 GB/T 17626.4	± 2kV 对电源线 ± 1kV 对输入 / 输出线	± 2kV 对电源线 ——	网电源应具有典型的商业或医院环境下使用的质量
浪涌 GB/T 17626.5	± 1kV 线对线 ± 2kV 线对地	± 1kV 线对线 ± 2kV 线对地	网电源应具有典型的商业或医院环境下使用的质量
电源输入线上电压暂降、短时中断和电压变化 GB/T 17626.11	<5%UT，持续 0.5 周（在 UT 上，>95% 的暂降）40%UT，持续 5 周（在 UT 上，60% 的暂降）70%UT，持续 25 周（在 UT 上，30% 的暂降）<5%UT，持续 5 秒（在 UT 上，>95% 的暂降）	<5%UT，持续 0.5 周（在 UT 上，>95% 的暂降）40%UT，持续 5 周（在 UT 上，60% 的暂降）70%UT，持续 25 周（在 UT 上，30% 的暂降）<5%UT，持续 5 秒（在 UT 上，>95% 的暂降）	网电源应具有典型的商业或医院环境下使用的质量。如果 B 型心脏电生理三维标测系统的用户在电源中断期间需要连续运行，则推荐采用不间断电源

续表

指南和制造商的声明 – 电磁抗扰度			
工频磁场 （50/60Hz） GB/T 17626.8	3A/m	3A/m	工频磁场应具有在典型的商业或医院环境中典型场所的工频磁场水平特性

注：UT指施加试验电压前的交流网电压。

表3-2-7 YY0505中表4的实例—B型心脏电生理三维标测系统

指南和制造商的声明 – 电磁抗扰度			
B 型心脏电生理三维标测系统预期使用在下列规定的电磁环境中，B 型心脏电生理三维标测系统的购买者或使用者应该保证它在这种电磁环境下使用：			
抗扰度试验	IEC60601 试验电平	符合电平	电磁环境
			便携式和移动式 RF 通信设备不应比推荐的隔离距离更靠近 B 型心脏电生理三维标测系统的任何部分使用包括电缆，该距离的计算应使用与发射机频率相应的公式。 推荐的隔离距离
传导射频 GB/T 17626.6	$3V_{rms}$ 150KHz~80MHz	$3\ V_{rms}$	$d = 1.2\sqrt{P}$
辐射射频 GB/T 17626.3	$3\ V/m$ 80MHz~2.5GHz	$3\ V/m$	$d = 1.2\sqrt{P}$ 80 MHz~800 MHz $d = 2.3\sqrt{P}$ 800 MHz~2.5 GHz
			P 是由发射机制造商提供的发射机最大输出额定功率，以瓦特（W）为单位，d 是推荐的隔离距离，以米（m）为单位。[b] 固定式射频发射机的场强，通过对电磁场所勘测[a]来确定，在每个频率范围[b]都应比符合电平低。 在标记下列符号的设备附近可能出现干扰。

注1：在80MHz和800MHz频率上，采用较高频段的公式。

注2：这些指南可能不适合所有的情况，电磁传播受建筑物、物体和人体的吸收和反射的影响。

  [a] 固定式发射机场强，诸如：无线（蜂窝/无绳）电话和地面移动式无线电的基站、业余无线电、AM（调幅）和 FM（调频）无线电广播以及电视广播等，其场强在理论上都不能准确预知。为评定固定式RF发射机的电磁环境，应该考虑电磁场所的勘测。如果测得B型吊式手术无影灯所处场所的场强高于上述应用的RF符合电平，则应观测B型吊式手术无影灯以验证其能正常运行。如果观测到不正常性能，则补充措施可能是必需的，如重新对B型吊式手术无影灯定向或定位。

  [b] 在150 kHz~80 MHz整个频率范围，场强应该低于3V/m。

表3-2-8　YY0505中表6的实例—B型心脏电生理三维标测系统

便携式及移动式 RF 通信设备和 B 型心脏电生理三维标测系统之间的推荐隔离距离		
B 型心脏电生理三维标测系统预期在辐射 RF 骚扰受控的电磁环境下使用。依据通信设备最大输出功率，B 型心脏电生理三维标测系统的购买者或使用者可通过下面推荐的维持便携式及移动式 RF 通信设备（发射机）和 B 型心脏电生理三维标测系统之间最小距离来防止电磁干扰。		
发射机的额定最大输出功率 /W	对应发射机不同频率的隔离距离 /m		
	150 kHz ~ 80 MHz $d = 1.2\sqrt{P}$	80 MHz ~ 800 MHz $d = 1.2\sqrt{P}$	800 MHz ~ 2.5 GHz $d = 2.3\sqrt{P}$
0.01	0.12	0.12	0.23
0.1	0.38	0.38	0.73
1	1.2	1.2	2.3
10	3.8	3.8	7.3
100	12	12	23

对于上表未列出的发射机额定最大出功率，推荐隔离距离 d，以米（m）为单位，能用相应发射机频率栏中的公式来确定，这里 P 是由发射机制造商提供的发射机最大输出额定功率，以瓦特（W）为单位。

注1：在80 MHz和800 MHz频率上，采用较高频段的公式。

注2：这些指南可能不适合所有的情况，电磁传播受建筑物、物体和人体的吸收和反射的影响。

3. 仅用于屏蔽场所的非生命支持 ME 设备和 ME 系统填表举例

以C型MRI系统为例，见表3-2-9~表3-2-11。

表3-2-9　YY0505中表1的实例—C型MRI系统

指南和制造商的声明 – 电磁发射		
C 型 MRI 系统预期在下列规定的电磁环境中使用，购买者或使用者应保证它在这种电磁环境中使用：		
发射试验	符合性	电磁环境 – 指南
射频发射 GB 4824	2 组	C 型 MRI 系统为了完成其预期功能必须发射电磁能。附近的电子设备可能受影响
射频发射 GB 4824	A 类（样机 C 型 MRI 系统与屏蔽场所相结合）	C 型 MRI 系统必须在一定规格的屏蔽场所使用，该场所具有的最低射频屏蔽效能，以及从场所引出的各电缆具有最小射频滤波衰减，都不得低于 10 MHz~20 MHz 频段为 80dB，20MHz~80MHz 频段为 100dB，而 80MHz~100MHz 频段为 80dB
谐波发射 GB 17625.1	不适用	
电压波动 / 闪烁发射 GB 17625.2	不适用	当样机 C 型 MRI 系统安装在这样的屏蔽场所，适于在非家用和与家用住宅公共低压供电网不直接连接的所有设施中使用

注：必须验证屏蔽场所的实际射频屏蔽效能和射频滤波衰减以确保其满足或超过规定的最小值。

表 3-2-10　YY0505 中表 2 的实例——C 型 MRI 系统

指南和制造商的声明 - 电磁抗扰度			
C 型 MRI 系统预期在下列规定的电磁环境中使用，购买者或使用者应该保证它在这种电磁环境中使用：			
抗扰度试验	IEC60601 试验电平	符合电平	电磁环境 – 指南
静电放电 GB/T 17626.2	±6kV 接触放电 ±8kV 空气放电	±6kV 接触放电 ±8kV 空气放电	地面应该是木质、混凝土或瓷砖，如果地面用合成材料覆盖，则相对湿度应该至少 30%
电快速瞬变脉冲群 GB/T 17626.4	±2kV 对电源线 ±1kV 对输入 / 输出线	±2kV 对电源线 ±1kV 对输入 / 输出线	网电源应具有典型的商业或医院环境下使用的质量。
浪涌 GB/T 17626.5	±1kV 线对线 ±2kV 线对地	±1kV 线对线 ±2kV 线对地	网电源应具有典型的商业或医院环境下使用的质量
电源输入线上电压暂降、短时中断和电压变化 GB/T 17626.11	<5%UT，持续 0.5 周 （在 UT 上，>95% 的暂降） 40% UT，持续 5 周 （在 UT 上，60% 的暂降） 70% UT，持续 25 周 （在 UT 上，30% 的暂降） <5%UT，持续 5 秒 （在 UT 上，>95% 的暂降）	<5%UT，持续 0.5 周 （在 UT 上，>95% 的暂降） 40% UT，持续 5 周 （在 UT 上，60% 的暂降） 70% UT，持续 25 周 （在 UT 上，30% 的暂降） <5%UT，持续 5 秒 （在 UT 上，>95% 的暂降）	网电源应具有典型的商业或医院环境下使用的质量。如果 C 型 MRI 系统的用户在电源中断期间需要连续运行，则推荐 C 型 MRI 系统采用不间断电源或电池供电
工频磁场 （50/60Hz） GB/T 17626.8	3A/m	3A/m	工频磁场应具有在典型的商业或医院环境中典型场所的工频磁场水平特性

注：UT 指施加试验电压前的交流网电压。

表 3-2-11　YY0505 中表 8 的实例——C 型 MRI 系统

指南和制造商声明 _____ 电磁抗扰度			
C 型 MRI 系统适合在下列规定的电磁环境中使用，购买者或使用者应保证它在这种电磁环境中使用：			
抗扰度试验	IEC60601 试验电平	符合电平	电磁环境 – 指南

续表

指南和制造商声明 _____ 电磁抗扰度		
射频传导 GB/T 17626.6	3V_{rms} 150kHz~80MHz	3 V_{rms} 150 kHz~10 MHz	C 型 MRI 系统必须在一定规格的屏蔽场所使用，该场所具有的最低射频屏蔽效能，以及从场所引出的各电缆具有最小射频滤波衰减，都不得低于 10 MHz~20 MHz 频段为 80dB，20MHz~80MHz 频段为 100dB，而 80MHz~100MHz 频段为 80dB。见使用说明书第 * 页。

射频传导 GB/T 17626.6	3V$_{rms}$ 150kHz~80MHz	3 V$_{rms}$ 150 kHz~10 MHz	C 型 MRI 系统必须在一定规格的屏蔽场所使用，该场所具有的最低射频屏蔽效能，以及从场所引出的各电缆具有最小射频滤波衰减，都不得低于 10 MHz~20 MHz 频段为 80dB，20MHz~80MHz 频段为 100dB，而 80MHz~100MHz 频段为 80dB。见使用说明书第 * 页。
		0.3 mV$_{rms}$ 10 MHz~20 MHz	
		0.03 mV$_{rms}$ 20 MHz~80 MHz	在屏蔽场所外部来自固定式射频发射机产生的场强，由电磁场所勘定确定，应小于 3V/m。^{a} 在标记下列符号的设备附近可能出现干扰。
射频辐射 GB/T 17626.3	3V/m 80MHz~2.5GHz	0.3 mV/m 80 MHz~100 MHz	
		3 V/m 100 MHz~2.5 GHz	

注1：这些指南可能不适合所有的情况，电磁传播受建筑物、物体及人体的吸收和反射的影响。

注2：必须验证并确保屏蔽场所的实际屏蔽效能和滤波衰减满足规定的最小值。

^{a}固定式发射机场强，诸如：无线（蜂窝/无绳）电话和地面移动式无线电的基站、业余无线电、调幅和调频无线电广播以及电视广播等，其场强在理论上都不能准确预知。为评定固定式射频发射机的电磁环境，应该考虑电磁场所的勘测。如果测得 C 型 MRI 系统所使用的屏蔽场所外的场强超过 3V/m，应观测 C 型 MRI 系统以验证其能正常运行。如果观测到不正常性能，则补充措施可能是必需的，如重新调整 C 型 MRI 系统的方向或使用具有较高的射频屏蔽效能和滤波衰减的屏蔽场所。

起草人：余新华（中国食品药品检定研究院）

　　　　高　中（上海市医疗器械检测所）

复核人：何　骏（上海市医疗器械检测所）

　　　　苑富强（中国食品药品检定研究院）

第三章
发射试验

根据YY 0505的要求，发射试验涉及无线电业务的保护试验和公共电网的保护试验，具体包括辐射发射、传导发射、骚扰功率、谐波失真、电压的波动和闪烁等电磁发射试验项目，该项目的试验要求及方法根据产品不同，依据不同的试验标准。

无线电业务的保护试验涉及的主要标准包括：GB 4824《工业、科学和医疗（ISM）射频设备电磁骚扰特性　限值和测量方法》；GB/T 9254《信息技术设备的无线电骚扰　限值和测量方法》；GB/T 17743《电气照明和类似设备的无线电骚扰特性的限值和测量方法》；GB 4343.1《家用电器、电动工具和类似器具的电磁兼容要求 – 第1部分：发射》。除以下三项规定的医疗设备或医疗系统外，其他医疗设备或医疗系统均应遵照YY0505附录D的分类指南，按照GB 4824根据制造商规定的预期用途或预期使用环境分成1组或2组和A类或B类。医疗设备和医疗系统应根据其分组和分类符合GB 4824的相关要求。

1.简单电气器件　只包括像电动机和开关一类简单电气器件，以及不使用任何产生或使用9kHz以上频率的电子电路（如一些牙钻机、呼吸机和手术台）的医疗设备，可依据GB 4343.1来分类。然而，依据GB 4343.1分类仅限于单机医疗设备，不适用于医疗系统或子系统。

2.照明设备　用于医疗用途的照明设备（如X光片的照明设备、手术室的照明装置）可按GB/T 17743分类。然而，按GB/T 17743分类仅限于单机医疗设备，不适用于医疗系统或子系统。

3.信息技术设备　与医疗设备或医疗系统连接的信息技术设备可按GB/T 9254分类，但受下列限制：GB/T 9254的B类设备可与GB 4824的A类或B类医疗系统一起使用，但是GB/T 9254的A类设备仅可与GB 4824的A类医疗系统一起使用。

公共电网的保护试验涉及的主要标准包括：GB 17625.1谐波电流发射限值的测试；GB 17625.2电压波动和闪烁的限值的测试。对于每相额定输入电流小于等于16A且预期与公共电网连接的设备和系统，应符合GB 17625.1和GB 17625.2的要求。如果设备或系统既有长期又有瞬时电流额定值，则应使用两个额定值中较高者来确定是否适用GB 17625.1和GB 17625.2。

基于篇幅所限，本章重点介绍医疗设备和医疗系统电磁兼容发射测试中最常用的相关标准：GB 4824、GB 17625.1和GB 17625.2。

第一节　传导发射

一、依据标准条款

6.1.1。

二、检验设备

（一）测量接收机

（1）测量接收机应完全符合GB/T 6113.101标准的要求。

（2）测试频率范围覆盖0.15MHz~30MHz。

（3）具备PK、QP、AV值检波器，PK、QP、AV值检波器完全符合 GB/T 6113.101标准的要求。

（4）0.15MHz~30MHz频段范围内，QP、PK、AV值检波器的6dB带宽设置均为9kHz。

（5）当施加50Ω源阻抗的正弦波信号时，正弦波电压的测量准确度应优于 ±2dB。

（二）50Ω/50μH的V型人工电源网络

（1）应符合GB/T 6113.102标准规定的频率范围为0.15MHz–30MHz的 50Ω/50μH的V型人工电源网络的要求。

（2）工作范围应覆盖：0.15MHz~30MHz，网络阻抗（模和相角）随频率变化的特性应符合GB/T 6113.102–2018表2的要求，其中模的允差为 ±20%，相角的允差为 ±11.5°。

（3）基本隔离在0.15MHz~30MHz频段内应不小于40dB。

表3-3-1　50Ω/50μHV型人工电源网络阻抗的模和相角

频率 /MHz	阻抗的模 /Ω	相角 /（°）
0.15	34.29	46.70
0.17	36.50	43.11
0.20	39.12	38.51
0.25	4 2.18	32.48
0.30	44.17	27.95
0.35	45.52	24.45
0.40	46.46	21.70
0.50	47.65	17.66
0.60	48.33	14.86
0.70	48.76	12.81
0.80	49.04	11.25
0.90	49.24	10.03
1.00	49.38	9.04
1.20	49.57	7.56
1.50	49.72	6 .06
2.00	49.84	4.55
2.50	49.90	3.64

续表

频率 /MHz	阻抗的模 /Ω	相角 / (°)
3.00	49.93	3.04
4.00	49.96	2.28
5.00	49.98	1.82
7.00	49.99	1.30
10.00	49.99	0.91
15.00	50.00	0.51
20.00	50.00	0.46
30.00	50.00	0.30

（三）脉冲限幅器

（1）输入阻抗应为50Ω。

（2）有效工作频率覆盖0.15MHz~30MHz频段范围。

（3）脉冲限幅器可以内置在人工电源网络中。

（四）电压探头

探头主要由一个隔直电容器和一个电阻器组成，使线路和地之间的总阻抗至少为1500Ω。

注：在不能使用人工电源网络时，应使用电压探头。

（五）模拟手电路

由220（1±20%）pF电容和510（1±10%）Ω电阻串联构成，一端连接符合尺寸要求的金属箔，另一端连接到测试系统的参考接地上；RC单元可以内置于人工电源网络的箱体中。

注：对于手持式设备，进行电源端子骚扰电压测量时需要用模拟手。

（六）其他设备

测试用参考接地平板尺寸不小于2m×2m，应多出EUT边缘至少0.5m；

使用0.4m或0.8m高绝缘试验桌/台。

三、测试步骤

（一）环境设施的确认

1. 环境噪声的确认　环境噪声应满足标准 GB 4824–2013 第 7.2 条款环境噪声的要求，具体包括：

（1）进行型式试验的试验场地应能将受试设备的发射从环境噪声中区分出来。这种环境适用性可通过在受试设备不工作的情况下测量环境噪声电平来确定，要保证环境噪声电平比GB 4824–2013第6.2或6.3条规定的限值至少低6 dB，以便于测量。

（2）如果环境电平加上受试设备的发射后，仍不超过规定的限值，就没有必要要求环境电平减小到规定限值的6 dB以下，在这种情况下，可认为受试设备已满足规定的限值。

（3）在测量传导骚扰电压时，当地的无线电发射可能使某些频率上的环境噪声电平增加，此时可在人工电源网络和电源之间插入一个适当的射频滤波器，或者在屏蔽室内测量。构成射频滤波器的元件应封闭在一个金属屏蔽盒内，其外壳直接与测量系统的参考地连接。接入射频滤波器后，在测量频率上，人工电源网络的阻抗仍应满足规定的要求。

2.设施的确认　如果在屏蔽室内进行测试，屏蔽室应符合以下要求：

——屏蔽室的屏蔽效能应符合CNAS-CL01-A008的要求；

——电源进线对屏蔽室金属壁的绝缘电阻及导线与导线之间应大于2MΩ；

——屏蔽室的接地电阻应小于4Ω。

（二）受试设备（EUT）的布置

应在符合各种典型应用的情况下测量被测设备，通过改变被测设备的试验布置来获得骚扰电平最大值。

1.互连电缆的布置　对于由互连电缆连接的若干部件组成的设备或系统，互连电缆的型号和长度应该和单个设备技术要求中的规定一致。如果电缆长度可以改变，则在进行场强测量时应选择能产生最大辐射的长度。

如果试验中要采用屏蔽电缆或特种电缆，则应在使用说明书中明确规定。

进行电源端子骚扰电压测量时，电缆的超长部分应在接近其中点处将它捆成0.3~0.4m长度的线束。如果不能这样做，则应在试验报告中详细说明电缆多余长度的布置情况。

在有多个同类型接口的地方，如果增加电缆数量并不会明显影响测量结果，则只要用一根电缆接到该类接口之一即可。

任何一组测量结果都应附有电缆和设备位置的完整说明，以使这种测量结果能够重现。如果有使用条件，则应作出规定，编入使用说明书中以作备用。

假如某一设备能分别执行若干个功能，则该设备在执行每一功能时，都应进行试验。对于由若干不同类型设备组成的系统，每类设备中至少有一个应包括在评价中。

对于包含若干相同设备的系统，如果对其中的一个设备进行了评价并符合要求，就不需要对系统再作进一步的评价。

在评价与其他设备相联构成系统的设备时，可以用别的设备或模拟器来代表整个系统进行评价。任何用以替代实际设备的模拟器应该能完全代表接口界面的电气和某些情况下的机械特性，特别是射频信号和射频阻抗，电缆布置及其型号。

2.试验场供电电网的连接　在试验场测量时应尽可能使用 GB4824-2013 中 7.3.2 规定的 V 形网络，并应使其最接近受试设备的表面与受试设备的边界之间的最短距离不小于 0.8m。

制造厂提供的电源软线，其长度应为1m。如果超过1m，超长部分的电缆应来回折叠成不超过0.4m长的线束。

试验场应提供额定电压的电源。

制造厂在安装使用说明书中对电源电缆作出规定时，则在受试设备和V形网络之间应该用1m长的规定型号的电缆连接。

为了安全目的需要接地时，接地线应接在V形网络的参考接地点上。当制造厂没有另外提供或规定连接时，接地线长度应为1m，并与受试设备电源线平行敷设，其间距不大于0.1m。

由制造厂规定或提供用作安全接地并连在同一端子上的其他（例如为EMC目的）接地线，

也应接到V形网络的参考接地点。

如果受试系统由几个单元组成，且每个单元都具有自身电源线，V形网络的连接点按下列规则确定：

（1）端接标准电源插头的每根电源电缆都应分别测量；

（2）需连接到系统中另一单元取得供电电源且制造厂未作规定的电源电缆或端子都应分别测量；

（3）由制造厂规定须从系统中某一单元取得供电电源的电源电缆或端子都应接至该单元，而该单元的电源电缆或端子要接至V形网络；

（4）规定特殊连接的场合，在评价受试设备时应使用实现连接所必需的硬件。

3. 受试设备的负载要求

（1）本条规定了受试设备的负载条件，对于本条未包括的设备，要在能产生最大骚扰的状态下运行，并按照设备使用说明书中规定的正常操作程序。

（2）使用频率为0.15 MHz~400 MHz的治疗设备　所有的测量均应在设备使用说明书中规定的运行条件下进行，给设备施加负载所用的输出电路随所用电极的性质而定。

对于电容型设备，应使用模拟负载进行测量，其总体布置如图3-3-1所示。模拟负载应是电阻性的，并应能吸收受试设备的额定最大输出功率。

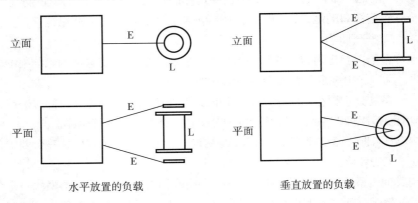

水平放置的负载　　　　　　　　　　　垂直放置的负载

图3-3-1　电容式医疗设备及模拟负载的布置

说明：E = 电极臂和电线

L = 模拟负载

模拟负载的两个端子应设在负载相对的两头，各自连到一个直径为170 mm ± 10 mm的圆形金属板上。应对设备提供的每根电缆和容性电极进行测量，容性电极平行地设置在模拟负载圆形金属板两端，调节电极与金属板之间的间隙，使模拟负载中产生适当的功耗。

应在模拟负载处于水平和垂直两种状态（图3-3-1）下进行测量。在测量电磁辐射骚扰时，每种情况下受试设备连同输出电缆、容性电极和模拟负载都应沿着它的垂直轴线转动，以便能测出其最大值。

对于电感型设备，应使用随受试设备提供给患者治疗用的电缆和线圈进行测量。试验负载应该是一个由绝缘材料制成的垂直管形容器，其直径为10cm，容器内充以50cm高的溶液，溶液的配比是1L蒸馏水中含氯化钠9 g。

容器应放在线圈内，并使容器的轴线和线圈的轴线重合，线圈的中心和液体负载的中心也重合。

应该在最大功率和二分之一最大功率两种工况下进行测量，如果输出电路可以调谐，则应以受试设备基波频率调谐到谐振状态。

全部测量工作应该在受试设备使用说明书中规定的运行条件下进行。

（3）使用频率高于400MHz的超高频和微波治疗设备　将受试设备的输出电路接在一个负载电阻上进行测量。负载电阻的阻值要和接通负载用的电缆特性阻抗值相同。

（4）超声波治疗设备　应将换能器和发生器连接后进行测量，换能器应浸在充满蒸馏水、直径约为10cm的非金属容器内。

应在最大输出功率和二分之一最大输出功率两种工况下进行测量，如果输出电路可以调谐，则应先后在谐振和失谐状态下测量。测量中要考虑受试设备使用说明书中的技术规范。

必要时设备的最大输出功率应按照YYT 0750规定的方法或由其衍生的方法进行测量。

（三）测试程序

1. 试验场测量程序　在试验场测量时应使用一个接地平面。受试设备与接地平面之间的关系要相当于实际使用状况，落地式受试设备放在接地平面上或用一块薄绝缘板隔开。便携式或其他非落地式受试设备应放在高出接地平面0.8m的非金属台上。

电源端子骚扰电压的测量可按下列规定进行。

（1）在辐射试验场上测量时，受试设备应具有和辐射测量时相同的配置。

（2）受试设备应处在比其边界周围至少扩展0.5m、且最小尺寸为2m×2m的金属接地平面的上方。

（3）在屏蔽室内测量时，可用地面或屏蔽室的任意一壁作为接地平面。

当试验场具有金属接地平面时应选用地第一项。对于后两种情况下，非落地式受试设备应放在离接地平面0.4m高处。落地式受试设备应放在接地平面上，接触点应与接地平面绝缘但在其他方面应与正常使用时一致。所有受试设备离开其他金属表面的距离应大于0.8m。

V形网络的参考接地端应使用尽量短的导线接至接地平面上。

电源电缆和信号电缆相对于接地平面的走线情况应与实际使用情况等效，并应十分小心地布置电缆，以免造成杂散效应。

当受试设备装有专门的接地端子时，应该用尽量短的导线接地。无接地端子时，设备应在正常连接方式下进行试验，也就是通过电源接地。

对于正常工作时无接地的手持式设备，应使用模拟手进行附加测量。

四、设备的分组、分类、发射限值和结果判定

（一）设备的分组和分类

1. 设备的分组　从设备产生和使用射频能量的方式来分，可分为1组设备和2组设备。

（1）1组设备　标准GB 4824范围内除2组设备外的其他设备，例如：心电图和心磁图设备和系统、脑电图和脑磁图设备和系统、肌电图和肌磁图设备和系统。1组还包括预期以非射频电磁形式传递能量给患者的设备和系统。举例如下。

医疗成像设备和系统：①X射线诊断系统，用于一般用途的X射线摄影和荧光透视（包括

X射线电影摄影检查术），但也有一些特殊用途如血管造影、乳腺X射线摄影、治疗计划和牙医术等；②计算机体层摄影系统（CT系统）；③核医学系统；④超声诊断设备。

治疗设备和系统：X射线治疗系统、牙科设备、电子束加速器、超声治疗设备、体外碎石设备、输液泵、辐射保暖台、婴儿培养箱、呼吸机。

监视设备和系统：①阻抗体积描记监视器、②脉搏血氧计。

（2）2组设备 为包括以电磁辐射、感性和/或容性耦合形式，有意产生并使用或局部使用9kHz~400GHz频段内射频能量的，所有用于材料处理或检验/分析目的，或用于传输电磁能量的工科医射频设备。只有少数设备属于2组，举例如下。

医疗成像设备：磁共振成像系统。

治疗设备：透热疗法设备（短波、超短波、微波治疗设备）、高热治疗设备。

（二）设备的分类

从设备使用的场所来分，可分为A类设备和B类设备。

A类设备为非居住环境和不直接连接到住宅低压供电网设施中使用的设备。

B类设备为家用设备和直接连接到住宅低压供电网设施中使用的设备。

注：A类设备可由制造厂提出在试验场地或现场测量。B类设备应在试验场地进行测量。

（三）发射限值

传导发射测试是测试受试设备（EUT）通过电源线或信号线向外发射的电磁骚扰，根据GB 4824的要求，传导发射的测量频率范围为：150kHz ~ 30MHz，传导发射限值根据设备的分组和分类不同在GB 4824中有不同的规定，如：在试验场测试时，1组的发射限值如表3-3-2、表3-3-3所示，2组的发射限值如表3-3-4、表3-3-5所示。

表3-3-2　试验场地测量时，1组A类设备限值

频段 /MHz	额定输入功率 ≤ 20kVA		额定输入功率 >20kVA[a]	
	准峰值 /dB（μV）	平均值 /dB（μV）	准峰值 /dB（μV）	平均值 /dB（μV）
0.15~0.50	79	66	100	90
0.50~5	73	60	86	76
5~30	73	60	90~73 随频率对数线性减小	80~60 随频率对数线性减小

在过渡频率上采用较严格的限制。

注1：该限值只适用于低压交流输入端口；

注2：对于单独连接到中性点不接地或经高阻接地的工业配电网（见IEC 60364-1）的A类设备，可用表3-3-4中规定的额定输入功率大于75kVA的2组设备限值。

[a] 这些限值适用于额定输入功率大于20kVA并预期由专用电力变压器或发电机供电而不连接到低压架空电线的设备。对于不是由用户指定的电力变压器供电的设备，应特别说明此类设备由专用电力变压器或发电机供电面非低压架空电线。

表3-3-3　试验场地测量时，1组B类设备限值

频段 /MHz	准峰值 /dB（μV）	平均值 /dB（μV）
0.15~0.50	66~56 随频率对数线性减小	56~46 随频率对数线性减小
0.50~5	56	46
5~30	60	50

在过渡频率上采用较严格的限制。

注：对于诊断用X射线发生装置，在其间歇工作模式下，准峰值限值可在表3-3-2和表3-3-3限值的基础上放宽20dB。

表3-3-4　试验场地测量时，2组A类设备限值

频段 /MHz	额定输入功率 ≤ 75kVA		额定输入功率 >75kVAª	
	准峰值 /dB（μV）	平均值 /dB（μV）	准峰值 /dB（μV）	平均值 /dB（μV）
0.15~0.50	100	90	180	120
0.50~5	86	76	125	115
5~30	90~73 随频率对数线性减小	80~60 随频率对数线性减小	115	105

在过渡频率上采用较严格的限制。

注1：该限值只适用于低压交流输入端口；

注2：对于单独连接到中性点不接地或经高阻接地的工业配电网（见IEC 60364-1），且额定输入功率小于或等于75kVA的A类设备，其限值可参考额定输入功率大于75kVA的2组设备限值。

ª 制造厂和/或供应商应提供可使安装设备发射降低的安装方法的信息。

表3-3-5　试验场地测量时，2组B类设备限值

频段 /MHz	准峰值 /dB（μV）	平均值 /dB（μV）
0.15~0.50	66~56 随频率对数线性减小	56~46 随频率对数线性减小
0.50~5	56	46
5~30	60	50

在过渡频率上采用较严格的限制。

（四）结果判定

传导发射测试的结果判定是：受试设备应同时满足用平均值检波器测量时所规定的平均值限值和用准峰值检波器测量时所规定的准峰值限值；或者用准峰值检波器测量时满足平均值限值。

1.在试验结果判定时应考虑GB/T 6113.402规定的测量设备和设施的不确定度。

2.试验场地测量结果的记录　传导骚扰测量得到的任何结果均应记录在试验报告中。如果无法以覆盖整个观察频段的连续方式和/或图表形式记录结果，那么至少应满足如下给出的最低记录要求。

在超过 L – 20 dB（L为用对数单位表示的限值电平）的那些传导发射中，记录应至少包括EUT各电源端口在各观察频段内的6个最大骚扰的骚扰电平及其所对应的频率点。记录中也应包括每个观察到的骚扰电平所对应的电源端子。

五、原始记录表格

原始记录表格见表3-3-6。

表3-3-6　传导发射试验记录

试验结果：

检验日期：

温度（℃）：　　　　　　相对湿度（%）：　　　　　　　　　　　大气压力(kPa)

1. 试验依据

☐　　YY 0505 条款 6.1.1

☐　　GB 4824

☐

2. 试验要求

GB 4824 分组

☐　　1 组　　　　　☐　　2 组

GB 4824 分类

☐　　A 类　　　　　☐　　B 类

3. 试验场地

☐　　普通实验室

☐　　电磁屏蔽室

☐　　3 米法电波暗室

☐　　10 米法电波暗室

☐

4. 试验数据

试验供电电源：　　　　　　　　　　试验频率范围：

样品运行模式：

频率 （MHz）	准峰值 （dBμV）	电源端口	裕量 （dB）	限值 （dBμV）

频率 （MHz）	平均值 （dBμV）	电源端口	裕量 （dB）	限值 （dBμV）

（试验结果图）

六、操作注意事项

1. 依据 YY 0505 进行发射试验时的特殊要求　除以下的前两项规定的例外和说明外，医疗设备和医疗系统应根据其分类符合 GB 4824 的要求。

（1）规定仅用于屏蔽场所的医疗设备或医疗系统　对于规定仅用于屏蔽场所的医疗设备或医疗系统，当在试验场进行试验时，只有最小射频滤波衰减的技术要求满足 5.2.2.3b）中所规定的要求，GB 4824 的电源端骚扰电压限值才可增加，该增加值对于从屏蔽场所引出的所有电缆最多可达到相应最小滤波衰减的规定值。

（2）含有无线电设备的医疗设备和医疗系统　对于含有已进行了试验的无线电设备、并认为该无线电设备符合适用的国家无线电法规的医疗设备和医疗系统，如果适用的国家无线电法规的发射限值小于或等于CISPR相对应的国家标准的电磁骚扰限值，该医疗设备或医疗系统可免予CISPR相对应的国家标准的电磁骚扰要求的试验。含有射频发射机的医疗设备或医疗系统，在发射机的专用发射频段里免予本标准的发射要求。否则本标准的发射要求应适用，对于仅用在没有国家无线电法规的国家中的医疗设备和医疗系统，本标准的发射要求也应适用。

（3）试验文件　试验文件应包括用于本条款符合性要求验证的试验方法和使用本并列标准任何允差的合理说明。该文件还应包括对受试医疗设备或医疗系统、试验装置和试验布置、医疗设备或医疗系统的设置和工作模式、电缆布局、以及对使用的所有患者生理模拟器、附件和子系统模拟器的说明。

2. 依据 YY0505 进行发射试验时的特殊规定

（1）按GB 4824的要求，患者耦合电缆视为互连电缆，所用的任何患者耦合电缆终端在试验文件中说明。若需要，提供患者生理模拟信号以模拟医疗设备或医疗系统的正常运行。在试验期间，患者耦合点对地不要有有意的电导性或电容性连接。患者耦合点与地之间的分布电容不宜大于250pF。

（2）若能模拟正常运行条件，可对医疗系统的每个子系统进行试验来验证其是否符合GB 4824的要求。

在评价与其他设备相连构成医疗系统的医疗设备时，可使用别的设备来代表整个医疗系统或用模拟器进行评价。

起草人：肖　潇（北京市医疗器械检验所）

苑富强（中国食品药品检定研究院）

复核人：孟志平（北京市医疗器械检验所）

张宜川（江苏省医疗器械检验所）

第二节　辐射发射

一、依据标准条款

6.1.1。

二、检验设备

（一）测量接收机

（1）0.15MHz~30MHz频段　测量接收机应完全符合GB/T 6113.101标准的要求；测试频率范围覆盖0.15MHz~30MHz；0.15MHz~30MHz频段范围内，QP、PK、AV值检波器的6dB带宽设置均为9kHz；QP、PK、AV值检波器完全符合GB/T 6113.101标准要求；当施加50Ω源阻抗的正弦波信号时，正弦波电压的测量准确度应优于±2dB。

（2）30MHz~1000MHz频段　测量接收机应完全符合GB/T 6113.101标准的要求；测试频率范围覆盖30MHz~1000MHz；30MHz~1000MHz频段范围内，QP、PK、AV值检波器的6dB带宽设置均为120kHz；QP、PK、AV值检波器完全符合GB/T 6113.101标准要求；当施加50Ω源阻抗的正弦波信号时，正弦波电压的测量准确度应优于±2dB。

（3）1GHz~18 GHz频段　测量接收机应完全符合GB/T 6113.101标准的要求；测试频率范围覆盖1GHz~18 GHz；1GHz~18 GHz频段范围内，PK、AV值检波器的6dB脉冲带宽设置均为1MHz；PK、AV值检波器完全符合GB/T 6113.101标准要求；当施加50Ω源阻抗的正弦波信号时，正弦波电压的测量准确度应优于±2.5dB。注：此频段可使用频谱分析仪代替测量接收机。

（二）环形天线

应完全符合GB/T 6113.104-2016第4.4.2条的要求；有效工作频率范围覆盖0.15MHz~30MHz。

（三）双锥对数复合天线

应完全符合GB/T 6113.104-2016第4.5条的要求；有效工作频率范围覆盖30MHz~1GHz。

（四）双脊波导喇叭天线

应完全符合GB/T 6113.104-2016第4.6条的要求；有效工作频率范围覆盖1GHz~18GHz。

三、测试步骤

（一）环境设施的确认

1.环境噪声的确认　环境噪声应满足标准GB 4824第7.2的要求，具体包括：

（1）进行型式试验的试验场地应能将受试设备的发射从环境噪声中区分出来。这种环境适用性可通过在受试设备不工作的情况下测量环境噪声电平来确定，要保证环境噪声电平比GB 4824第6.2或6.3条规定的限值至少低6dB，以便于测量。

（2）如果环境电平加上受试设备的发射后，仍不超过规定的限值，就没有必要使环境电平减小到规定限值的6 dB以下，在这种情况下，可认为受试设备已满足规定的限值。

（3）在测量电磁辐射骚扰时，如果6dB环境噪声条件要求无法满足，则可将天线放置在比GB 4824规定的更接近受试设备的距离上（在更近但不小于3m的距离上测量），这时应在试验报告中记录实测距离及环境噪声。

2.设施的确认　应使用开阔试验场、3米法半电波暗室（只适用于GB 4824规定的小型设备）或10米法半电波暗室进行测试。

（1）对于开阔试验场应满足CNAS-CL01-A008的要求，具体包括：

——开阔试验场应满足GB/T 6113.104中有关开阔试验场地物理特性、电特性和场地有效性的要求；

——开阔试验场应按GB/T 9254附录要求每年测量一次归一化场地衰减，并保证归一化场地衰减满足±4dB场地可接受原则；

——开阔试验场的最小尺寸应满足3米法测试距离要求。对大型设备，测量场地应满足有关标准对场地的要求；

——开阔试验场的气候保护罩、转台和天线升降塔应符合GB/T 6113.104中相关要求；

——开阔试验场周围的电磁环境电平与被测电平相比应足够低，试验场地的质量按下述四级给予评估。

第一级：周围环境电平比被测电平低6dB。

第二级：周围环境电平中有些发射电平比被测电平低，但其差值小于6dB。

第三级：周围环境电平中有些发射电平在被测电平之上，这些干扰可能是非周期的（即相对测试来说这些发射之间隔是足够长），也可能是连续的，但只在有限的可识别频率上。

第四级：周围的环境电平在大部分测试频率范围内都在被测电平之上，且连续出现。

注：评估为第四级场地时不符合要求。

（2）电波暗室应符合CNAS-CL01-A008的要求，具体包括屏蔽效能、归一化场地衰减（NSA）、电压驻波比、接地电阻等。

——电波暗室的尺寸应满足标准规定测试要求；

——进行辐射骚扰测试时，电波暗室的场地电性能和有效性应满足GB/T 6113.104标准要求；

——频率在1GHz以上的测量时，应按照GB/T 6113.104-2016第8章规定的场地确认方法，所得到的场电压驻波比SVSWR≤6dB；

——电波暗室的屏蔽效能应满足CNAS-CL01-A008中规定的屏蔽室屏蔽效能的要求，并在1~18GHz频率范围内满足屏蔽效能>80dB；

——暗室的接地电阻应小于4Ω。

——对于大型放射治疗设备的检测，10米法半电波暗室应该充分考虑对辐射危险的防护，以满足电离辐射安全的要求。

（3）在现场测量时，应符合GB 4824的现场测试相关要求。

（二）受试设备的布置

应在符合各种典型应用的情况下测量被测设备，通过改变被测设备的试验布置来获得骚扰电平最大值。

1. 互连电缆的布置 对于由互连电缆连接的若干部件组成的设备或系统，互连电缆的型号和长度应该和单个设备技术要求中的规定一致。如果电缆长度可以改变，则在进行场强测量时应选择能产生最大辐射的长度。

如果试验中要采用屏蔽电缆或特种电缆，则应在使用说明书中明确规定。

在有多个同类型接口的地方，如果增加电缆数量并不会明显影响测量结果，则只要用一根电缆接到该类接口之一即可。

任何一组测量结果都应附有电缆和设备位置的完整说明，以使这种测量结果能够重现。如果有使用条件，则应作出规定，编入使用说明书中以作备用。

假如某一设备能分别执行若干个功能，则该设备在执行每一功能时，都应进行试验。对于由若干不同类型设备组成的系统，每类设备中至少有一个应包括在评价中。

对于包含若干相同的设备的系统，如果对其中的一个设备进行了评价并符合要求，就不需要对系统再作进一步的评价。

在评价与其他设备相联构成系统的设备时，可以用别的设备或模拟器来代表整个系统进行评价。任何用以替代实际设备的模拟器应该能完全代表接口界面的电气和某些情况下的机械特性，特别是射频信号和射频阻抗，电缆布置及其型号。

2. 试验场供电电网的链接 制造厂提供的电源软线，其长度应为1m。如果超过1m，超长部分的电缆应来回折叠成不超过0.4m长的线束。

试验场应提供额定电压的电源。

3. 受试设备的负载要求

本条规定了受试设备的负载条件，对于本条未包括的设备，要在能产生最大骚扰的状态下运行，并按照设备使用说明书中规定的正常操作程序。

（1）使用频率为0.15 MHz~400 MHz的治疗设备。

所有的测量均应在设备使用说明书中规定的运行条件下进行，给设备施加负载所用的输出电路随所用电极的性质而定。

对于电容型设备，应使用模拟负载进行测量，其总体布置如图3-3-2所示。模拟负载应是电阻性的，并应能吸收受试设备的额定最大输出功率。

模拟负载的两个端子应设在负载相对的两头，各自连到一个直径为170 mm ± 10 mm的圆形金属板上。应对设备提供的每根电缆和容性电极进行测量，容性电极平行地设置在模拟负载圆形金属板两端，调节电极与金属板之间的间隙，使模拟负载中产生适当的功耗。

应在模拟负载处于水平和垂直两种状态（图3-3-2）下进行测量。在测量电磁辐射骚扰时，每种情况下受试设备连同输出电缆、容性电极和模拟负载都应沿着它的垂直轴线转动，以便能测出其最大值。

对于电感型设备，应使用随受试设备提供给患者治疗用的电缆和线圈进行测量。试验负载应该是一个由绝缘材料制成的垂直管形容器，其直径为10 cm，容器内充以50 cm高的溶液，溶液的配比是1L蒸馏水中含食盐9 g。

容器应放在线圈内，并使容器的轴线和线圈的轴线重合，线圈的中心和液体负载的中心也重合。

应该在最大功率和二分之一最大功率两种工况下进行测量，如果输出电路可以调谐，则应以受试设备基波频率调谐到谐振状态。

全部测量工作应该在受试设备使用说明书中规定的运行条件下进行。

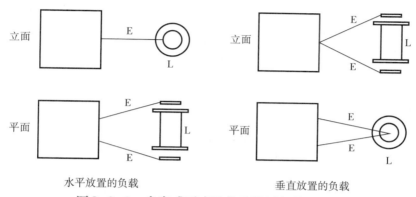

图3-3-2　电容式医疗设备及模拟负载的布置

说明：E = 电极臂和电线

　　　L = 模拟负载

（2）使用频率高于400MHz的超高频和微波治疗设备。将受试设备的输出电路接在一个非辐射负载电阻上进行测量。负载电阻的阻值要和接通负载用的电缆特性阻抗值相同。

（3）超声波治疗设备。应将换能器和发生器连接后进行测量，换能器应浸在充满蒸馏水、直径约为10 cm的非金属容器内。

应在最大输出功率和二分之一最大输出功率两种工况下进行测量，如果输出电路可以调谐，则应先后在谐振和失谐状态下测量。测量中要考虑受试设备使用说明书中的技术规范。

必要时设备的最大输出功率应按照YY/T 0750出版物规定的方法或由其衍生的方法进行测量。

（三）测试程序

1.试验场测量程序

1）9kHz~1GHz试验场测量程序

——接地平面的确认

在试验场测量时应使用一个接地平面。受试设备与接地平面之间的关系要相当于实际使用状况，落地式受试设备放在接地平面上或用一块薄绝缘板隔开。便携式或其他非落地式受试设备应放在高出接地平面0.8m的非金属台上。

——试验场地的确认

试验场地应依据GB/T 6113.104规定频率范围内的要求进行场地确认。

辐射试验场地应是一个地势平坦，无架空线，附近无反射结构物，且足够大的场地，使天线、受试设备和反射结构物之间有足够的距离。

满足上述要求的辐射试验场地应是一个椭圆场地。其长轴等于两倍的焦距，其短轴等于$\sqrt{3}$倍的焦距。受试设备和测量天线分别处在两个焦点上。这样，从试验场地周界上任一物体反射过来的任何反射波的路径长度将是两焦点间直射波路径长度的两倍。该辐射试验场地见图3-3-3。

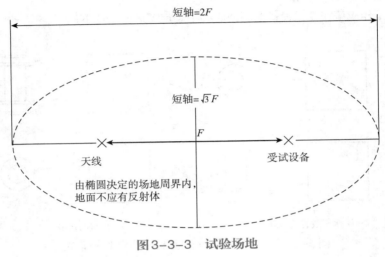

图3-3-3 试验场地

注：F为测量距离，其值见GB 4828-2013章节6。

对于10m试验场地，应在自然的地平面上增设一个金属的接地平面，其一端应比受试设备的边界至少扩展出1m，其另一端应比测量天线及其支架边界至少扩展出1m（图3-3-4）。接地平面应无超过1GHz的十分之一波长（约30mm）的孔洞或缝隙。

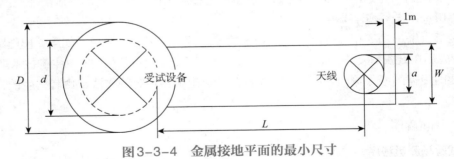

图3-3-4 金属接地平面的最小尺寸

说明：D =（d+2）m，d是最大受试设备的尺寸
W =（a+1）m，a是最大天线的尺寸
L = 测量距离，单位为米

——测量天线的确认

0.15MHz~30MHz的辐射发射测量使用符合GB/T 6113.104的环形天线。天线支撑在一个垂直平面内，并能环绕垂直轴线旋转，环的最低点应高出地面1m。对于放置在转台上的受试设备，转台都应在所有角度上旋转，在每个测量频率上记录其辐射骚扰的最高电平。

30MHz~1GHz的辐射发射测量使用符合 GB/T 6113.104的天线，天线中心应在1m~4m高度变化，天线最低点距地面不应小于0.2m。对于放置在转台上的受试设备，测量天线处在水平和垂直极化两种状态下，转台都应在所有角度上旋转，在每个测量频率上记录其辐射骚扰的最高电平。

2）辐射发射测试（9kHZ~1GHZ）　对受试设备的接地和接地条件以及连接到实验室的供电网的要求见GB4824-2013 7.5.3.1或7.5.3.2。

如果可能，应将受试设备放在转台上，受试设备和测量天线的距离应为测量天线参考点与受试设备转一周时的最近部位的水平距离。

天线和受试设备之间的距离应符合GB4824-2013第6章的规定。若因为环境骚扰电平过高而不能在某个频率点上按规定的距离进行场强测量，则该频点可在更近但不小于3 m的距离上测量。这时应在试验报告中记录实测距离及环境噪声。

对于放置在转台上的受试设备，测量天线处在水平和垂直极化两种状态下，转台都应在所有角度上旋转。应在每个测量频率上记录其辐射骚扰的最高电平。

对于不放置在转台上的受试设备，在水平和垂直极化两种状态下，测量天线应放置在各个不同的方位角上。要注意应在最大辐射方向进行测量，并在每个测量频率上记录其辐射骚扰的最高电平。

3）1GHz~18GHz试验场测量程序　受试设备应放一个高度适当、并提供额定电压电源的转台上。

1GHz~18GHz的辐射发射测量使用符合 GB/T 6113.104的天线，应采用能分别测量辐射场的水平和垂直分量的小口径定向天线进行测量，天线中心离地高度和受试设备的近似辐射中心离地高度相同。接收天线和受试设备（EUT）间的距离为3m。

测量应在自由空间条件下进行，即地面的反射不影响测量数据。应将天线分别处在水平和垂直极化两种状态下进行测量，并使受试设备随转台旋转。应确保在切断受试设备电源时，背景噪声电平应比相应的限值至少低10dB，否则读数可能会受到环境的很大影响。

2. 现场测量测量程序　不在辐射试验场测量的设备，可将设备在用户辖区内安装后进行测量，应在安装设备的建筑物的外墙外，以 GB 4824-2013 的第6.4 规定的测量距离进行测量。

在现场测量时，天线中心固定在地面以上2.0m±0.2m的高度。

应在实际可能的情况下选取尽量多的测量点，至少应在正交的四个方向上测量，还应在任何可能对无线电系统产生有害影响的方向上进行测量。

四、设备的分组、分类、发射限值和结果判定

（一）设备的分组和分类

设备的分组和分类内容参见上一节的相关内容。

（二）发射限值

辐射发射测试在 9 kHz~30 MHz 频率段，测量骚扰的磁场强度，在 30 MHz~18 GHz 频率段，测量骚扰的电场强度。发射限值根据设备的分组和分类不同在GB 4824中有不同的规定（表3-3-7~表3-3-15），如：在试验场测试时，1组的发射限值如表3-3-7、表3-3-8所示，2组

的发射限值如表3-3-9、表3-3-10所示。

表3-3-7 试验场地测量时，1组A类设备限值

频段 /MHz	10m 测量距离		3m 测量距离	
	额定输入功率 $\leq$ 20kVA	额定输入功率 >20kVA[a]	额定输入功率 $\leq$ 20kVA	额定输入功率 >20kVA[a]
	准峰值 /dB（μV/m）	准峰值 /dB（μV/m）	准峰值 /dB（μV/m）	准峰值 /dB（μV/m）
30~230	40	50	50	60
230~1000	47	50	57	60

在试验场地测试时，A类设备可在3m、10m或30m距离下测量，小于10m的测试距离只适用于符合3.10所规定的设备。

如果测量距离为30m，应适用20dB/十倍距离的反比因子，将测量数据归化到规定距离以确定符合性。

在过渡频率上采用较严格的限值。a该限值适用于额定输入功率大于20kVA且与第三方无线电通信设施距离大于30的设备。制造厂必须在技术文件中说明该设备将使用与距离第三方无线电通信设施大于30m的区域，如果无法满足上述条件，应按输入功率小于或等于20kVA的限值。

b 3m距离所规定的限值只差用于GB 4824 3.10所定义的小型设备。

表3-3-8 试验场地测量时，1组B类设备限值

频段 /MHz	10m 测量距离	3m 测量距离
	准峰值 /dB（μV/m）	准峰值 /dB（μV/m）
30~230	30	40
230~1000	37	47

在试验场地测试时，B类设备可在3m或10m距离下测量，小于10的测试距离只适用于符合3.10所规定的设备。

在过渡频率上采用较严格的限值。

3m距离所规定的限值只适用于GB 4824 3.10所定义的小型设备。

表3-3-9 试验场地测量时，2组A类设备限值（按照CISPR11：2015修改3 m距离的限值）

频段 /MHz	限值					
	30m 测试距离		10m 测试距离		3m 测试距离	
	电场准峰值 dB（μV/m）	磁场准峰值 dB（μV/m）	电场准峰值 dB（μV/m）	磁场准峰值 dB（μV/m）	电场准峰值 dB（μV/m）	磁场准峰值 dB（μV/m）
0.15~0.49	—	38.5	—	57.5	—	57.6
0.40~1.705	—	23.5	—	47.5	—	47.5
1.705~2.194	—	28.5	—	52.6	—	52.5
2.194~3.95	—	23.5	—	43.5	—	43.5
3.95~20	—	8.5	—	18.5	—	18.5

续表

频段 /MHz	限值					
	30m 测试距离		10m 测试距离		3m 测试距离	
	电场准峰值 dB（μV/m）	磁场准峰值 dB（μV/m）	电场准峰值 dB（μV/m）	磁场准峰值 dB（μV/m）	电场准峰值 dB（μV/m）	磁场准峰值 dB（μV/m）
20~30	—	−1.5	—	8.5	—	8.5
30~47	58	—	68	—	78	—
47~58.91	40	—	50	—	60	—
53.91~54.56	40	—	50	—	60	—
54.56~68	40	—	50	—	60	—
58~80.872	53	—	63	—	73	—
80.872~81.848	68	—	78	—	88	—
81.848~87	53	—	63	—	73	—
87~134.786	50	—	60	—	70	—
134.786~136.414	60	—	70	—	80	—
136.414~156	50	—	60	—	70	—
156~174	64	—	74	—	84	—
174~186.7	40	—	50	—	60	—
188.7~190.979	50	—	60	—	70	—
190.979~230	40	—	50	—	60	—
230~400	50	—	60	—	70	—
400~470	53	—	63	—	73	—
470~1000	50	—	60	—	70	—

在试验场地测定时，A类设备可在3m、10m或30m距离下测试，小于10m的测量距离只适用于符合3.10所规定的设备。

在过渡频率上采用较严格的限制。

ᵃ 3m距离所规定的限制只适用于满足3.10所定义的小型设备。

表3-3-10　试验场地测量时，2组B类设备限值

频段 /MHz	限值				
	电场				磁场
	10m 测试距离		3m 测试距离 b		3m 测试距离
	准峰值 / dB（μV/m）	平均值 a/ dB（μV/m）	准峰值 / dB（μV/m）	平均值 a/ dB（μV/m）	准峰值 / dB（μV/m）
0.15~30	—	—	—	—	39~3 随频率对数线性减小
30~80.872	30	25	40	35	

续表

频段 /MHz	限值				
	电场				磁场
	10m 测试距离		3m 测试距离 b		3m 测试距离
	准峰值 / dB（μV/m）	平均值a/ dB（μV/m）	准峰值 / dB（μV/m）	平均值a/ dB（μV/m）	准峰值 / dB（μV/m）
80.872~81.848	50	45	60	55	—
81.848~134.786	30	25	40	35	—
134.786~136.414	50	45	60	55	—
136.414~230	30	25	40	35	—
230~1000	37	32	47	42	—

在试验场地测试时，B类设备可在3m或10m距离下测量，小于10m的测试距离只适用于符合3.10所规定的设备。在过渡频率上采用较严格的限值。

a 平均值仅适用于磁控管驱动的设备。当磁控管驱动设备在某些频率超过准峰值限值时，应在这些频率点用平均值检波器进行重新测量，并采用本表中的平均值限值。

b 3m距离所规定的限值只适用于端足 GB 4824 3.10 所定义的小型设备。

表3-3-11　工作频率在400MHz以上，产生连续骚扰的2组设备的电磁辐射骚扰峰值限值

频段 /MHz	3m 测量距离限值峰值 /dB（μV/m）	
1~18	A 类	B 类
谐波频段内	82	70
谐波频段外	70	70

峰值测量采用1MHz分辨率带宽和不小于1MHz的视频带宽。

注：表中"谐波频段"是指1GHz以上工科医频段的倍频。a 在谐波频段的上升和下降沿，取更严格的70dB（μV/m）限值。

表3-3-12　工作频率在400MHz以上，产生除连续波动外波动骚扰的2组B类设备的
电磁辐射骚扰峰值限值

频段 /MHz	3m 测量距离限值峰值 /dB（μV/m）
1~2.3	92
2.3~2.4	110
2.5~5.725	92
5.876~11.7	92
11.7~12.7	73
12.7~18	92

峰值测量采用1MHz分辨率带宽和不小于1MHz的视频带宽。

在过渡频率上采用较严格的限值。

注：本表限值已考虑到波动骚扰源，如磁控管驱动的微波炉。

表3-3-13 工作频率在400MHz以上，产生除连续波外波动骚扰的2组B类工科医设备的
电磁辐射骚扰加权限值

频段 /MHz	3m 测量距离限值峰值 /dB（μV/m）
1~2.4	60
2.5~5.725	60
5.875~18	60

加权测量采用1MHz分辨率带宽和10Hz的视频带宽。

注：为了检验本表限值，只需环绕两个中心频率进行测量：一个在1005MHz~2395MHz频段的最大发射，另一个在2505MHz~17995MHz（在5720MHz~5880MHz频段除外）的最大峰值发射。在这两个中心频率上，用频谱分析仪以10MHz跨度进行测量。

表3-3-14 现场测试时，1组A类设备限值

频段 /MHz	距离所在建筑物外墙 30m 的限值	
	电场准峰值 /dB（μV/m）	磁场准峰值 /dB（μV/m）
0.15~0.49	—	13.5
0.49~3.95	—	3.5
3.95~20	—	−11.5
20~30	—	−21.5
30~230	30	—
230~1000	37	—

在过渡频率上采用较严格的限值。

如果当地情况不允许在30m距离测量，可以选择更远的距离进行测量，这种情况下应使用20dB/上倍距离反比因子，将测量数据归一化到规定距离以确定其符合性。

a 这些限值适用于由额定功率超过20kVA并且固定安装的1组A类设备的工作频率产生的辐射骚扰，除了30MHz~1GHz频段外，还适用于其出现在150kHz~30MHz频段的谐波。如果环境噪声电平超过了上述限值，被测设备产生的发射不得侦此底噪电平在升高3dB以上。

表3-3-15 现场测试时，2组A类设备限值

频段 /MHz	距离所在建筑物外墙为 D 的限值	
	电场准峰值 /dB（μV/m）	磁场准峰值 /dB（μV/m）
0.15~0.49	—	23.5
0.49~1.706	—	13.5
1.706~2.194	—	18.5
2.194~3.95	—	13.5
3.95~20	—	−1.5
20~30	—	11.5
30~47	48	—
47~53.91	30	—

续表

频段 /MHz	距离所在建筑物外墙为 D 的限值	
	电场准峰值 /dB（μV/m）	磁场准峰值 /dB（μV/m）
53.91~54.56	30	—
54.55~68	30	—
68~80.872	43	—
80.872~81.848	58	—
81.848~87	43	—
87~134.786	40	—
134.786~136.414	50	—
136.414~156	40	—
156~174	54	—
174~188.7	30	—
188.7~190.979	40	—
190.979~230	30	—
230~400	40	—
400~470	48	—
470~1000	40	—

在过渡频率上采用较严格的限值。

对于在现场测量的2组受试设备，只要测量距离D在辖区的周界以内，测量距离从安装受试设备的建筑物外墙算起，D=（30+x/a）m或D=100 m，两者取小者。当计算的距离D超过辖区的周界时，则D= x或30 m，两者取大者。

在计算上述数值时：x是安装受试设备的建筑物外墙和用户辖区周界之间在每一个测量方向上的最近距离；a=2.5（频率低于1MHz）；a=4.5（频率等于或高于1 MHz）。

（三）结果判定

1组设备辐射发射测试的结果判定是：采用准峰值检波器测量时受试设备应满足准峰值限值。

2组设备辐射发射测试的结果判定是：使用带峰值、准峰值或平均值检波器的仪器测量时，受试设备应满足对应表格中的限值要求。

1.在试验结果判定时应考虑GB/T6113.402规定的测量设备和设施的不确定度。

2.试验场地测量结果的记录 辐射发射测试得到的任何结果均应记录在试验报告中。如果无法以覆盖整个观察频段的连续方式和/或图表形式记录结果，那么至少应满足如下给出的最低记录要求。

在超过（L – 10 dB）（L为用对数单位表示的限值电平）的那些辐射发射中，记录应至少包括各观察频段内的6个最大骚扰的骚扰电平及其所对应的频率点。记录应包括对应于所记录的骚扰电平（若适用）的天线极化方向、天线高度及转台角度。在试验场地实际选择并使用的测量距离也应记录在试验报告中。

五、原始记录表格

原始记录表格见表3-3-16。

表3-3-16　辐射发射试验记录

试验结果：

检验日期：

温度（℃）：　　　　　相对湿度（%）：　　　　　　　　　　　大气压力（kPa）

1. 试验依据

☐　　　　　YY 0505 条款 6.1.1

☐　　　　　GB 4824

☐

2. 试验要求

GB 4824 分组

☐　1 组　　　　　☐　2 组

GB 4824 分类

☐　A 类　　　　　☐　B 类

☐　A 型专用设备或系统

3. 试验场地

☐　　　　　普通实验室

☐　　　　　电磁屏蔽室

☐　　　　　3 米法电波暗室

☐　　　　　10 米法电波暗室

☐

4. 试验数据

试验供电电源：　　　　　　　　　　　　试验频率范围：

样品运行模式：

频率 （MHz）	准峰值 （dBμV/m）	天线高度 （cm）	天线极性	转台角度 （度）	裕量 （dB）	限值 （dBμV/m）

续表

频率（MHz）	准峰值（dBμV/m）	天线高度（cm）	天线极性	转台角度（度）	裕量（dB）	限值（dBμV/m）

（结果图）

六、操作注意事项

1. 依据 YY0505 进行发射试验时的特殊要求 除以下前三项条规定的例外和说明外，医疗设备和医疗系统应根据其分类符合 GB 4824 的要求。

（1）规定仅用于屏蔽场所的医疗设备或医疗系统 对于规定仅用于屏蔽场所的医疗设备或医疗系统，当在试验场进行试验时，只有最低射频屏蔽效能的技术要求满足 5.2.2.3b）中所规定的要求，GB 4824 的电磁辐射骚扰限值才可增加，该增加值最多可达到相应最低射频屏蔽效能的规定值。

（2）含有无线电设备的医疗设备和医疗系统 对于含有已进行了试验的无线电设备、并认为该无线电设备符合适用的国家无线电法规的医疗设备和医疗系统，如果适用的国家无线电法规的发射限值小于或等于 CISPR 相对应的国家标准的电磁骚扰限值，该医疗设备或医疗系统可免予 CISPR 相对应的国家标准的电磁骚扰要求的试验。含有射频发射机的医疗设备或医疗系统，在发射机的专用发射频段里免予本标准的发射要求。否则本标准的发射要求应适用，对于仅用在没有国家无线电法规的国家中的医疗设备和医疗系统，本标准的发射要求也应适用。

（3）A 型专用医疗设备和医疗系统 预期在家用设施中使用或连接到公共电网的 GB 4824 2组专用医疗设备和医疗系统，除了医疗设备或医疗系统基频的三次谐波符合 GB 4824 2组 A 类电磁辐射骚扰限值之外，应符合 GB 4824 2组 B 类要求，理由基于：

——影响医疗设备或医疗系统基频的三次谐波符合 GB 4824 2组 B 类电磁辐射骚扰限值的重要的物理方面、技术方面或者生理方面的限制，和

——医疗设备和医疗系统在家用设施中或连接到公共电网中的使用需求（见 5.2.1.4 和 5.2.2.10）。

（4）试验文件 试验文件应包括用于本条款符合性要求验证的试验方法和使用本并列标准任何允差的合理说明。该文件还应包括对受试医疗设备或医疗系统、试验装置和试验布置、医疗设备或医疗系统的设置和工作模式、电缆布局、以及对使用的所有患者生理模拟器、附件和子系统模拟器的说明。

2. 依据 YY0505 进行发射试验时的特殊规定

（1）按 GB.4824 的要求，患者耦合电缆视为互连电缆，所用的任何患者耦合电缆终端在试验文件中说明。若需要，提供患者生理模拟信号以模拟医疗设备或医疗系统的正常运行。在试验期间，患者耦合点对地不要有有意的电导性或电容性连接。患者耦合点与地之间的分布电容不宜大于 250pF。

（2）若能模拟正常运行条件，可对医疗系统的每个子系统进行试验来验证其是否符合 GB 4824 的要求。

在评价与其他设备相连构成医疗系统的医疗设备时，可使用别的设备来代表整个医疗系统或用模拟器进行评价。

（3）结构上不可实现子系统模拟运行的大型永久安装的 ME和ME系统，可根据GB 4824-2013的第6章"电磁骚扰限值"和12.3条"小批量生产的设备"的规定，在典型的责任方和操作者所在的场所进行型式试验。

起草人：孟志平　肖　潇（北京市医疗器械检验所）
复核人：缪　佳（江苏省医疗器械检验所）
　　　　　李佳戈（中国食品药品检定研究院）

第三节　谐　波

一、依据标准条款

6.1.3.1。

二、检验设备

本项目检验所用的仪器设备一般指测量仪器（不含试验电源）和试验电源，或测量仪器（含试验电源）。

（一）测量仪器

1. 测量仪器的通用架构　图3-3-5给出了测量仪器的通用架构的示例。图中的测量仪器使用了离散傅里叶变换（DFT），但《电磁兼容　试验和测量技术　供电系统及所连设备谐波、间谐波的测量和测量仪器导则》标准也并不排除应用其他分析原理，例如（数字）滤波器组成诸如小波分析的其他分析原理。

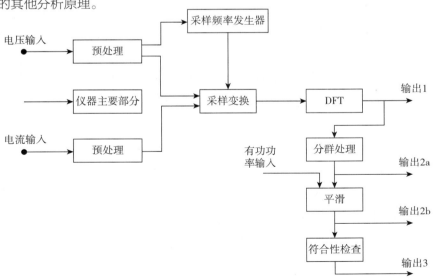

图3-3-5　测量仪器的通用架构

2. 测量仪器一般所含部分

（1）抗混叠滤波器的输入回路。

（2）含有采样/保持单元的A/D转换器。

（3）同步和窗函数单元（如需要）。

（4）提供傅立叶系数a_k和b_k的DFT处理器（"输出1"），可增加电流和/或电压评价的特殊单元。

窗口宽度应为10（50Hz系统）或12（60Hz系统）个基波周期[T_N=（10或12）$\times T_1 \approx 200ms$]，并带有矩形加权窗，并与电力系统的基波频率同步。汉宁窗加权仅在失去同步的情况下允许使用。这种同步丢失应在仪器显示器上显示，并应标记此时得到的数据，不能据此数据判断标准符合性，但可用于其他目的。

每一组10个或12个周期的时间窗应与50Hz或60Hz的电力系统频率同步。第一个采样脉冲和第（M+1）个采样脉冲的上升沿之间的时间（M为样本数），应等于电力系统特定周期数的持续时间，最大允许误差为±0.03%。当被测信号的频率误差在标称系统频率±5%之内时，含有锁相环或其他同步方式的仪器，应满足准确度和同步要求。对于由集成电源供电的仪器，其电源与测量系统已同步，对工作输入频率范围的要求不适用，只需满足同步和频率准确度的要求。

仪器的"输出1"应能分别给出电流或电压在DFT后的每一个系数a_k和b_k，以及$Y_{c, k}$，即计算出的每一个频率分量的值。

仪器还要提供与谐波测量同一时间窗内的有功功率评估，但不一定来自DFT分析，进行谐波发射测量时，这个功率不应包含直流分量。

（二）试验电源的要求

1. 试验电压应为EUT的额定电压，单相或三相电源的试验电压应分别为220V或380V。试验电压的变化范围应保持在额定电压的±2%之内，频率变化应保持在额定频率的±0.5%之内。

2. 三相试验电源的每一对相电压基波之间的相位角应为120°±1.5°。

3. 当受试设备按正常运行方式连接时，试验电压的谐波含有率不应超过下列值。

3次谐波	0.9%
5次谐波	0.4%
7次谐波	0.3%
9次谐波	0.2%
2次谐波~10次谐波	0.2%
11次谐波~40次谐波	0.1%

4. 试验电压的峰值应在其均方根值的1.40~1.42倍范围之间，并应在过零后87°~93°相位之间达到峰值。

（三）常用仪器设备

通常使用谐波闪烁测试仪来完成谐波电流的测试，一般由交流源和分析仪两部分组成。本设备一般用于测量EUT交流供电线上的谐波电流、电压波动与闪烁，本书中谐波测量部分的仪器设备操作界面均以某品牌谐波闪烁测试仪的操作界面为示例。

交流源用于产生谐波闪烁分析所需的频率稳定（±0.5%）、幅度稳定（±2.0%）、短期闪烁$P_{st}<0.4$、谐波失真非常小（≤3%）的纯净交流供电电压。

分析仪实际上是一台专用的幅度调制分析仪器，它把电源频率上调制的电压变化波形解调出来进行分析，得到电压波动的3个指标。测量闪烁时该调制信号送入模拟网络，然后再对模拟网络的输出进行概率统计处理，求得P_{st}和P_{lt}；随机配套的测试软件用于后台计算处理，提供谐波电流、总谐波失真、电压特性中的相对变化、短期闪烁值、长期闪烁值等参数的测量结果，并可生成测试报告。

对谐波测量设备的具体指标要求参见《电磁兼容试验和测量技术 供电系统及所连设备谐波、间谐波的测量和测量仪器导则》标准。

三、测试步骤

（一）环境设施的确认

建议环境设施应满足电气检测实验室的一般要求。

（二）受试样品的布置

测量谐波电流时，按照设备制造商规定的供电电源选择合适的电路连接受试设备（EUT）、测量设备和供电电源，采用设备自带的电源线或设备随机文件中规定的电源线进行连接，对于电源线没有捆扎等其他准备要求。

1. 单相设备 单相设备按照图3-3-6的电路进行连接。

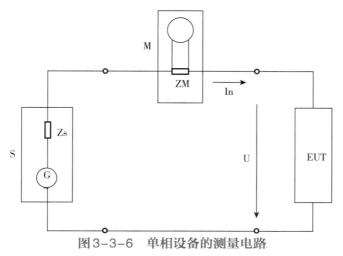

图3-3-6 单相设备的测量电路

S——供电电源 EUT——受试设备

Z_M——测量设备的输入阻抗 I_n——线电流的n次谐波分量

M——测量设备 U——试验电压

Z_S——供电电源的内阻抗 G——供电电源的开路电压

2. 三相设备 三相设备按照图 3-3-7 的电路进行连接。

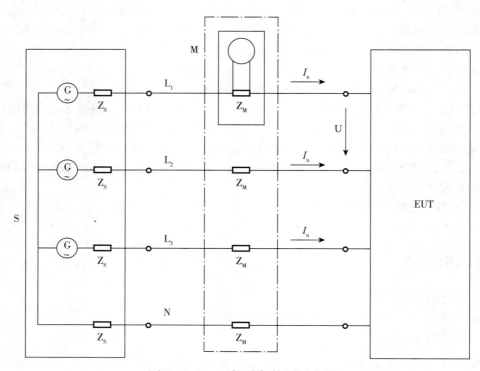

图 3-3-7 三相设备的测量电路

S——供电电源　　　　　　　EUT——受试设备

Z_M——测量设备的输入阻抗　　In——线电流的n次谐波分量

M——测量设备　　　　　　　U——试验电压（例如L_1相和L_2相之间）

Z_S——供电电源的内阻抗　　　G——供电电源的开路电压

对于医用电气设备，标准未规定专门的试验条件，考虑到医用电气设备的复杂性和多样性，谐波电流测量应在模拟操作者的操作控制下或自动程序设定在正常状态下，预计产生最大总谐波电流的模式下进行。

相关标准中规定的限值仅适用于线电流而非中性线电流。对于单相设备，允许测量零线的电流代替线电流。

根据医用电气设备制造商提供的信息对受试设备进行试验。为了保证结果符合正常使用时的状况，在试验开始前，某些电机驱动的医用电气设备可能需要由制造商启动电动机预运行。

（三）测试程序

1. 测量谐波电流

（1）对于每一次谐波，在每一个DFT（离散傅氏变换）时间窗口内测量1.5秒平滑有效值谐波电流。

（2）在整个观察周期内，计算由DFT时间窗口得到的测量值的算术平均值。

2. 测量用于建立限值的输入功率

（1）每一个DFT时间窗口内测量1.5秒的平均有功输入功率。

（2）在整个观察周期内，由DFT时间窗口确定功率的最大测量值。

注意谐波电流和有功输入功率应该在相同的试验条件下测量，但并不要求同时测量。

为了避免在某功率值附近限值的急剧变化，而对采用哪类限值产生争议，制造商可规定与实际测量得到的功率值偏差 ±10% 范围内的任意值，用其来作为确定限值的依据。试验报告中应记录功率测量值和规定值。

如果谐波电流试验过程中测量得到的功率值，与制造商规定的功率值相比，不小于90%或不大于110%，则可以使用规定值来确定限值。当实际测量值在规定值的允许范围之外时，则应使用实际测得的功率值确定限值。

对C类设备，应使用制造商规定的基波电流和功率因数计算限值。与计算D类限值时测量和规定功率一样，基波电流分量和功率因数由制造商测量和规定。应从与基波电流分量值相同的DFT测量窗获得所用的功率因数值。

3. 具体操作步骤（以某品牌仪器为例）

（1）打开软件："dpa.control"。

（2）点击初始界面的"Report"键，选择"Header Info"，进入出现样品信息输入窗口，输入相应的被检设备信息，信息输入完成，按下"OK"键，返回初始界面。

（3）点击初始界面的"ACS"键，进入设置界面。设置"AC Source"项，输入设备的电源参数。按下"Execute settings"键，然后按"Close"键，返回初始界面。

（4）点击初始界面的"Measurement"键，选择"EN/IEC 61000-3-2 Ed.3"，然后选择"Short cyclic（Tcycle ≤ 2.5min）"。设置参数"Test Time"：150s。

注："Use measured values"项需打"√"。

（5）确认各设备连接正确，按下"Start"，即进入试验。

（6）试验结束后，点击"是"按钮，进入下一步分析，出现数据分析界面。根据EUT类型选择不同的限制，然后点击"evaluation"按钮进行数据分析。

（7）点击"Report"按钮，进入报告界面。点击"Create"按钮，进入数据保存界面。点击"保存"按钮，跳出试验结果数据文档。

（四）一般测量要求

1. 重复性 当满足下列情况时，在整个试验观察周期内，单个谐波电流的平均值的重复性应优于使用限值的 ±5%：①同一台受试设备（EUT）；②一致的试验条件；③相同的试验系统；④一致的环境条件。

重复性的要求是为了定义必要的观察周期，不是用于是否满足标准要求的合格评定判据。

2. 复现性 对相同的 EUT 采用不同试验系统进行测量，复现性不能明确计算，以便适用于所有可能的 EUT、谐波分析仪和试验电源的组合。但其估计值应优于 ±（1%+10mA），此处 1% 是指在整个试验观察周期内总输入电流平均值的1%，通常差别小于该电流值可以忽略不计。

为避免在试验结果差别较大情形下出现争议，即使试验结果的差别超过上述重复性或复现性规定的值，只要在不同地点或不同场合获得的试验结果都满足相应限值的要求，就应判为符合。

3. 开始和终止 当手动或自动地将一台设备投入或退出运行，开关动作后第一个 10 秒内的谐波电流和功率不予考虑。

受试设备不应在待机模式下超过任何观察周期的10%。

4. 限值的应用　在整个试验观察周期内得到的单个谐波电流的平均值应不大于所采用的限值。

对于每一次谐波，所有1.5秒的谐波电流平滑均方根值不大于所应用限值的150%。或者当EUT属于A类设备，超过150%应用限值的持续时间不超过10%的观察周期，或者持续时间总共不超过试验观察周期内的10分钟（取两者中较小者），且在整个试验观察周期内，谐波电流的平均值不超过应用限值的90%时，所有1.5秒的谐波电流平滑均方根值不大于所应用限值的200%。

不考虑小于试验条件下测得的输入电流的0.6%或小于5mA的谐波电流（取两者中较大者）。

对于21次及以上的奇次谐波，由1.5秒平滑均方根值计算的整个观察周期中每个单次谐波的平均值，如满足下面两个条件，超过限值50%也是符合标准要求的：①测量的部分奇次谐波电流值不超过限值；②全部单个谐波电流的1.5秒平滑均方根值不大于限值的150%。

上述对部分奇次谐波电流使用平均值和对单个的1.5秒平滑值使用200%限值的例外相互排斥，不能同时使用。

（五）试验观察周期

根据设备的运行类型来确定试验观察周期，一般准稳态、短周期$T_{cycle} \leq 2.5$分钟，随机、长周期$T_{cycle}>2.5$分钟。EUT的待机模式时间不超过观察周期的10%。表3-3-17给出了4种不同的设备运行类型的观察周期。

表3-3-17　试验观察周期

设备运行类型	观察周期
准稳态	具有足够的持续时间以满足试验结果重复性的要求
短周期（$T_{cycle} \leq 2.5$分钟）	$T_{obs} \geq 10$（参考法）或是具有足够的持续时间或同步，以满足试验结果重复性的要求。
随机	具有足够的重复时间以满足试验结果重复性的要求。
长周期（$T_{cycle}>2.5$分钟）	完整设备程序周期（参考法）或制造商认为将产生最大THC的典型2.5分钟操作周期。

四、设备的分组、分类、发射限值和结果判定

1. 确定EUT的分类　为了确定设备谐波电流的限值，将被测设备按如下规则分为四类。考虑到医用电气设备的多样性，如果按照其结构特征或制造商在随机文件中规定的临床用途考虑，符合以下各类设备的特征，则可按照相应类别分类，如没有明确的类别规定，则一般划分为A类设备。

（1）A类　平衡的三相设备；家用电器，不包括列入D类的设备；工具，不包括便携式工具；白炽灯调光器；音频设备。其他未规定为B、C、D类的设备均视为A类设备。

（2）B类　便携式工具；不属于专用设备的电弧焊设备。

（3）C类　照明设备。

（4）D类　功率不大于600W的下列设备：个人计算机和个人计算机显示器；电视接收机。

2. 确定限值

（1）A类设备的限值　A类设备输入电流的各次谐波不应超过表3-3-18给出的限值。

表3-3-18　A类设备的限值

谐波次数 n	最大允许谐波电流 A
奇次谐波	
3	2.30
5	1.14
7	0.77
9	0.40
11	0.33
13	0.21
$15 \leq n \leq 39$	$0.15 \times 15/n$
偶次谐波	
2	1.08
4	0.43
6	0.30
$8 \leq n \leq 40$	$0.23 \times 8/n$

（2）B类设备的限值　B类设备输入电流的各次谐波不应超过表3-3-18给出限值的1.5倍。

（3）C类设备的限值

1）有功功率大于25W的照明设备，谐波电流不应超过表3-3-19的限值。但是，对于带有内置式调光器或壳式调光器的白炽灯照明设备使用表3-3-18的限值。对于带有内置式调光器、独立式调光器或壳式调光器的放电照明设备，使用下列条件：在最大负荷状态下谐波电流不应超过表3-3-19给出的百分数限值；在任何调光位置，谐波电流不应超过最大负荷条件下允许的电流值；设备应在大气无对流、环境温度为20℃~27℃的条件下进行测量，在测量期间温度变化应不大于1K。若灯具装有内置调光器，则应按照制造商规定的灯的最大负荷测量谐波电流。为了获得全面的结论，在最小功率和最大功率之间分为五个相等的级段改变调光装置的整定值。

表3-3-19　C类设备的限值

谐波次数 n	基波频率下输入电流百分数表示的最大允许谐波电流 %
2	2
3	$30 \times \lambda$ [a]
5	10
7	7
9	5
$11 \leq n \leq 39$（仅有奇次谐波）	3

[a] λ 是电路功率因数

2）有功功率小于或等于25W的放电灯，应符合下列两项要求中的一项：

——谐波电流不超过表3-3-20第2栏中与功率相关的限值；或者

——用基波电流百分数表示的3次谐波电流不应超过86%，5次谐波不超过61%，同时，当基波电源电压过零点作为参考0°时，输入电流波形应在60°或之前达到电流阈值，在65°或之前出现峰值，在90°前不能降低到电流阈值以下。电流阈值等于在测量窗口内出现的最高绝对峰值的5%，在包括该最高绝对峰值的周期之内确定相位角测量值。

（4）D类设备的限值　D类设备的输入电流的各次谐波不应超过表3-3-20给出的限值。

表3-3-20　D类设备的限值

谐波次数 n	每瓦允许的最大谐波电流 mA/W	最大允许谐波电流 A
3	3.4	2.30
5	1.9	1.14
6	1.0	0.77
9	0.5	0.40
11	0.35	0.33
$13 \leq n \leq 39$ （仅有奇次谐波）	3.85/n	（见表3-3-18）

3. 结果判定　限值的使用和评定流程见图3-3-8。

注1：下列类型设备的限值标准中未作规定：

（1）额定功率75W及以下的设备，照明设备除外；

（2）总额定功率大于1kW的专用设备；

（3）额定功率不大于200W的对称控制加热元件；

（4）额定功率不大于1kW的白炽灯独立调光器。

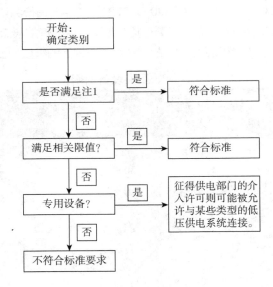

图3-3-8　符合性确定流程图

五、原始记录表格

原始记录表格见表3-3-21。

表3-3-21　测得谐波记录表格

检验日期：		温度（℃）：		相对湿度（%）：	
试验依据：□ YY 0505 条款 6.1.3.1				□ GB 17625.1	
GB 17625.1 分类	□ A 类	□ B 类		□ C 类	□ D 类
试验场地：□ 普通实验室	□ 电磁屏蔽室	□ 3m 法半电波暗室			□ 10m 法半电波暗室
试验数据					

试验供电电源：	样品运行模式：
观察周期／时间（s）：	实测样品电源：
功率因数：	有功功率（W）：

测得谐波数据表格

谐波次数	谐波电流	最大允许谐波电流限值	结果
1			
2			
3			
4			
5			
6			
7			
8			
9			
10			
11			
12			
13			
14			
15			
16			
17			
18			
19			

第三篇　医用电气设备电磁兼容要求检验技术规范

续表

谐波次数	谐波电流	最大允许谐波电流限值	结果
20			
21			
22			
23			
24			
25			
26			
27			
28			
29			
30			
31			
32			
33			
34			
35			
36			
37			
38			
39			
40			

六、操作注意事项

1. 根据医用电气设备制造商在随机文件中声明的使用场合，确认医用电气设备或医用电气系统是否准备接入到公用低压供电系统，确认每相输入电流不大于16A（如果医用电气设备或医用电气系统既有长期又有瞬时电流额定值，则应使用两个额定值中较高者来确定），如果不满足以上两个条件，则本项目不适用。

2. 试验电压应为EUT的额定电压，单相或三相电源的试验电压应分别为220V或380V。

3. 谐波电流测量应在用户操作控制下或自动程序设定在正常状态下，预计产生最大总谐波电流的模式下进行。

4. 当手动或自动地将一台设备投入或退出运行，开关动作后第一个10秒内的谐波电流和功率不考虑。

5. EUT的待机模式时间不超过观察周期的10%。

起草人：张宜川　缪　佳（江苏省医疗器械检验所）

复核人：孟志平（北京市医疗器械检验所）

苑富强（中国食品药品检定研究院）

第四节　电压波动及闪烁

一、依据标准条款

6.1.3.2。

二、检验设备

检验设备主要为闪烁分析仪，主要用于测量EUT交流供电线上的电压波动与闪烁。闪烁分析仪实际上是一台专用的幅度调制分析仪器，它把电源频率上调制的电压变化波形解调出来进行分析，得到电压波动的3个指标。测量闪烁时该调制信号送入"白炽灯－人眼－人脑对电压变化的响应"模拟网络，然后再对模拟网络的输出进行概率统计处理，求得P_{st}和P_{lt}；随机配套的测试软件用于后台计算处理，提供谐波电流、总谐波失真、电压特性中的相对变化、短期闪烁值、长期闪烁值等参数的测量结果，并可生成测试报告。

上文已经介绍，闪变是一种比较复杂的视觉反应，由"灯－眼－脑"三个环节组成，决定因素也很多，所以要对其进行研究时必定要建立一个正确严谨的数学模型。最关键的就是要建立这三个环节的传递函数，那么就必须综合考虑每个环节的特点，即电压波动的响应特性、人眼对灯光闪烁的反应、人脑的记忆特性这三个方面。

国际电工委员会（IEC）给出了闪烁分析仪的设计规范，其原理框图如图3-3-9所示，IEC给出的是一种采用模拟信号的闪变仪。IEC闪变仪已经通过多国的联合测试，符合规定要求。

总体上，IEC闪烁分析仪可以分成三部分：第一部分是电压波动信号的输入，进行信号的适配调整与平方运算，然后进入各种滤波器滤波；第二部分主要是对电压波动与闪烁进行视觉模拟，分离出电压波动分量，得到瞬时闪变视感度曲线，也就是"灯—眼—脑"的反应环节；第三部分是电压波动与闪烁的统计计算环节，瞬时闪烁视感度进行数学运算得到闪烁值。

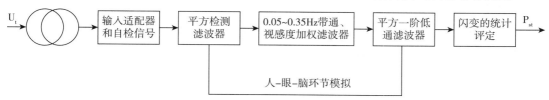

图3-3-9　人-眼-脑模拟逻辑框图

对闪烁测量设备的具体指标要求参见GB/T 17626.7。典型技术指标见表3-3-22。

表3-3-22 闪烁测量设备技术指标

	输入电压	输入电流	谐波分析	闪烁分析
范围	10~530V 过载：1000V（峰值）	连续 16A，短时 50A	1~50 次谐波	
精度	优于测量值的 0.4%；优于满量程的 0.1%	优于测量值的 0.4%；相对于 16A，优于 0.05%	0.1%@kHz	P_{st} 和 P_{lt} 精度：3% dmax、dc 和 dt 精度：0.15%

物理组成方面，谐波闪烁分析仪一般由交流源和分析仪两部分组成。

交流源用于产生谐波闪烁分析所需的频率稳定（±0.5%）、幅度稳定（±2.0%）、短期闪烁 $P_{st}<0.4$、谐波失真非常小（≤3%）的纯净交流供电电压。试验电压应为EUT的额定电压，单相和三相电源的试验电压应分别为220V或380V。三相试验电源的每一对相电压基波之间的相位角为120°±1.5°。

几个需要说明的概念如下所述。

（1）闪烁（flicker） 亮度或频谱分布随时间变化的光刺激所引起的不稳定的视觉效果。

（2）电压变化特性（voltage change characteristic） 在电压处于稳态至少1秒的时间间隔内，以每个相连的电源电压过零点间的半周期上的有效值电压变化作为单一值评定的有效值电压变化对事件的函数。

（3）dc 在一个观察周期内的最大稳态电压变化。

（4）dmax 在一个观察周期内的最大绝对电压变化。

（5）Tmax 在一个观察周期内电压偏差超过限值的最大持续时间

（6）额定测试电压（nominal test voltage） 额定测试电压用于计算各种直接测量参数的百分率。

（7）P_{st} 短期闪烁严酷程度。

（8）P_{lt} 长期闪烁严酷程度。

（9）闪烁计（flickermeter） 用来测量闪烁量值的仪器。

（10）闪烁印象时间（flicker impression time） 描述电压变化特性产生的闪烁印象的时间值。

（11）波形因子（shape factor） 数值来源于电压波动的类型，例如单步阶跃，双步阶跃或者斜坡模式。

（12）接口点（interface pointment） 公用供电网络与用户的设备之间的接口。

（13）条件连接（conditional connection） 要求用户的供电接口点的阻抗低于参考阻抗Zref，使得设备的发射符合本部分限值。

除了 P_{st} 和 P_{lt} 外，标准对电压波动的要求均以相对值给出（图3-3-10）：

相对电压变化特性d（t）=ΔU（t）/Un

最大相对电压变化dmax=ΔUmax/Un

相对稳态电压变化dc=ΔUc/Un

P_{st} 和 P_{lt} 关系：

$$P_{lt} = \sqrt[3]{\frac{\sum_1^N P_{sti}^3}{N}}$$

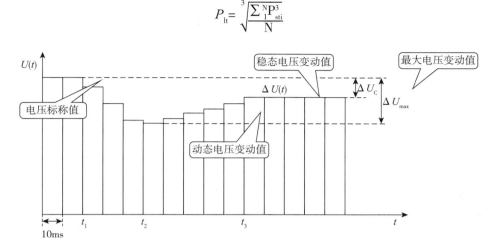

图3-3-10　相对电压变化、最大相对电压变化、相对稳态电压变化示意图

三、测试步骤

（一）环境设施的确认

典型的试验环境设施。

（二）受试样品的布置

试验时切勿启动EUT。在GB 17625.2中规定了测量电压波动和闪烁的试验条件。具体内容如下：对附录A中未提及的其他设备，应只使用制造商在说明书阐明的或其他可能用到的控制方式和程序来选择产生最不利电压变化结果的控制方式和自动程序进行试验。设备应在制造商提供的条件下进行试验。试验前可能需要进行电机驱动的预运行以确保结果与正常使用时一致。对电机可使用堵转的方法来测量确定在电机启动期间出现的最大有效值电压变化dmax。当设备具有几个独立控制电路时，只要控制不是设计成同时切换并打算独立使用时，则每个电路都应作为设备的一个单独部分进行试验，如果电路的控制设计成同时切换，则这组控制电路可作为设备的一个单独部分进行试验。

（三）测试程序

（1）试验布置　典型的EUT，并且所有可选附件和患者应用部分的配置应在符合随附文件规定的情况下，保证能够提供正常使用中的最大可能负载。

连接EUT电源到分析仪电源输出端。确定EUT的额定电源与运行条件。打开仪器主电源开关，并让EUT处于产生最不利的电压波动与闪烁的状态。

在被测设备启动的状态下，也就是在被测设备电源从关到开或负载从停止到动作的状态下，反复测量电压波动的三项指标，以测量最大的电压波动值（图3-3-11）。

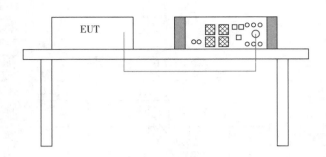

图3-3-11　闪烁实验布置图

在被测设备正常运行（或稳定运行）后，进行电压波动和闪烁的测量。如果只进行P_{st}测量，则测量10分钟即可。如果要进行P_{lt}测量，则测量时间一般应为2小时。

（2）具体操作步骤如下。

1）打开软件："dpa.control"，点击"ACS"键，进入设置界面。

2）点击"ACS"键，进入设置界面，设置"AC Source"项，输入设备的电源参数，按下"Execute settings"键，然后按"Close"键，返回初始界面。

3）选择"Measurement"，"Run"，进入设置界面。设置参数"Flicker-Parameter"。

确认各设备连接正确，按下"Start"键。出现样品信息输入窗口，按照下图中提示的信息输入相应的被检设备信息：信息输入完成，按下"OK"键，即进入试验。

4）进入试验界面。

5）试验结束后，出现数据分析界面。

点击"Report"进入报告界面，点击"Create"进入数据保存界面，选择保存路径，输入保存文件名，保存试验结果数据文档。

四、设备的分组、分类、发射限值和结果判定

1. 确定分类　电压波动及闪烁试验以受试设备在产生最不利电压波动和闪烁状态下的测量结果来评定检验结果，是依据受试设备端的电压变化特性，即任意两个连续的相线－中线电压$U(t_1)$和$U(t_2)$的差ΔU。电压有效值$U(t_1)$和$U(t_2)$应由测量或计算得出。

2. 确定限值　具体包括相对电压变化d_c、短期闪烁值P_{st}、长期闪烁值P_{lt}等测量参数结果进行判定，在所有测量结果均满足相应的限值要求时，判定为合格。其中，对于一次正常运行超过30分钟的设备，一般需要对长期闪烁值P_{lt}进行测量及判定；其他情况可不对长期闪烁值P_{lt}进行测量及判定。

（1）相对电压变化d_c的评定　$d_c=\Delta U/U_n$其中U_n为额定测试电压。

（2）短期闪烁值P_{st}的评定　在IEC 61000-3-3：2013中短期闪烁值P_{st}评定方法与IEC 6-3-3：2008有所不同。修改之后更加明确了各种电压波动类型的评定方法，如表3-3-23所示。同时，闪烁计的标准由IEC 61000-4-15：2003更新为IEC 61000-4-15：2010

表3-3-23　IEC 61000-3-3：2013和IEC 61000-3-3：2008差异比较

电压波动类型	IEC 61000-3-3：2013Pst 评定方法	IEC 61000-3-3：2008Pst 评定方法
所有电压波动（在线评定）	闪烁计测量法	直接测量
定义了 U（t）的所有电压波动	模拟	模拟 直接测量
根据双步阶跃和斜坡电压特性的波形因子 F、矩形和三角形电压特性的波形因子 F 及具有不同波前时间模拟的电机启动电压特性波形因子 F 发生率低于每秒 1 次的电压变化特性	解析法	解析法 模拟 直接测量
等矩矩形电压变化	使用等矩形电压变化的 $P_{st}=1$ 的曲线	使用等矩形电压变化的 $P_{st}=1$ 的曲线

3. 结果判定

标准规定长期闪烁值 P_{lt} 的评定使用N=12的数值。对于一次正常运行时间超过30分钟的设备，一般需对 P_{lt} 进行评定。

在IEC 61000-3-3：2013中规定限值适用于受试设备电源端的电压波动和闪烁，具体内容如下。

（1）P_{st} 值不大于1.0。

（2）P_{lt} 值不大于0.65。

（3）T_{max} 值，在单个电压变化期间累计时间值 d（t）超过3.3％的时间不应大于500ms。

（4）相对稳态电压变化 d_c，不超过3.3％。

（5）最大相对电压变化 d_{max} 不超过：

——4％，无附加条件；

——6％，设备为手动开关或每天多于2次的自动开关；

——6％，设备为手动开关或每天多于2次的自动开关，且在电源中断后有一个延时再启动（延时不少于数10秒），或手动再启动；

——7％，设备为使用时有人照看（如吹风机、真空吸尘器、厨房设备如搅拌器、园艺设备如割草机、便携式工具如电钻）或每天不多于2次的自动开关或打算手动的开关，且在电源中断后，有一个延时再启动（延时不少于数10秒）或手动再启动。

对于符合一般试验条件具有几个单独控制电路的设备，只有在电源中断后有延时或手动再启动时，限值6％和7％适用；对所有具有电源中断后恢复时能立即动作的自动开关的设备，限值4％适用；对所有手动开关设备，根据开关的频率，限值6％和7％适用。

P_{st} 和 P_{lt} 要求不适用于由手动开关引起的电压变化。这些限值不适用于应急开关动作或紧急中断的情况。

五、原始记录表格

原始记录表格见表3-3-24。

表 3-3-24　电压波动和闪烁试验记录

电压波动和闪烁试验结果：		

检验日期：

温度（℃）：　　　　　　　　相对湿度（％）：　　　　　　　　大气压力（kPa）：

（一）试验依据

☐　YY 0505 条款 6.1.3.2

☐　GB 17625.2

☐

（二）试验场地

☐　普通实验室

☐　电磁屏蔽室

☐　3 米法半电波暗室

☐　10 米法半电波暗室

☐

（三）试验数据

试验供电电源：　　　　　　　　样品运行模式：

观察周期 / 时间：

参数	实测值	限值	单项试验结果
短时间闪烁指数 P_{st}		1.0	
长时间闪烁指数 P_{lt}		0.65	
最大相对电压变化 d_{max}		4%	
t（d（t）>3.3% 的时间）		500ms	
相对稳态电压变化 dc		3.3%	

试验布置图

试验连接图　示意图

试验布置图　照片

六、操作注意事项

1. 试验场地　为不影响测试结果，试验场地的电磁条件应能保证受试设备正常运行。

2. 测试模式　应让受试设备在制造商提供的条件下进行试验，使用制造商在说明书阐明的或其他可能用到的控制方式和程序来选择产生最不利电压变化结果的控制方式和自动程序进行试验。

3. 观察时间　对短期闪烁值 P_{st}，观察时间为 10 分钟；对长期闪烁值 P_{lt}，观察时间为 2 小时。

观察时间应包括受试设备在整个运行周期里所产生最不利电压变化结果的那部分时间。

对 P_{st} 评定时，运行周期应连续地重复，在受试设备运行周期小于观察时间且受试设备在运行周期结束时自动停止的情况下，重新启动时最少时间应计入观察时间内。

对 P_{lt} 评定时，当受试设备的运行周期小于 2 小时并且通常不连续使用的情况下，运行周期不应重复。

起草人：李　澍　王　权（中国食品药品检定研究院）

复核人：高　中（上海市医疗器械检测所）

张宜川（江苏省医疗器械检验所）

第四章
抗扰度试验

抗扰度试验是电磁兼容试验的重要组成部分，旨在考察电子电气设备在正常运行时可承受相应标准规定试验等级电磁能量干扰的能力。医用电气设备的抗扰度试验主要包括静电放电抗扰度试验、射频电磁场辐射抗扰度试验、电快速瞬变脉冲群抗扰度试验、浪涌抗扰度试验、射频场感应的传导骚扰抗扰度试验、工频磁场抗扰度试验以及电压暂降、短时中断和电压变化抗扰度试验七个试验项目。

第一节　符合性判据

符合性判据是指用来判定受试设备是否符合标准规定的抗扰度试验要求的评判标准。受试设备在抗扰度试验中及试验后，可能出现各种敏感现象，这些现象能否符合标准的要求，应该基于符合性判定准则。

一、依据标准条款

6.2.1.10。

二、基本概念

（一）基本安全

医用电气设备在正常状态和单一故障状态下使用时，不产生由于物理危险而直接导致的不可接受的风险，如漏电流过大、绝缘击穿导致的电击危险、不可控的温升导致烫伤等超温危险等。

（二）基本性能

与基本安全不相关的临床功能的性能，其丧失或降低到超过制造商规定的限值会导致不可接受的风险。制造商应通过风险分析确定产品是否具备基本性能，若具备，则应公布在随附文件中。

三、符合性判定准则

1.在抗扰度试验中，EUT出现下列与基本性能和基本安全有关的性能降低时，检验结果应判定为"不符合"。

（1）器件故障。

（2）可编程参数的改变。

（3）复位至工厂默认值（制造商的预置值）。

（4）运行模式的改变。

（5）虚假报警。

（6）任何预期运行的终止或中断，即使伴有报警。

（7）任何非预期运行的产生，包括非预期或非受控的动作，即使伴有报警。

（8）显示数值的误差大到足以影响诊断和治疗。

（9）会干扰诊断、治疗或监护的波形噪声。

（10）会干扰诊断、治疗或监护的图像伪影或失真。

（11）自动诊断或治疗设备和系统在进行诊断或治疗时失效，即使伴随报警。

2.在抗扰度试验中，EUT能提供基本性能并保持安全，但出现了不影响基本性能和基本安全的性能降低，检验结果应判定为"符合"。举例如下。

（1）影像系统显示的图像有伪影或失真，或叠加了有规律的点、线或线段，但不会被识别为生理信号且不影响诊断或治疗。

（2）心率监护仪显示的心率可能有错误，但该量值在临床上无明显影响。

（3）患者监护仪在波形上显示出少量的噪声或瞬变，但不会影响诊断、治疗和监护。

3.对于不具有基本性能的EUT，抗扰度试验时考察其所有功能是否正常，如果某些功能出现异常但不会影响安全，且符合制造商声称的性能降低的可接受范围，则检验结果判定为"符合"；如果出现不可恢复的硬件或软件损坏（即永久性失效），则判定为"不符合"。

四、注意事项

1.在对医用电气设备的抗扰度试验结果进行符合性判定时，除YY 0505标准6.2.1.10条通用的符合性准则外，还应结合产品专用标准中修改或增补的符合性判据条款，综合考虑并给出判定结论。

2.关于预期运行的终止或中断：如果受试设备在干扰信号注入时停止运行或中断的时间很短，易于被识别且不影响诊断、监护或治疗，这可不视为预期运行的终止或中断；而对于治疗类医用电气设备未能在预定时间终止治疗的情形，应被认为是与基本性能有关的预期运行的终止或中断。

3.对于多功能的受试设备（如多参数监护仪、带监护仪的呼吸机等），本章前文所述符合性判定准则适用于每种功能、参数和通道。

起草人：余新华（中国食品药品检定研究院）

徐　扬（湖北省医疗器械质量监督检验研究院）

复核人：轩辕凯（湖北省医疗器械质量监督检验研究院）

王建军（辽宁省医疗器械检验检测院）

第二节　静电放电抗扰度

静电放电试验是模拟带静电人体靠近或接触电子电气设备表面或邻近金属物体时的放电现象。静电放电抗扰度试验旨在考察低湿度环境下，受试设备抗静电放电干扰的能力。

一、依据标准条款

6.2.2。

二、检验设备

（一）静电放电发生器

静电放电发生器主要由直流高压电源、充电开关、充电电阻、储能电容、放电电阻、放电开关和放电头组成。常见的静电放电发生器有以下两种：其一，直流高压源与静电放电枪分立，最大输出电压大于16kV；其二，直流高压源内置于静电放电枪，最大输出电压一般小于等于16kV。静电放电发生器的主要技术指标如下。

1. 放电模式　空气放电和接触放电。

2. 输出电压

空气放电：至少涵盖2kV~8kV（标称值）

接触放电：至少涵盖2kV~6kV（标称值）。

3. 输出电压示值的允差　±5%。

4. 输出电压极性　正极性和负极性（可切换）。

5. 放电操作方式　单次放电（连续放电之间的时间至少1秒）。

6. 重复频率　发生器宜能够以至少20次/秒的重复频率产生放电。

7. 放电网络　150（1±10%）pF/330（1±10%）Ω。

8. 放电电流波形的上升时间　0.8（1±25%）ns。

9. 保持时间　≥5秒。

（二）静电放电试验台

1. 木桌　高度为（800±80）mm，长宽不小于1600mm×800mm。

2. 水平耦合板　（1600±20）mm×（800±20）mm（长×宽），铝板或铜板的最小厚度为0.25mm；其他金属材料的厚度至少为0.65mm。

3. 垂直耦合板　500mm×500mm（长×宽），铝板或铜板的最小厚度为0.25mm；其他金属材料的厚度至少为0.65mm。

4. 参考接地板　铝板或铜板的最小厚度为0.25mm；其他金属材料的厚度至少为0.65mm。每边至少应伸出EUT或耦合板之外500mm，并与保护接地系统相连。

注：对于现场试验，条件允许时参考接地板的尺寸应是宽约0.3m和长约2m。

5. 绝缘衬垫　厚度（0.5±0.05）mm。

6. 带泄放电阻的接地线　泄放电阻2×470kΩ，分别串接于接地线两端。

三、测试步骤

（一）环境设施的确认

1.核查试验场地的环境条件是否满足以下要求。

环境温度：15℃~35℃。

相对湿度：30%~60%。

大气压力：86kPa~106kPa。

电磁环境：确保不影响测试结果。

2.检查水平耦合板、垂直耦合板和参考接地板各接地点的搭接可靠性，确保与参考接地板连接的接地线和所有连接点均是低阻抗。

3.验证静电放电发生器输出是否正常；一种简易的验证方法是分别设置较低和较高的放电电压等级，对水平或垂直耦合板进行空气放电，观察是否产生小电火花和较大电火花。

（二）受试样品的布置

1.确定EUT的典型工作条件及布置状态。台式设备的试验布置参见图3-4-1和图3-4-2，落地式设备的试验布置参见图3-4-3和图3-4-4，对于大型永久性安装设备的现场试验，试验布置参见图3-4-5。

2.确定施加的放电点。

3.确定试验等级：空气放电抗扰度试验电平为 ±2kV、±4kV和±8kV，接触放电抗扰度试验电平为 ±2kV、±4kV和±6kV。

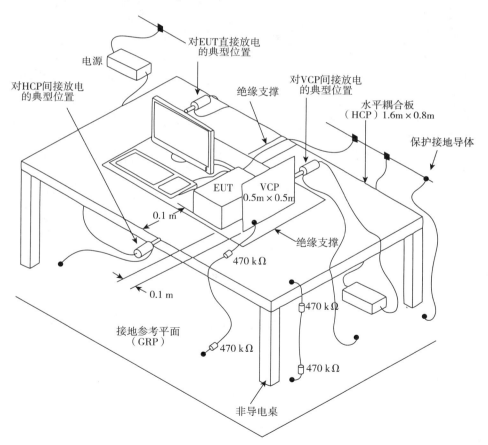

图3-4-1　实验室试验时台式设备的试验布置示意图

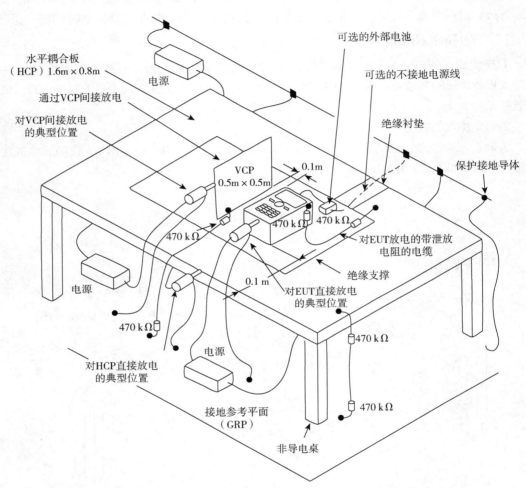

图3-4-2　实验室试验时不接地台式设备的试验布置示意图

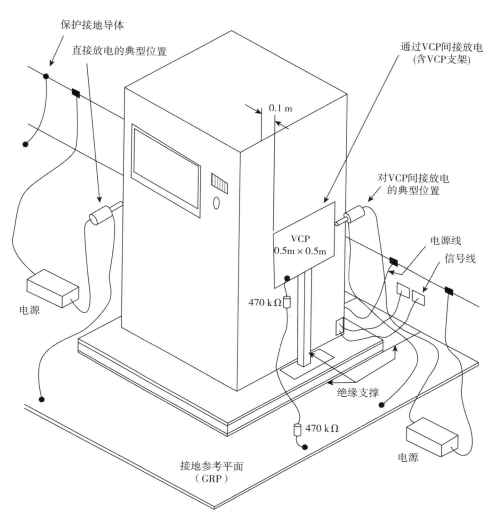

图3-4-3 实验室试验时落地式设备的试验布置示意图

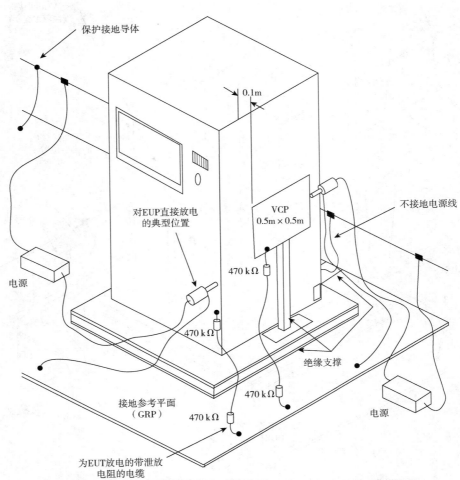

保护接地导体

0.1m

对EUP直接放电
的典型位置

VCP
0.5m × 0.5m

不接地电源线

电源

470 kΩ

470 kΩ

绝缘支撑

接地参考平面
（GRP）

470 kΩ

470 kΩ

电源

为EUT放电的带泄放
电阻的电缆

图3-4-4 实验室试验时不接地落地式设备的试验布置示意图

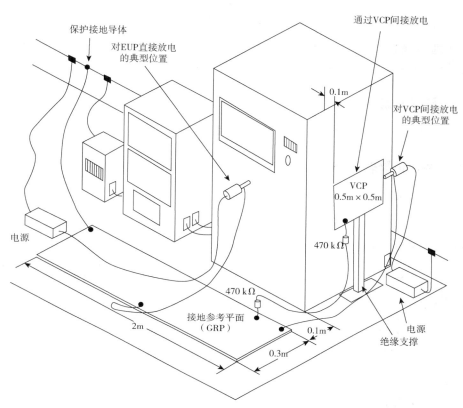

图3-4-5　安装后试验时落地式设备试验布置示意图

（三）测试程序

1. 空气放电试验　将圆形电极头安装于静电放电枪前端，设置放电重复率为20次／秒，对受试设备的绝缘表面（非导电的可触及部件和可触及部件中不可触及的导电部分，如触摸屏、外壳缝隙等）进行试探（靠近EUT的距离约2mm），找到能空气放电的放电点后，将静电放电枪连续单次放电的时间间隔设置为1秒（或更长），对放电点依次施加±2kV、±4kV和±8kV每种极性至少10次单次放电，观察并记录敏感现象。

2. 直接接触放电试验　将圆形电极头更换为锥形电极头并安装于静电放电枪前端，以至少1秒的放电时间间隔，对EUT导电的可触及部件依次施加±2kV、±4kV和±6kV每种极性至少10次单次放电，观察并记录敏感现象。

3. 间接接触放电试验

（1）对垂直耦合板接触放电　垂直耦合板平行于EUT放置且与其保持0.1m的距离，静电放电枪的锥形放电头尖端触及垂直耦合板一个垂直边的中心，依次施加±2kV、±4kV和±6kV每种极性至少10次单次放电；调整耦合板位置，使EUT四面不同的位置都受到放电试验；观察并记录敏感现象。

（2）对水平耦合板接触放电　台式EUT置于水平耦合板上，距EUT中心点前面0.1m处水平耦合板边缘，放电枪在水平方向对水平耦合板边缘依次施加±2kV、±4kV和±6kV每种极性至少10次单次放电；调整EUT的放置方位，使其前、后、左、右四个面都受到放电试验；观察并记录敏感现象。

4. **试验布置拍照** 应尽可能多的保存试验布置状态、放电部位等实际测试过程照片。

5. **测试结束** 关闭静电放电发生器和EUT的电源，收拾整理试验环境。

四、结果判定

依据本章第一节的符合性判据进行结果判定。

五、原始记录表格

原始记录表格见表3-4-1。

表3-4-1 静电放电抗度试验记录

静电放电（ESD）抗扰度试验

试验结果：_____

检验日期：

温度（℃）：　　　　　　　　相对湿度（%）：　　　　　　　　大气压力（kPa）：

（一）试验依据

☐	YY0505-20XX 条款 6.2.2
☐	GB/T 176269.2

（二）试验要求

空气放电	☐	+2kV	☐	+4kV	☐	+8kV	
	☐	−2kV	☐	−4kV	☐	−8kV	☐_____

接触放电	☐	+2kV	☐	+4kV	☐	+6kV	
	☐	−2kV	☐	−4kV	☐	−6kV	☐_____

（三）试验场地

☐	普通实验室
☐	电磁屏蔽室
☐	3 米法半电波暗室
☐	10 米法半电波暗室
☐	_____

（四）试验数据

试验供电电源：　　　　　　　　　　　　　　样品运行模式：

空气放电	试验等级（kV）						放电间隔（s）	符合性准则	单项试验结果
	2		4		8				
放电点	+	−	+	−	+	−			
								YY 0505–201X 的	
								6.2.1.10	

备注：√：正常；×：不正常；ND：未放电

试验现象：

接触放电	试验等级（kV）			放电间隔（s）	符合性准则	单项试验结果
	2	4	6			
放电点	+	−	+	−	+	−
					YY 0505–201X	
					的 6.2.1.10	

备注：√：正常；×：不正常；ND：未放电

试验现象：

间接放电	试验等级（kV）			放电间隔（s）	符合性准则	单项试验结果
	2	4	6			
耦合板 - 样品方向	− +	− +	− +			
水平耦合板 – 前						
水平耦合板 – 左						
水平耦合板 – 后						
水平耦合板 – 右					YY 0505–201X	
垂直耦合板 – 前					的 6.2.1.10	
垂直耦合板 – 左						
垂直耦合板 – 后						
垂直耦合板 – 右						

备注：√：正常；×：不正常；ND：未放电

试验现象：

（五）试验布置图

试验连接图　　　　　　　　　　　　　　示意图

六、操作注意事项

1.在进行放电操作时，勿使枪头触及人体，以免产生危险。

2.对标有静电敏感符号"　"的连接器，可豁免ESD试验。值得注意的是，静电敏感符号仅限于设备或系统的连接器免予ESD试验用，对于受试设备上其他可触及的导电或非导电部件及部位不应通过粘贴该符号豁免ESD试验。

3.对内部电源供电、Ⅱ类或含有电气上与保护接地隔离的受试设备，每次施加静电放电脉冲前，可使用带泄放电阻的碳纤维放电刷泄放受试设备拟放电部位上累积的电荷，并通过观察碳纤维放电刷上氖管的亮与熄来判断各次放电之间是否存在明显的电荷滞留。

4.测试时，确保静电放电发生器的放电回路电缆（2m）与参考接地板可靠连接，并与EUT保持至少0.2m的隔离距离。

5.对落地式设备测试时，应使用厚度为0.05~0.15m的绝缘支架将EUT与参考接地平面隔开；EUT的电缆应通过厚度为（0.5mm±0.05mm）的绝缘衬垫与参考接地平面隔离开。

6.静电放电枪的电极头应垂直于EUT的表面施加放电脉冲。

7.对正常使用时触及不到的点和面（如维修、保养时才接触得到的点和面，以及安装固定后不再能接触到的点和面）免予静电放电测试。

8.对表面涂漆的受试设备，若设备制造商未说明涂膜为绝缘层，则静电放电枪的电极头应穿入漆膜并接触导电层，进行直接接触放电试验。若制造商指明涂漆是绝缘层，则只进行空气放电。

9.对于在现场进行的安装后试验，应将接地参考平面铺设在地面上并与保护接地系统相连或连接到EUT的接地端，同时保持与EUT约0.1m的距离。此外，EUT应在其最终安装完毕条件下进行试验。

起草人：徐　扬（湖北省医疗器械质量监督检验研究院）
郑　佳（中国食品药品检定研究院）
复核人：高　中（上海市医疗器械检测所）
李　澍（中国食品药品检定研究院）

第三节　射频电磁场辐射抗扰度

射频电磁场辐射抗扰度试验旨在考察与评价受试设备在正常运行时可承受标准规定试验频率范围和试验等级的射频电磁场辐射干扰的能力。

一、依据标准条款

6.2.3。

二、检验设备

（一）射频信号发生器

射频信号发生器的主要技术参数如下：

1.**频率范围**　不窄于80MHz~2.5GHz。

2. 调制方式 调幅、调频、调相和脉冲调制等。

3. 最大幅度调制深度 不小于 80%。

4. 调制频率范围 不窄于 2Hz~1kHz。

5. 应有手动控制功能 如：控制频率、幅度、调制深度。或在带有频率合成器的情况下，应具有频率步进和驻留时间的程控功能。

（二）功率放大器

用于放大信号（未调制的和调制的）并提供驱动天线达到所需场强水平的功率。由于器件特性的限制，单台功放的工作频段很难做到覆盖全部测试频段，就 YY0505 的辐射抗扰度测试要求而言，一般需 2 台来覆盖，频段划分如 80MHz-1GHz、1GHz-3GHz。功率放大器的主要技术参数如下：

1. 频率范围 不窄于 80MHz~2.5GHz。

2. 增益： 0~55dB（典型值）。

3. 增益平坦度 ≤ ±3.5dB。

4.1dB 压缩点输出功率 ≥ 500W@80MHz-1GHz，≥ 100W@1GHz~2.5GHz。

5. 互调失真 ≥ 15dBc。

6. 输出端口驻波比 <1.5：1。

7. 谐波抑制 ≥ 6dB。

（三）场强发射天线

用于将功放输出的射频信号转换成电磁波向空间辐射，产生辐射场。场强发射天线通常有双锥天线、对数周期天线和喇叭天线；一般地，辐射抗扰度试验采用对数周期天线和喇叭天线来覆盖 80MHz~2.5GHz 的测试频段，也可通过一副宽带发射天线完成全频段的测试，只要其满足频率特性和试验场强等级要求即可。

1. 双锥天线的主要技术参数

（1）频率范围 不窄于 30MHz~300MHz。

（2）增益 2dBi（典型值）。

（3）驻波比 <2：1。

（4）输入阻抗 50Ω。

2. 对数周期天线的主要技术参数

（1）频率范围 不窄于 80MHz~1GHz。

（2）增益 8dBi（典型值）。

（3）驻波比 <1.5：1。

（4）最大输入功率 ≥500W（连续）。

（5）输入阻抗 50Ω。

3. 喇叭天线的主要技术参数

（1）频率范围 不窄于 1GHz~2.5GHz。

（2）增益 6~18dBi。

（3）驻波比 <1.5：1。

（4）最大输入功率 ≥100W（连续波）。

（5）输入阻抗 50Ω。

（四）场强探头

1. 频率范围 不窄于 80MHz~2.5GHz。

2. 测量范围 不窄于 0.5V/m~60V/m。

3. 各向同性偏离 ≤ ±0.5dB。

4. 线性度 ≤ ±0.5dB。

（五）场强计

1. 频率范围 5kHz~60GHz（取决于场强探头）。

2. 量程 0.4~1000V/m（取决于场强探头）。

（六）功率计

1. 频率范围 DC~110GHz（取决于功率探头）。

2. 电平范围 –67dBm~+45 dBm（取决于功率探头）。

3. 测量速度 1500 次 / 秒（在缓冲模式下）。

4. 电平误差 0.5%。

（七）功率探头

1. 频率范围 不窄于 80MHz~2.5GHz。

2. 功率测量范围 不窄于 –60dBm~+23dBm。

3. 最大功率 平均 +23dBm，峰值 +30dBm（10μs）。

4. 驻波比 <1.2 ：1。

5. 显示噪声 <40pW。

6. 线性度 <0.1dB。

三、测试步骤

（一）环境设施的确认

1. 核查试验场地的环境条件是否满足以下要求。

（1）气候条件：符合EUT和测试设备各自制造商规定的运行条件要求。

（2）电磁环境条件：能保证EUT正常运行，且不影响测试结果。本项试验通常在满足场均匀性要求的电波暗室内进行，地面铺设吸波材料。

2. 检查场发射天线馈入端口与射频电缆连接的可靠性。

3. 将场强探头置于均匀场域的任意一点上，检查校准场强的强度，以确认测试系统处于正常工作状态。试验设备连接示意图如图3-4-6所示。

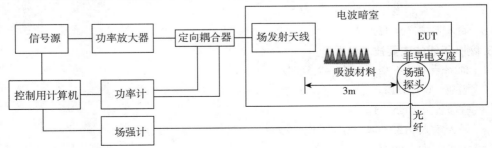

图3-4-6 试验设备连接示意图

注：场均匀性的校准参见标准GB/T 17626.3-2016条款6.2中的方法，应保证每年至少进行一次。本节仅考虑已校准场均匀域内的试验步骤。

4.布置好音视频监控系统，以便观察或记录试验过程中EUT的敏感现象。值得注意的是，对于某些将输出功率或幅值等参数的准确度确定为基本性能的受试设备，还应准备相应的监测手段。

5.信号源、功率放大器等测试设备开机预热30分钟。

（二）受试样品的布置

1.确定EUT的典型工作条件：设置每项与基本安全或基本性能有关的功能以使其达到对患者后果最具不利的方式运行。

2.确定EUT的典型布置状态：台式设备的试验布置参见图3-4-7，落地式设备的试验布置参见图3-4-8，将EUT置于使其某个面与校准的平面相重合的位置，该EUT的面应被校准的场均匀域覆盖，除非采用部分照射方法。电缆布局和典型配置中的全部附件应与正常使用时一致。

（三）测试程序

1.按照场校准时天线的布置位置和高度，布置好场发射天线，并使其处于垂直极化方向。

2.对试验布置进行拍照，照片应尽可能反映EUT、测试设备、监控设备等要素的实际布置情况。

3.在辐射抗扰度自动测试控制软件中设置相关试验参数，如测试频段、频率步进、试验等级、调制频率、调制深度、驻留时间等。用1kHz或2Hz的正弦波对信号进行80%的幅度调制后，在预定的80MHz~1GHz频率范围内进行扫频测量，扫描步长不超过前一频率的1%。

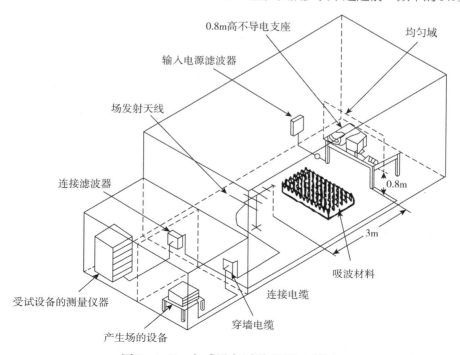

图3-4-7　台式设备试验布置示意图

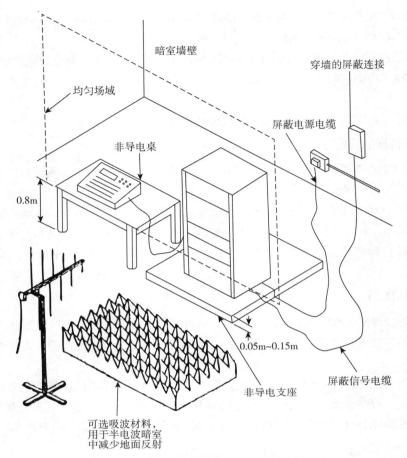

图3-4-8 落地式设备试验布置示意图

注：（1）每一频率点上，最小驻留时间应基于设备或系统运行（如果适用）和对试验信号充分响应所需的时间，对于以2Hz调制频率试验的设备和系统，驻留时间应至少3秒，其他所有设备和系统应至少1秒，并且应不小于最慢响应功能的响应时间加上射频辐射抗扰度试验系统的调整时间。

（2）对于预定用于控制、监视或测量生理参数的EUT，应采用2Hz的调制频率；已在2Hz下试验的EUT不必再进行1kHz的附加试验。

（3）对非生命支持设备或系统，试验等级为3V/m；对生命支持设备或系统，试验等级为10V/m。

4.运行自动测试程序，软件调用场校准时获得的数据并控制信号源、天线等设备产生辐射场；观察并记录EUT的敏感现象。

5.完成垂直极化测试后，将天线极化方向调整为水平极化，重复第2步至第4步。

6.完成EUT前侧面的测试后，再对其余三个面即左侧面、后侧面和右侧面逐一进行测试，重复上述步骤即第1步至第5步。

7.对于仅用一副宽带天线进行80MHz~2.5GHz频段的辐射抗扰度试验的情形，执行上述步骤的第1步至第6步；对于采用两副发射天线（通常为对数周期天线和角锥喇叭天线或双脊波导喇叭天线）进行80MHz~2.5GHz频段的辐射抗扰度试验的情形，利用对数周期天线，依据步骤1至步骤6，完成80MHz~1GHz的试验后，将对数周期天线更换为喇叭天线，按步骤2至步骤6，完成1GHz~2.5GHz频率范围内的试验。

四、结果判定

根据本章第一节的符合性判据进行结果判定。

五、原始记录表格

原始记录表格见表3-4-2。

表3-4-2 静电放电抗扰度试验记录

射频电磁场辐射抗扰度试验		
		试验结果：
检验日期：		
温度（℃）：	相对湿度（％）：	大气压力（kPa）：

（一）试验要求

☐	YY0505-201X 条款 6.2.3
☐	GB/T 17626.3

（二）试验要求

频率范围

☐ 80MHz-2.5GHz	☐ 80MHz-1GHz	☐ _____

试验电平

☐ 3V/m	☐ 10V/m	☐ _____

测试距离

☐ 1m	☐ 2m	☐ 3m	☐ _____

调制方式

☐ 80%AM@1kHz	☐ 80%AM@2Hz	☐ _____

步长

☐ 1%	☐ _____

驻留时间

☐ 1s	☐ 3s	☐ _____

（三）试验场地

- [ ] 普通实验室
- [ ] 3 米法半电波暗室
- [ ] 10 米法半电波暗室
- [ ] _____

（四）试验数据

试验供电电源：　　　　　　　　　　　　　　　　样品运行模式：

试验频率范围（MHz）	试验电平（V/m）	天线极性	测试距离（m）	样品方向	符合性准则	单项试验结果
80~2500	3	水平	3	前		
80~2500	3	水平	3	左		
80~2500	3	水平	3	后		
80~2500	3	水平	3	右	YY0505-201X 的 6.2.1.10	
80~2500	3	垂直	3	前		
80~2500	3	垂直	3	左		
80~2500	3	垂直	3	后		
80~2500	3	垂直	3	右		

试验现象：

（五）试验布置示意图

六、操作注意事项

1.应监控功放室的温度和通风换气率，避免功放长时间大功率工作时温度过高而损坏。

2.需要使用患者生理信号模拟器的受试设备，应注意使患者模拟器与EUT的接口定位在距EUT同一方位上的均匀场区垂直平面0.1m的范围内。

3.在均匀场校准过程中，勿将其他物体放入发射天线与均匀场域之间的位置，以免导致场的畸变；在抗扰度试验过程中，除EUT和必需的模拟装置外，勿将其他物体放入试验区域或发射天线与EUT之间的位置。

4.对含有射频接收机的设备或系统，占用频带内免予YY 0505条款6.2.1.10基本性能的要求，但应保持安全，且其他功能应满足本章第一节的符合性准则，在占用频带外，应满足本章第一节的符合性准则。

5.连接EUT部件之间过长的电缆应在线的中部捆扎成约30~40cm的低感性线束。如果可能，受辐射的线长最少为1m。

6.对于具有射频电磁能接收器的EUT：试验时，接收器应调谐至优选的接收频率。如果没有优选的接收频率，则应调谐到可选接收频段的中心频率；扩频接收器例外，应允许其正常工作。

7.试验期间所用的患者耦合电缆，应按随附文件规定采用制造商允许的最大长度。患者耦合点对地应无有意的导体或电容连接，包括通过患者生理信号模拟器接地（若使用）。

8.对于结构上不可实现子系统模拟运行的大型永久性安装设备或系统，可在安装现场或开阔试验场，利用无线（蜂窝或无绳）电话、对讲机和其他合法发射机进行试验。试验使用的频率应是80MHz~2.5GHz频率范围中ITU指配的工科医设备（ISM）的使用频率。此外，还应调整源的功率和距离以提供合适的试验电平。

起草人：轩辕凯　徐　扬（湖北省医疗器械质量监督检验研究院）

复核人：孟志平（北京市医疗器械检验所）

赵佳洋（辽宁省医疗器械检验检测院）

第四节　电快速瞬变脉冲群抗扰度

电快速瞬变脉冲群试验是一种将由许多快速瞬变脉冲组成的脉冲群耦合到电气和电子设备的电源端口、控制端口、信号端口和接地端口的试验；旨在评价医用电气设备对来自切换瞬态过程（切断感性负载、继电器触点弹跳等）的各种类型瞬变骚扰的抗扰度。

一、依据标准条款

6.2.4。

二、检验设备

（一）快速瞬变脉冲群发生器

快速瞬变脉冲群发生器：1000Ω 负载时输出电压范围至少从 $0.24kV~3.8kV$；50Ω 负载时输出电压范围至少从 $0.125kV~2kV$。发生器应能在短路条件下工作而不损坏。其他特性如下。

1.极性　正极性、负极性。

2.输出型式　同轴输出，50Ω。

3.隔直电容　$(10\pm2)nF$。

4.重复频率　重复频率值（见表3-4-3）$\times$（$1\pm20\%$）kHz。

5.与供电电源的关系　异步。

6.脉冲群持续时间　5kHz时为（15 ± 3）ms，100kHz时为（0.75 ± 0.15）ms。

7.脉冲群周期　（300 ± 60）ms。

8.脉冲波形

（1）输出到50Ω负载　上升时间tr=（5 ± 1.5）ns；脉冲宽度tw=（50 ± 15）ns；峰值电压：根据表3-4-3的电压值$\times$（$1\pm10\%$）。

（2）输出到1000Ω负载　上升时间tr=（5 ± 1.5）ns；脉冲宽度tw=50ns，容许$-15ns~+100ns$

的偏差；峰值电压：根据表3-4-3电压值×（1±20%）

表3-4-3 输出电压峰值和重复频率

设定电压 /kV	Vp（开路电压）/ kV	Vp（1000Ω）/ kV	Vp（50Ω）/ kV	重复频率 / kHz
0.25	0.25	0.24	0.125	5 或者 100
0.5	0.5	0.48	0.25	5 或者 100
1	1	0.95	0.5	5 或者 100
2	2	1.9	1	5 或者 100
4	4	3.8	2	5 或者 100

为了对所有的发生器建立一个共同的参考，应校准试验发生器特性，由此，应采取下面的程序。

试验发生器的输出分别连接一个50Ω和1000Ω同轴终端，并用一台示波器监视电压。示波器的-3dB带宽应至少为400MHz。对于1000Ω的试验负载阻抗可能为一个复合的网络。试验负载阻抗的特性如下。－（50±1）Ω；－（1000±20）Ω；电阻在直流条件下测量。

两个试验负载的插入损耗容差应不超过：小于或等于100MHz；±1dB；100MHz~400MHz，±3dB。

应测量以下参数。

（1）峰值电压。对于表3-4-3中的每个设定电压，测量接50Ω负载时的输出电压［Vp（50Ω）］，测得电压值应为Vp（50Ω），允差为±10%。

对于同一个发生器设定（设定电压），测量接1000Ω负载时的电压［Vp（1000Ω）］，测得电压值应为Vp（1000Ω），允差为±20%。

（2）所有设定电压的上升时间。

（3）所有设定电压的脉冲宽度。

（4）在一个脉冲群内任一设定电压的脉冲重复频率。

（5）任一设定电压下的脉冲群持续时间。

（6）任一设定电压下的脉冲群周期。

（二）交流／直流电源端口的耦合／去耦网络

耦合/去耦网络特性参数如下。

——铁氧体去耦电感：>100μH。

——耦合电容：33nF。

应在共模耦合方式下校准波形，即将瞬态脉冲同时耦合到所有线。对每个耦合线，应在耦合/去耦网络的每个输出端（L_1，L_2，L_3，N和PE）连接50Ω终端对参考地分别校准波形。见图3-4-9。

注意应使用同轴适配器连接CDN的输出。

CDN的输出和同轴适配器之间的连接应尽可能短，不超过0.1m。

将发生器的输出电压设置为标称值4kV，然后进行校准。发生器连接到耦合/去耦网络的输出端。耦合/去耦网络的每个输出端依次端接一个50Ω负载，其他输出端开路。

脉冲的上升时间应为（5.5±1.5）ns。

脉冲宽度应为（45±15）ns。

峰值电压应为（2±0.2）kV。

断开受试设备和供电网络的连接，发生器设置在4kV，耦合/去耦网络设置在共模耦合，即把瞬变脉冲同时耦合到所有线路，每个输入端子（L_1，L_2，L_3，N和PE）分别端接50Ω时，在耦合/去耦网络电源输入端测量的剩余电压不应超过400V。

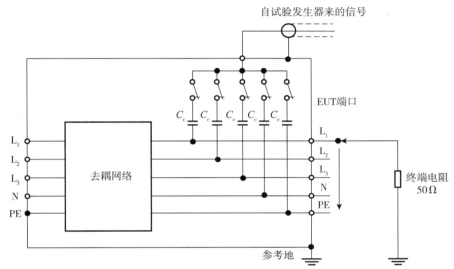

图3-4-9　耦合/去耦网络共模输出端的波形校验

（三）容性耦合夹

耦合夹能在与受试设备端口的端子、电缆屏蔽层或受试设备的任何其他部分无任何电连接的情况下将快速瞬变脉冲群耦合到受试线路。

耦合夹的耦合电容取决于电缆的直径、材料和屏蔽（如果存在）。

该装置由盖住受试线路电缆（扁平型或圆形）的夹板（例如，用镀锌钢、黄铜、铜或铝板制成）组成，并且应放置接地参考平面上。接地参考平面的周边至少应超出耦合夹0.1m。

耦合夹的两端应具有高压同轴连接器，其任一端均可与试验发生器连接。发生器应连接到耦合夹最接近受试设备的那一端。

当耦合夹只有一个高压同轴连接器，则高压同轴接头端应离受试设备最近。

耦合夹本身应尽可能地合拢，以提供电缆和耦合夹之间最大的耦合电容。

图3-4-10给出了耦合夹的机械结构，应使用以下尺寸。

——底部耦合板高度：（100±5）mm。

——底部耦合板宽度：（140±7）mm。

——底部耦合板长度：（1000±50）mm。

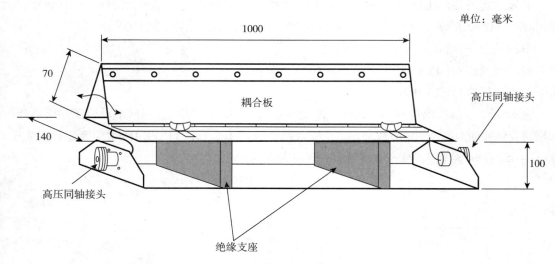

图 3-4-10　容性耦合夹的结构

三、测试步骤

（一）环境设施的确认

实验室的气候条件应考虑医用电气设备预期使用环境。

若相对湿度过高，以致引起受试设备或试验设备凝露，不应进行试验。

为了不影响试验结果，试验室的电磁条件应能保证受试设备的正常工作。

（二）受试样品的布置

试验应按照出厂安装说明书（如有）布置受试设备，设备应处于工作状态。

1. 试验所需配置的设备/设施（图3-4-11）

（1）接地参考平面。

（2）耦合装置（耦合网络或耦合夹）。

（3）去耦网络。

（4）试验发生器。

2. 实验室进行型式试验的试验布置　落地式和设计安装于其他配置中的受试设备，都应放置在接地参考平面上，并用厚度为（0.1±0.05）m的绝缘支座与之隔开（图3-4-12）。

对于台式设备，受试设备应放置在接地参考平面上方（0.1±0.01）m处（图3-4-12）。安装在天花板或者墙壁的设备应按台式设备试验，并放置于接地参考平面上方0.1 m处。

试验发生器和耦合/去耦网络应直接放置在参考接地平面上，并与之搭接。

接地参考平面应为一块厚度不小于0.25mm的金属板（铜或铝）；也可以使用其他的金属材料，但其厚度至少应为0.65mm。

接地参考平面的最小尺寸为0.8m×1m。其实际尺寸取决于受试设备的尺寸。

接地参考平面的各边至少应比受试设备超出0.1m。

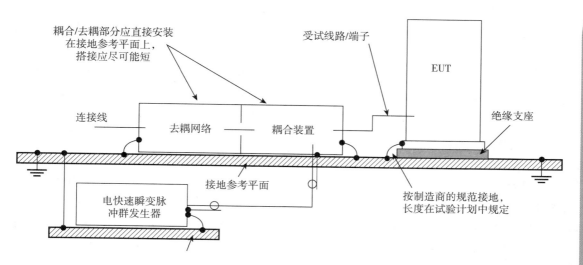

图3-4-11　电快速瞬变脉冲群抗扰度试验方框图

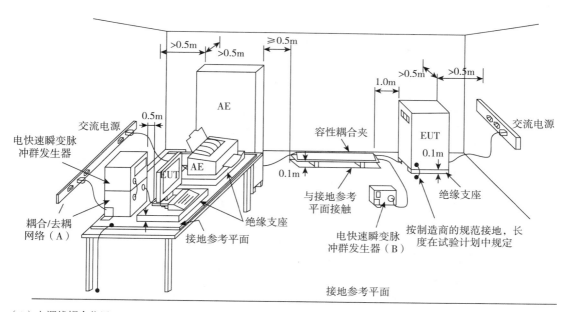

（A）电源线耦合位置；
（B）信号线耦合位置。

图3-4-12　用于实验室型式试验的布置实例

接地参考平面应与保护地相连接。

受试设备应该按照设备安装规范进行布置和连接，以满足它的功能要求。

受试设备和所有其他导电性结构（例如屏蔽室的墙壁）之间的最小距离应大于0.5m。

与受试设备相连接的所有电缆应放置在接地参考平面上方0.1m的绝缘支撑上。不经受电快速瞬变脉冲的电缆布线应尽量远离受试电缆，以使电缆间的耦合最小化。

受试设备应按照制造商的安装规范连接到接地系统上，不允许有额外的接地。

耦合／去耦网络连接到接地参考平面的接地电缆，以及所有的搭接所产生的连接阻抗，其电感成分要小。

采用直接耦合或容性耦合夹施加试验电压。试验电压应耦合到受试设备的所有端口，包括受试设备两单元之间的端口，除非如设备单元之间互连线的长度小于3m时无此试验要求。

采用去耦网络保护辅助设备和公共网络。

在使用耦合夹时，除耦合夹下方的接地参考平面外，耦合板和所有其他导电性结构之间的最小距离为0.5m。

对于台式设备，耦合装置和受试设备之间的距离为0.5~0.6m；对于落地式设备，耦合装置和受试设备之间的距离为（1±0.1）m。

如果制造商提供的与设备不可拆卸的电源电缆长度超过0.5m，那么电缆超出长度的部分应折叠，以避免形成一个扁平的环形，并放置于接地参考平面上方0.1m处。

图3-4-12、图3-4-13和图3-4-14给出了实验室试验的试验配置实例。

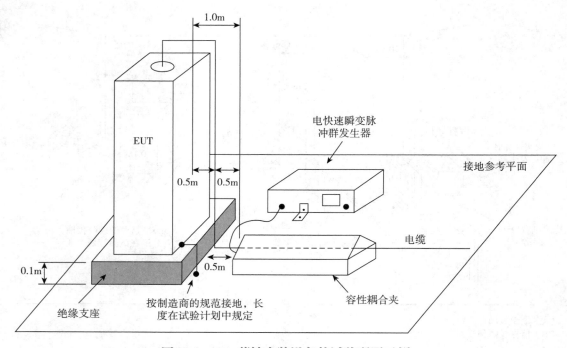

图3-4-13 落地安装设备的试验配置示例

把试验电压耦合到受试设备的方法取决于受试设备的端口类型（如下所述）。

（1）供电电源端口 试验配置如图3-4-14，耦合／去耦网络直接耦合电快速瞬变脉冲群骚扰电压的实例。

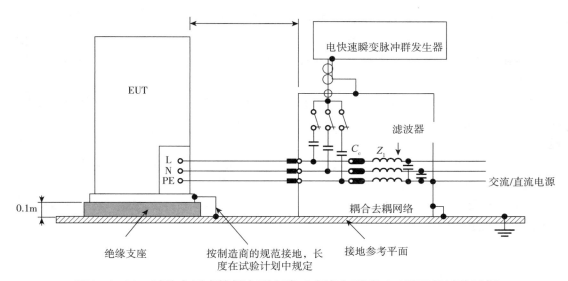

图3-4-14　试验电压直接耦合到交流／直流电源端口／端子的试验示例

注1：直流端口按类似方式处理。

注2：若产品或产品类标准中有规定，耦合／去耦网络和受试样品之间的信号和电源线缆可长至1m。

（2）输入／输出端口和通信端口　使用容性耦合夹将试验电压施加到输入／输出端口和通信端口见图3-4-15的示例。当采用容性耦合夹的方法时，连接受试设备的非受试或者辅助设备应适当去耦。

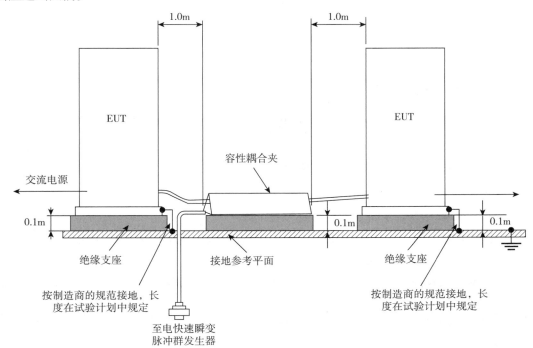

图3-4-15　利用容性耦合夹进行试验的试验配置示例

注：电快速瞬变脉冲群发生器必需搭接到接地参考平面。

（3）接地端口　对电源端口有接地端的金属外壳设备，其测试点应是保护接地点的导电端子，在CDN不适用的场合，应通过一个33nF的耦合电容将试验电压施加到保护地连接点，见图3-4-16。

3. 现场安装产品的试验布置　只有在符合 YY 0505 标准中关于大型永久安装设备的要求时才可进行现场试验。但必须考虑到试验本身可能对受试设备有破坏性，位于同一地点的其他设备可能会损坏或者受到不可接受的影响。

应该按照设备或系统的最终状态进行试验。为了尽可能地逼真模拟实际的电磁环境，在进行安装后试验时应该不用耦合／去耦网络。

在试验过程中，除了受试设备以外，如果有其他装置受到不适当的影响，经用户和制造商双方同意可以使用去耦网络。

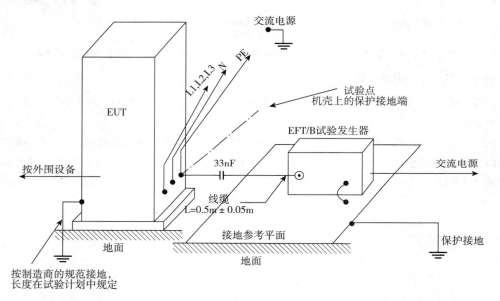

图3-4-16　落地式设备交流／直流电源端口或保护接地端子安装后试验示例

试验前应核查发生器的输出是否正常，如果可能建议使用脉冲群校准夹具连接示波器对发生器的输出进行监控，也可采用配备高阻探头的示波器直接连接发生器的同轴输出确认发生器的输出，或者按照实验室自行建立的方法确认发生器的输出。

（三）测试程序

1. 电源端测试　应按照相关标准要求对设备和仪表进行连接，在设备正常工作状态下，打开发生器输出，观察并记录敏感现象。

2. 信号线和互连线缆　应按照相关标准要求对设备和仪表进行连接，在设备正常工作状态下，打开发生器输出，观察并记录敏感现象。

3. 试验布置拍照　应尽可能多的保存试验布置状态等实际测试过程照片。

4. 测试结束　关闭发生器及 EUT 电源，收拾整理试验环境。

四、结果判定

依据本章第一节的符合性判据进行结果判定。

五、原始记录表格

原始记录表格见表3-4-4。

表3-4-4　电快速瞬变脉冲群抗扰度试验记录

电快速瞬变脉冲群抗扰度试验试验结果：

检验日期：		
温度（℃）：	相对湿度（%）：	大气压力（kPa）：

（一）试验依据

□	YY 0505-201X 条款 6.2.4
□	GB/T 17626.4

（二）试验要求

交、直流电源线试验电平	□　+2kV	□　- 2kV	□
□　L1　　□　L2	□　L3	□　N	□　PE
信号电缆和互连电缆试验电平	□　+1kV	□　- 1kV	□

（三）试验场地

□	普通试验室
□	电磁屏蔽室
□	3 米法半电波暗室
□	10 米法半电波暗室
□	现场检测

（四）试验数据

交、直流电源线

试验供电电源：	样品运行模式：
脉冲重复频率（kHz）：	试验持续时间（s）：

电源线	试验电平（kV）	符合性准则	单项试验结果

备注：——

信号电缆和互连电缆

试验供电电源：		样品运行模式：	
脉冲重复频率（kHz）：		试验持续时间（s）：	

信号电缆和互连电缆	试验电平（kV）	符合性准则	单项试验结果

备注：

（五）试验布置图

试验连接图	示意图

六、操作注意事项

1.被测设备如有地线，那么其接地系统要求按照制造商规范要求进行接地，如有单独接地，则需要将该单独接地连接至接地参考平面上。

2.容性耦合夹一般有两个电快速瞬变脉冲群注入端口，将干扰信号注入至靠近被测部件的那个端口中，如只有一个注入端口，应将该端口放置于靠近被测部件部分进行注入。

3.长度小于3m的信号电缆和互连电缆以及所有的患者耦合电缆不进行直接试验。虽然患者耦合电缆不直接进行试验，但在电源线和所有其他受试电缆的试验期间应连上患者耦合电缆。患者耦合电缆的整个长度，包括患者耦合点，置于试验环境中，患者耦合电缆应尽可能按正常使用状态进行布置。

4.对于电源输入具有多路电压设定或自动变换电压范围能力的设备和系统，试验应在最小和最大额定输入电压上进行。试验时设备或系统可以在任何一种标称电源频率下供电。

5.对于有内部备用电池的设备和系统，应在试验后验证设备或系统由网电源供电时继续工作的能力。

6.手持式设备和正常使用中要用手握持的设备部件以及患者耦合点，在试验时应端接GB/T 6113.102规定的模拟手。其尺寸和放置位置模拟正常使用时与操作者或患者耦合相似的面积和位置。模拟手的金属箔应连接到GB/T 6113.102规定的RC元件的M端，而RC元件的另一端应连到接地基准平面。

起草人：赵佳洋（辽宁省医疗器械检验检测院）
李佳戈（中国食品药品检定研究院）
复核人：高 中（上海市医疗器械检测所）
王 权（中国食品药品检定研究院）

第五节　浪涌抗扰度

浪涌抗扰度试验主要是模拟雷电瞬态和电力系统开关瞬态现象，旨在考察与评价电子电气设备抗浪涌干扰的能力。雷电产生浪涌电压的主要机理是：雷电击中外部（户外）线路，注入的大电流流过接地电阻或外部电路阻抗而产生电压；间接雷（如云层间或云层中的雷击或击于附近物体的雷击产生的电磁场）在建筑物内、外导体上产生感应电压和电流；附近直接对地放电的雷电电流耦合到设备组合接地系统的公共接地路径时产生感应电压。电力系统开关瞬态主要包括：主要的电力系统切换骚扰（如电容器组的切换）；配电系统中较小的局部开关动作或负载变化；与开关器件（如晶闸管）相关联的谐振现象；各种系统故障，如设备组合对接地系统的短路和电弧故障。

一、依据标准条款

6.2.5。

二、检验设备

（一）1.2/50μs组合波发生器

1.2/50μs组合波发生器的特性如下。

1. **极性**　正极性、负极性。

2. **相移**　相对于EUT交流线电压的相位在0°~360°变化，允差±10°。

3. **重复率**　每分钟一次，或更快。

4. **开路输出电压峰值**　0.5kV起至所需的试验电平，可调。

5. **浪涌电压波形**　见表3-4-5。

6. **输出电压设置允差**　见表3-4-6。

7. **短路输出电流峰值**　与设定的峰值电压有关，见表3-4-5、3-4-6。

8. **浪涌电流波形**　见表3-4-5。

9. **短路输出电流允差**　见表3-4-6。

10. **有效输出阻抗**　2×（1±10%）Ω。

表3-4-5　1.2/50μs~8/20μs波形参数的定义

| 定义 | 根据GB/T 16927.1 | | 根据IEC 60469-1 | |
	波前时间 μs	半峰值时间 μs	上升时间（10%-90%）μs	持续时间（50%-50%）μs
开路电压	1.2×（1±30%）	50×（1±20%）	1×（1±30%）	50×（1±20%）
短路电流	8×（1±20%）	20×（1±20%）	6.4×（1±20%）	16×（1±20%）

表3-4-6 开路电压峰值和短路电流峰值的关系

开路电压峰值 ±10%	短路电流峰值 ±10%
kV	kA
0.5	0.25
1.0	0.5
2.0	1.0
4.0	2.0

为了比较不同发生器的试验结果，应对发生器定期校准。为此，必须按下述程序测量发生器的最基本特性。

发生器的特性应与具有足够带宽和电压量程的测量系统连接，以便监视波形的特性。

发生器的特性应在充电电压相同时，于开路状态（负载大于或等于10kΩ）和短路状态（负载小于或等于0.1Ω）下测量。

（二）耦合/去耦网络

在交流或直流电源线上，去耦网络提供较高的反向阻抗以阻止浪涌波通过，但允许交流电源或直流电源的电流进入EUT。这个反向阻抗既可以是电压波在耦合/去耦网络的输出端产生，同时又可以阻止浪涌电流反向流回交流或直流电源。用高压电容作为耦合元件，其大小应能允许整个波形耦合到EUT。交流或直流电源用的耦合/去耦网络要设计成开路电压波与短路电流波符合浪涌标准要求。

对于医用电气设备，主要关注的是电源端的浪涌测试，针对被测物电源端口的耦合去耦网络应符合表3-4-7、表3-4-8要求。

表3-4-7 耦合/去耦网络EUT端口的电压波形要求

开路条件下的浪涌电压参数		耦合阻抗	
		18μF	9μF+10Ω
波前时间		1.2×（1±30%）μs	1.2×（1±30%）μs
半峰值时间	额定电流 <25A	50μs+10μs/–10μs	50μs+10μs/–25μs
	额定电流 25A~60A	50μs+10μs/–15μs	50μs+10μs/–30μs
	额定电流 60A~100A	50μs+10μs/–20μs	50μs+10μs/–35μs

注：应在耦合/去耦网络电源输入端开路的情况下测量浪涌电压参数

表3-4-8 耦合/去耦网络EUT端口的电流波形要求

短路条件下的浪涌电流参数	耦合阻抗	
	18μF	9μF+10Ω
波前时间	8×（1±20%）μs	2.5×（1±30%）μs
半峰值时间	20×（1±20%）μs	25×（1±30%）μs

注：应在耦合/去耦网络电源输入端开路的情况下测量浪涌电流参数

当没有连接EUT时，在去耦网络电源输入端上的残余浪涌电压不应超过所施加试验电压的15%或耦合/去耦网络预定电压峰值的两倍，两者中取较大者。

当没有连接EUT且耦合/去耦网络输入端开路时，在未施加浪涌线路上的残余浪涌电压不应超过最大可施加电压的15%。

上述单相（相线、中线、保护接地）系统的特性对三相系统（三根相线、中线和保护接地）同样有效。

三、测试步骤

（一）环境设施的确认

实验室的气候条件应考虑医用电气设备预期使用环境进行测试。

若相对湿度过高，以致引起受试设备或试验设备凝露，不应进行试验。

为了不影响试验结果，试验室的电磁条件应能保证受试设备的正常工作。

（二）受试样品的布置

医用电气设备仅对电源线和交/直流转换器及电池充电器的交流输入线进行浪涌抗扰度测试，图3-4-17和图3-4-18是单相电源线路上的试验配置图。图3-4-19和图3-4-20是三相电源线路上的试验配置图。从图中可以看出，浪涌经电容耦合网络加到电源端上，为避免对同一电源供电的非受试设备产生不利影响，并为浪涌波提供足够的去耦阻抗，以便将规定的浪涌施加到受试线缆上，需要使用去耦网络。

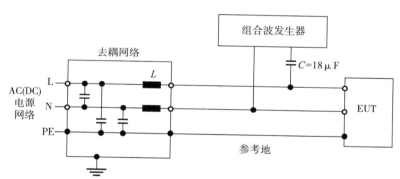

图3-4-17　单相交/直流线上电容耦合测试配置：线-线耦合

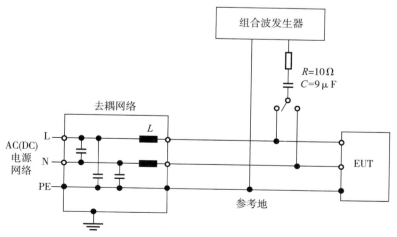

图3-4-18　单相交/直流线上电容耦合测试配置：线-地耦合

从图中还可以看出，做线–线和做线–地试验的耦合/去耦网络是不同的，线–线试验的耦合电容是18μF；线–地的耦合电路由电容和电阻串联组成，其中电容为9μF，电阻为10Ω。

只有直接连接到交流和直流电源系统的端口才被认为是电源端口，如果没有其他规定，EUT和CDN之间的电源电缆长度应不超过2m。

浪涌试验配置主要包括以下设备。

（1）辅助设备（AE）（需要时）。

（2）电缆（规定类型和长度的）。

（3）耦合/去耦网络（CDN）。

（4）组合波发生器。

（5）去耦网络/保护装置。

（6）参考接地平板。

根据EUT的实际使用和安装条件进行布局和配置，如有辅助设备（AE）需连接相应辅助设备进行测试。

仅对电源线和交/直流转换器及电池充电器的交流输入线进行试验，然而，在试验时应连接上所有设备和系统的电缆。

应在每个电压电平和极性上，对每根电源线在以下的每个交流电压波形相角0°或180°、90°和270°上各施加浪涌五次，每次浪涌的最大重复率为1次/分钟。

注：除90°和270°外，当允许在0°和180°两个相角上都试验时，要求只试验其中的一个。

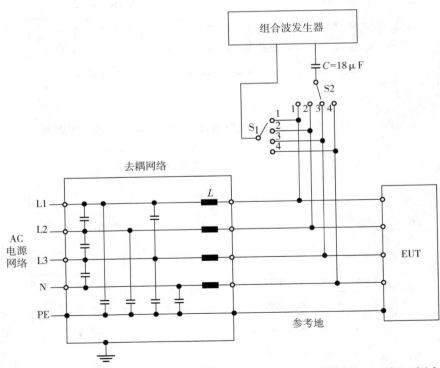

图3-4-19 交流线（三相）上电容耦合的试验配置示例：线L3–线L1耦合

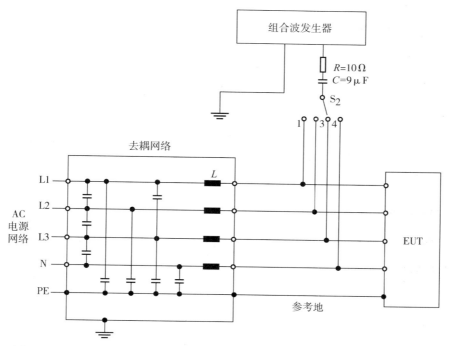

图3-4-20　交流线（三相）上电容耦合的试验配置示例：线L3-地 耦合

在初级电源电路中没有浪涌保护装置的设备和系统，可只做 ± 2kV 线对地和 ± 1kV 线对线的试验。但在有争议时，设备或系统应符合6.2.5.1规定的所有抗扰度试验电平的要求。

注：浪涌试验主要是试验电源耐受高能脉冲的能力。如果设备或系统中没有安装浪涌保护装置，则试验仅在6.2.5.2中规定的交流电源线对地 ± 2kV 和交流线对线 ± 1kV 的最高抗扰度试验电平上试验，这将是最不利的情况。如果浪涌保护装置安装在设备或系统中，则在较低的抗扰度试验电平上试验来验证浪涌保护装置的正确运行是必要的。

考虑到EUT电压 - 电流转换特性的非线性，试验电压应该逐步增加到产品标准的规定值，以避免试验中可能出现的假象（高电压试验时，若EUT中有某个薄弱器件击穿，旁路了试验电压，试验得以通过。然而在低电压试验时，则可能由于薄弱器件未被击穿，使得试验电压加在试验设备上，而使试验无法通过）。

试验室的气候条件应该在EUT和试验仪器各自的制造商规定的设备正常工作的范围内，如果相对湿度很高，以至于在EUT和试验仪器上产生凝露，则不应进行测试。

（三）测试程序

1. 电源端测试　应按照相关标准要求对设备和仪表进行连接在设备正常工作状态下，打开发生器输出，观察并记录敏感现象。

2. 试验布置拍照　应尽可能多的保存试验布置状态等实际测试过程照片。

3. 测试结束　关闭发生器及被测物电源，收拾整理试验环境。

四、结果判定

依据本章第一节的符合性判据进行结果判定。

五、原始记录表格

原始记录表格见表3-4-9。

表3-4-9 浪涌抗扰度试验记录

检验日期：

温度（℃）：　　　　　　相对湿度（%）：　　　　　　大气压力（kPa）：

（一）试验依据

☐　YY 0505-201X 条款 6.2.5

☐　GB/T17626.5

（二）试验要求

交流电源线对地试验电平

☐ +0.5kV	☐ +1kV	☐ +2kV	
☐ −0.5kV	☐ −1kV	☐ −2kV	☐

交流电源线对线试验电平

☐ +0.5kV	☐ +1kV
☐ −0.5kV	☐ −1kV	☐

相角

☐ 0°	☐ 90°	☐ 180°	☐ 270°

（三）试验场地

☐　普通试验室

☐　电磁屏蔽室

☐　3 米法半电波暗室

☐　10 米法半电波暗室

☐　现场检测

（四）试验数据

交、直流电源线

试验供电电源：　　　　　　样品运行模式：

试验时间间隔（s）：　　　　　　次数（次）：

电源线	试验电平（kV）	相角（deg）	符合性准则	单项试验结果

备注：——

（五）试验布置图

试验连接图	示意图

六、操作注意事项

1.试验前应检查试验设备的性能，通常限于检查发生器在耦合装置输出端产生的浪涌信号是否存在，部分浪涌设备在接外接耦合去耦网络时，自带耦合去耦网络有可能失效，需要在测试前确认。

2.选择适当的耦合去耦网络进行测试，不可使用小于EUT额定电流的耦合去耦网络，也不可使用远大于EUT额定电流的耦合去耦网络，在测试时要严格按照试验布置进行测试，注意共模注入时，耦合阻抗为12Ω，而差模注入时，耦合阻抗为2Ω。

3.对于没有地线或外部接地连接的双重绝缘产品，测试应按与接地设备类似的方法进行，但是不允许添加额外的外部接地连接。如没有其他接地的可能，可以不进行线到地测试。

4.对于额定输入电流大于100A的EUT，浪涌不通过耦合/去耦网络直接施加到未加电的EUT上，是唯一可行的试验方法。如果由于EUT电源电流要求大于100A而不可能对整个系统进行试验，那么对EUT局部的试验也是可以接受的。

5.如果重复率比1/min更快的试验使EUT发生故障，而按1/min重复率进行测试时，EUT却工作正常，则使用1/min的重复率进行测试。

6.由于不同浪涌抑制器件的钳位电压等特性不尽相同，所以如果EUT在初级电源电路中不具备浪涌抑制器件，可只做±2kV线对地和±1kV线对线的试验。但在有争议时，设备或系统应符合相对应的所有测试等级的测试。

7.对于电源输入具有多路电压设定或自动变换电压范围能力的设备和系统，试验应在最小和最大额定输入电压上进行。试验时设备或系统可以在任何一种名义电源频率下供电。

8.对于有内部备用电池的设备和系统，应在试验后验证设备或系统仅在网电源供电时继续工作的能力。

起草人：王建军　赵佳洋（辽宁省医疗器械检验检测院）

复核人：肖　潇（北京市医疗器械检验所）

高　中（上海市医疗器械检测所）

第六节 射频场感应的传导骚扰抗扰度

本部分是关于医用电气设备对来自150kHz~80MHz频率范围内射频发射机电磁骚扰的传导骚扰抗扰度的要求。传导骚扰抗扰度试验是以共模电压的形式把干扰叠加到EUT的各个电源端口和信号端口上，并以共模电流的形式注入到EUT的内部电路，或直接以共模电流的形式注入到EUT的内部电路中。本部分的目的当医用电气设备受到由射频感应的传导骚扰时，建立评价设备抗扰度性能的通用参考。

一、依据标准条款

6.2.6。

二、检验设备

（一）试验信号发生器

试验信号发生器包括在适当的注入点上以规定的信号将骚扰信号施加给每个耦合装置输入端口的全部设备和部件。试验信号发生器配置包含以下各部分（图3-4-21），各部件的典型组装可以是分立的，也可以是集成到一个或多个测量设备中的。

射频信号源G1：能覆盖所规定的频段，用1kHz正弦波调幅，调制度为80%。它应能够手动控制（比如，频率、幅度和调制度），或在具有射频合成器的情况下，可对频率步进和驻留时间编程控制。

衰减器T1（典型0dB~40dB）：具有合适的频率特性来控制试验信号源的输出电平，可以包含在射频信号源中。

射频开关S1：当测量EUT的抗扰度时，可以接通和断开骚扰信号的射频开关。可以包含在射频信号源中。

宽带功率放大器PA：当射频信号源的输出功率不足时，需要加功率放大器。

低通滤波器LPF和/或高通滤波器HPF：为避免干扰某些类型的EUT，例如，（高次或亚）谐波可能对射频接收机产生干扰，需要时，应将它们加在宽带功率放大器PA和衰减器T2之间。

衰减器T2：具有足够额定功率的衰减器（固有衰减≥6dB）以减小从功率放大器到网络的失配。提供衰减器是为了减小因耦合装置失配引起的功率放大器的电压驻波比（VSWR）。T2可包含在CDN中，如果宽带功率放大器的输出阻抗在任意负载条件下可保持在规范内，可省略它。

试验信号发生器的特性见表3-4-10。

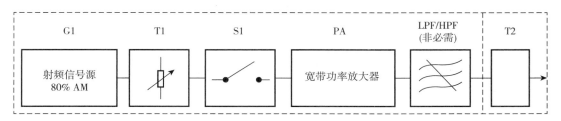

G1：射频信号源　　　　　　　　　　　　　　T1：可变衰减器
PA：宽带功率放大器　　　　　　　　　　　　T2：固定衰减器（6dB）
LPF/HPF：低通滤波器和/或高通滤波器（非必需）　　S1：射频开关

图3-4-21　测试信号发生器配置

表3-4-10　试验信号发生器的特性

输出阻抗	50Ω，VSWR<1.5
谐波和失真	在150kHz~80MHz内，在耦合装置的EUT端口或直接在功率放大器输出测得的任何杂散信号应至少比载波电平低15dB
幅度调制	内调制或外调制， 调制度，$m = \left(80^{+5}_{-20}\right)\%$，即，$m = 100 \times \dfrac{U_{pu,\max} - U_{pp,\max}}{U_{pp,\max} + U_{pp,\min}}$ 1kHz ± 0.1kHz 正弦波
输出电平	足够高，能覆盖试验电平

注1：使用电流钳时，可以在夹具的任何一端测量谐波和失真。

注2：使用未调整连续波在1.8倍试验电平条件下测量谐波和失真。

（二）耦合/去耦装置

耦合/去耦装置用于将骚扰信号合适地（覆盖全部频率，在EUT端口上具有规定的共模阻抗）耦合到连接EUT的各种电缆上，并防止试验信号影响EUT以外的装置和系统。

耦合/去耦装置可以组装在一个盒子内（称为：CDN或电磁钳），或由几部分组成。

出于对试验重现性和保护AE方面考虑，首选的耦合/去耦装置是CDN。表3-4-11中规定了耦合/去耦装置主要参数——在EUT端口的共模阻抗Zce。共模阻抗Zce是由试验信号发生器的内阻抗（50Ω）和被测电缆的导体并联组合的等效电阻（100Ω）形成的。当使用合适的电感器L（｜WL｜>>150Ω）时，去耦元件电容器C2不应影响共模阻抗Zce。

表3-4-11　耦合去耦装置的主要参数

参数	频段	
	0.15MHz~24MHz	24MHz~80MHz
$\|Z_{ee}\|$	150Ω ± 20Ω	150Ω $^{+60Ω}_{-45Ω}$

注1：如果CDN的内部信号衰减对有用信号有不可接受的影响，则CDN可能并不适用。

注2：Z_{ee}的幅角以及EUT端口和AE端口之间的去耦系数均未单独规定，由AE端口对参考地平面开路或短路时应满足｜Z_{ee}｜容差的要求来体现对这些参数的要求。

1. 耦合去耦网络（CDNs）　这些网络包含的耦合和去耦电路在一个盒子中。CDN应提供：

——对EUT耦合骚扰信号；

——从EUT看进去的稳定阻抗，与AE的共模阻抗无关；

——对AE去耦骚扰信号，以防止AE被干扰；

——对有用信号提供通路。

表3-4-12归纳了一些不同CDN的使用方法。所选CDN不应过分地影响功能信号（见图3-4-22所给的注入法选择建议）。

表3-4-12 CDN的使用

线缆类型	举例	CDN类型
电源（交流和直流）和接地	交流电源线、工业用直流线、接地线	CDN-Mx
屏蔽电缆	同轴电缆、LAN和USB接口用电缆、音频系统用电缆	CDN-Sx
非屏蔽平衡线	ISDN线、电话线	CDN-Tx
非屏蔽不平衡线	任何不属于其他几组的电缆	CDN-AFx 或 CDN-Mx

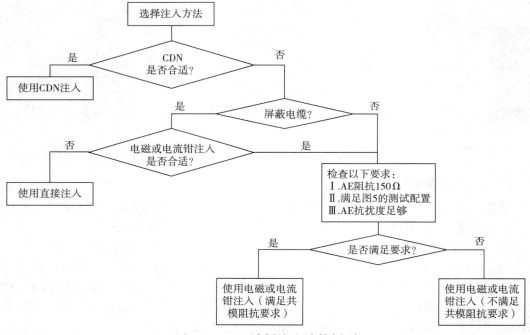

图3-4-22 选择注入法的规则

（1）用于电源线的CDN 所有电源连接推荐使用CDN。对于高功率（电流≥16A）和/或复杂电源系统（多相或各种并联电源电压）可选择其他注入法。

用CDN-M1（单线）、CDN-M2（双线）、CDN-M3（三线）或等效网络，使骚扰信号耦合到电源线。对三相电源系统可规定类似网络。

不应由EUT的工作电流导致的磁性材料的饱和而引起的CDN性能过度降低。无论如何，网络的结构应该确保正向电流的磁效应可以被返回电流的磁效应相抵消。

（2）用于非屏蔽平衡线的CDN 可使用CDN-T2、CDN-T4、CDN-T8耦合和去耦骚扰信号。

——CDN-T2用于1个对称对（2线）的电缆。

——CDN-T4用于2个对称对（4线）的电缆。

——CDN-T8用于3个对称对（8线）的电缆。

如果规定的变换两次对于电缆和设备是不同的，则较小的值适用。通常，由于没有适用的CDN，对平衡的多组对电缆采用钳注入法更合适。

（3）用于非屏蔽不平衡线的CDN　单一对线采用图3-4-23所示CDN-AF2；4组对线采用图3-4-24所示CDN-T4。

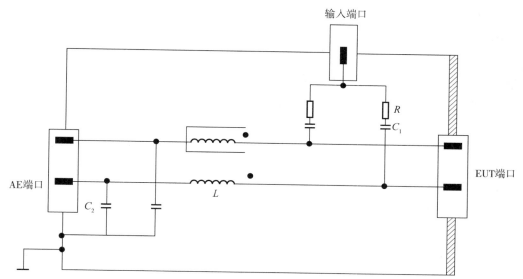

图3-4-23　CDN-AF2简化电路图示例

C_1（典型值）=10nF，C_2（典型值）=47nF，R=200Ω；在150kHz时，$L \geqslant 280\,\mu\text{H}$。

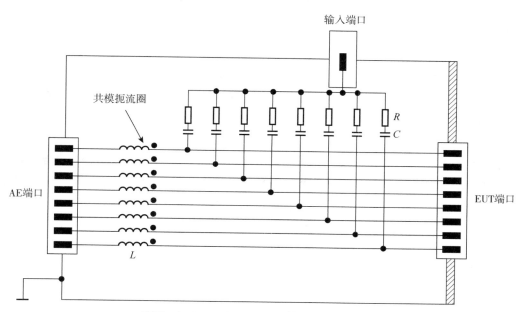

图3-4-24　CDN-AF4简化电路图示例

C（典型值）=2.2nF，R=800Ω；在150kHz时，$L \gg 280\,\mu\text{H}$。

第三篇　医用电气设备电磁兼容要求检验技术规范

如果没有适用于非屏蔽不平衡线的CDN，则按图3-4-21确定使用何种方法。

（4）用于屏蔽电缆的CDN　应使用Sx型的CDN耦合和去耦信号。两端都具有屏蔽的电缆才可视为应使用上述CDN的屏蔽电缆，如果不满足此条件，则电缆应视为非屏蔽电缆。

2. 钳注入装置　对钳注入装置，耦合和去耦功能是分开的。由钳合式装置提供耦合，而共模阻抗和去耦功能是建立在 AE 上的。就此而言，AE 是耦合/去耦装置的一部分（图3-4-25）。值得注意的是，通过钳注入装置施加给 AE 和 EUT 的注入电流是相同的，因此 AE 需不受试验电平的影响。

电流钳：对连接到EUT的电缆建立感性耦合。使用电流钳时应注意，在耦合装置EUT端口呈现的功率放大器产生的谐波电平不应高于基波电平。

电磁钳：对连接EUT的电缆建立感性和容性耦合。

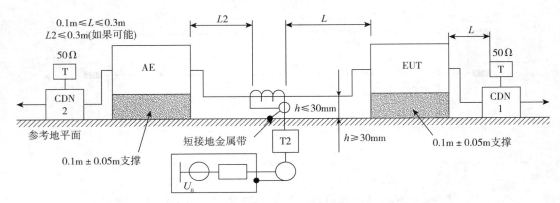

图 3-4-25　按照钳注入法的耦合/去耦原理图

CDN连接到AE，例如，连接到所示接地端口的CDN-M1或CDN-M3应在其输入端口端接50Ω负载（见7.7）

3. 直接注入装置　来自试验信号发生器的骚扰信号通过100Ω电阻注入到同轴电缆的屏蔽层上（即使屏蔽层未接地或仅仅只有一个接地点）。在 AE 和注入点之间，应尽可能靠近注入点插入一个去耦装置。为了提高去耦性能并稳定电路，应将直接注入装置输入端口的地与参考地平面连接。

当直接连接到金属膜屏蔽层时，要注意确保良好的地连接，以得到可靠的试验结果。

4. 去耦网络　通常，去耦网络由各种电感组成，以便在整个频率范围内产生高阻抗。这由所用铁氧体材料确定，并在 150kHz 需要至少 280μH 的电感量。电抗应足够高，在 24MHz 及以下频率电抗应大于等于 260Ω，在 24MHz 以上频率电抗应大于等于 150Ω。电感量由绕在铁氧体环上的一些线圈获得，或由套在电缆上的一些铁氧体环获得（通常是钳合式管）。

三、测试步骤

（一）环境设施的确认

EUT应在预期的运行和气候条件下测试。温度和相对湿度应记录在测试报告中。对于来自测试布置的辐射应遵守当地有关无线电干扰的法规。当辐射超过允许电平时，应当使用屏蔽室进行测试（通常，传导抗扰度试验可不在屏蔽室内进行。这是由于骚扰电平和试验配置的几何尺寸不可能辐射太高能量，尤其在低频段）。

（二）受试样品的布置

1.仪器设备的校准

（1）校准输出电平调整　电平调整可使用两种方法：

——试验信号发生器的输出功率可以通过测量放大器的输出功率（前向功率，如用定向耦合器测量）来确定；

——若可以保证试验设备（特别是放大器）的稳定性，也可以通过复制已有的电平调整数据集来设置射频信号源的输出。

试验信号发生器应连接到耦合装置的射频输入端口，耦合装置的EUT端口以共模方式通过$150\,\Omega/50\,\Omega$适配器连接到输入阻抗为$50\,\Omega$的测量仪上，AE端口应用$150\,\Omega/50\,\Omega$适配器以共模方式连接并端接$50\,\Omega$电阻。全部耦合/去耦装置的配置见图3-4-26。

进行校准时，试验电平的校准准确度应在线性值0~+25%或对数值的0~+2dB之间，校准使用的步进频率大小应不超过基频的1%。具体校准方法参照制造商技术文件，根据被认可的质量保证体系，按规定的时间周期对测试设备进行校准。

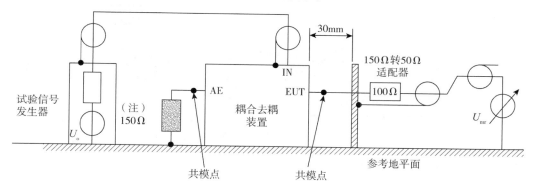

图3-4-26　耦合/去耦装置EUT端口输出电平配置示意图

耦合/去耦装置的举例：

——CDN；

——直接注入网络（有去耦）；

——钳注入装置（电磁钳）。

注：在AE端口加载$150\,\Omega$，例如，$150\,\Omega/50\,\Omega$适配器端接$50\,\Omega$负载，只用于非屏蔽电缆（或为屏蔽电缆，其屏蔽层应连接到参考地平面上）。

（2）操作举例　以CWS 500N1型射频传导抗扰度测试仪为例，根据试验中用到的不同耦合/去耦配置方式在$150\,\Omega$系统中分别进行校准。图3-4-27和图3-4-28是该系统按照CDN注入方式下的仪器校准原理图和校准布置示意图；图3-4-29和图3-4-30是按照钳注入方式下对应的仪器校准原理图和校准布置示意图。

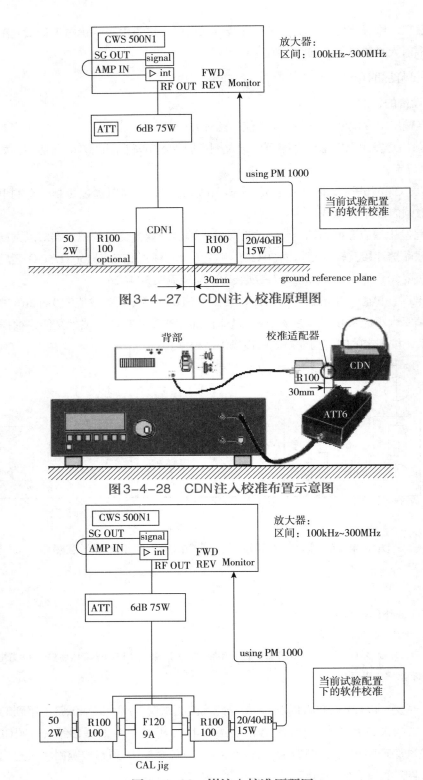

图3-4-27　CDN注入校准原理图

图3-4-28　CDN注入校准布置示意图

图3-4-29　钳注入校准原理图

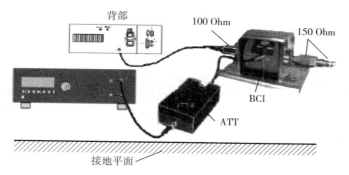

图3-4-30　钳注入校准布置示意图

2. 试验要求

（1）试验电平

1）非生命支持设备/系统：$3V_{rms}$。

2）生命支持设备/系统：$3V_{rms}$（除工科医频带），$10V_{rms}$（工科医频带）。

3）仅用于屏蔽场所设备/系统：规定占用频带外，按照1）、2）规定的试验电平降低（如适用）的抗扰度电平。

4）有意接收射频电磁能设备/系统：在占用频带内免于基本性能要求，但设备或系统应保持安全，并且其他功能符合1）、2）（如适用）；在占用频带外，符合1）、2）规定（如适用）。

（2）试验频率范围

1）在电池充电期间不能使用、无充电电源输入选用件和未与地、通信系统、任何其他设备或系统或患者连接的内部电源设备和系统：起始频率按照图3-4-31、使用包括每根连接电缆最大长度在内的设备或系统的最大长度来确定；从该起始频率延续至80MHz。

2）其他所有设备和系统：150kHz~80MHz。

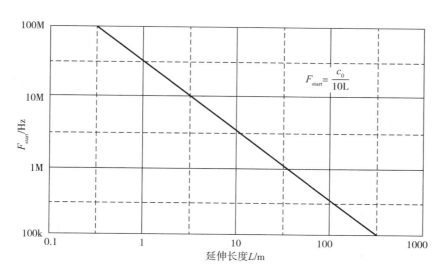

图3-4-31　作为电缆长度和设备尺寸函数的起始频率

（3）试验信号　根据设备和系统的预期用途，在表3-4-13的规定的调制频率上进行80%幅度调制。

表3-4-13　调制频率、生理模拟频率和工作频率

预期用途	调制频率	生理模拟频率和工作频率
控制、监视或测量生理参数	2Hz	<1Hz 或 >3Hz
其他所有设备	1kHz	不适用

（4）频率步进和驻留方法

1）最小驻留时间应基于设备或系统运行（如适用）和对试验信号的充分响应所需的时间，对于2Hz调制频率的设备和系统驻留时间至少为3秒，对其他所有设备和系统驻留时间应至少为1秒。

2）频率步长：不超过基频1%（下一个试验频率小于或等于前一个试验频率的1.01倍），采用连续频率扫描方法。

3.试验布置

（1）对不同EUT类型

1）单个单元构成的EUT

EUT应放在接地参考平面0.1m高的绝缘支架上。对于台式设备，接地参考平面可以放在一张桌子上。所有与被测设备连接的电缆应该放置于接地参考平面至少30mm高度上。

如果设备被设计为安装在一个面板、支架和机柜上，那么它应该在这种配置下进行测试。当测试样品需要支撑时，支撑物应由非金属、非导电材料构成。设备的接地应与生产商的安装说明一致。

所需的耦合/去耦装置与EUT之间距离应在0.1~0.3m。此距离是从EUT对参考平面的投影到耦合/去耦装置的水平距离。

EUT与AE之间的连接电缆应尽可能短。

如果EUT具有其他接地端子，允许时，应将这些端子通过CDN-M1连接到参考平面。

2）多个单元构成的EUT

每个分单元应作为一个EUT分别试验，其他所有单元视为AE；耦合/去耦装置应置于作为EUT的分单元的电缆上，全部分单元应依次进行试验。在单一配置的系统中，总是由短电缆（即≤1m）连在一起并作为EUT的一部分的分单元（附件），被认为是一个EUT，对这些互连电缆不进行传导抗扰度试验，而作为系统内部电缆考虑。

作为EUT一部分的各分单元应尽可能相互靠近但不接触，并全部置于绝缘支架上，这些单元的互连电缆也应放在绝缘支架上。

3）有患者耦合的EUT

患者耦合电缆：应使用电流钳进行试验；在电流钳不适用的情况下，应使用电磁钳。CDN不适用，也不应用于患者耦合电缆；

患者耦合部件端接

——对于与患者没有导电接触的患者耦合点，端接GB/T 6113.102规定的模拟手和RC元件。模拟手金属箔的尺寸大小和放置位置模拟正常使用时与患者耦合的相似的面积和位置。模

拟手的金属箔连到RC元件的M端，RC元件的另一端连到接地参考平面。

——对于与患者有导电接触的患者耦合点，RC元件的M端（见GB/T 6113.102）直接连接到患者耦合点，RC元件的另一端接到接地参考平面。如果M端接到耦合点后难以验证设备或系统的正常运行时，可在模拟手的金属箔（见GB/T 6113.102）和患者耦合点之间使用最大厚度为5 mm的绝缘材料。这时，模拟手的金属箔大小和放置位置模拟正常使用时患者耦合的相似面积和位置。RC元件的M端连到金属箔而不连接患者耦合点，RC元件的另一端在任何情况下都连到接地参考平面。

——对于预期连接具有多个患者耦合点的单一患者的ME设备和ME系统，每个患者耦合点和每个患者耦合部件有适用上述规定的模拟手。模拟手接至一单独的公共接点，且该公共接点按GB/T 6113.102的规定与RC元件M端相连。对于预期连接多个患者的ME设备和ME系统，按上述规定使用模拟手，并对每个患者使用单独的公共接点和RC元件，以模拟患者的电容耦合效应和射频阻抗。RC元件的另一端在任何情况下都连到接地参考平面。

——如果一个患者生理模拟器预期模拟患者生理信号，也模拟患者电容耦合效应和患者射频阻抗，则在耦合点与接地参考平面之间，患者生理模拟器必须提供如上述规定的等效于模拟手和RC元件的阻抗。

4）手持式设备和正常使用时的手握部件　使用GB/T 6113.102规定的模拟手进行试验，该模拟手的尺寸和放置位置模拟正常使用时与操作者耦合处相似的面积和位置。模拟手的金属箔连接到GB/T 6113.102规定的RC元件的M端，而RC元件的另一端连到接地参考平面。

（2）对不同注入方式的耦合/去耦装置类型

1）CDN注入

如果AE是直接连接到EUT的，则AE应置于参考地平面上方0.1 m ± 0.05 m的绝缘支架上，且通过端接的CDN来接地。如果多个AE直接连接到EUT，只有其中一个AE以此方式端接，其他直接连接的AE应做去耦处理，以此确保只有一个已端接的150 Ω的环路。

如果AE通过一个CDN连接至EUT，并且它的布置一般不会对试验产生重要影响，则它可以依据制造商的安装要求连接至参考地平面。

一个CDN应接在被测端口，端接50 Ω负载的CDN连接在另一个端口，所有其他连接电缆端口应安装去耦网络。在这种方法中，只有一个已端接的150 Ω的环路。

被端接的CDN的选择应遵循以下的优先次序：

——用于连接接地端子的CDN–M1；

——用于电源（Ⅰ类设备）的CDN–M3、CDN–M4或CDN–M5；

——CDN–Sn（n=1，2，3，…）。若EUT具有多个CDN–Sn端口，应使用最靠近所选注入点的端口（最短的几何距离）；

——用于电源（Ⅱ类设备）的CDN–M2；

——连接到最靠近所选注入点的端口（最短的几何距离）的其他CDN。

如果EUT只有一个端口，此端口连接到CDN用于注入。

如果EUT有两个端口但只有一个端口可以连接到CDN，另一个端口应连接到AE，该AE的一个端口按照上述优先次序连接到一个端接50 Ω负载的CDN，该AE的所有其他连接应去耦（图

3-4-32）。如果连接到EUT的AE在试验过程中出现错误，则应在AE与EUT之间（图3-4-33）连接一个去耦装置（最好是插入一个已端接的电磁钳）。

如果EUT有多于两口端口但只有一个端口可以连接CDN，它应按照上一项中方法进行试验，但EUT的所有其他端口应进行去耦处理。如果连接到EUT的AE在试验过程中出现错误，按照上一项中方法处理。

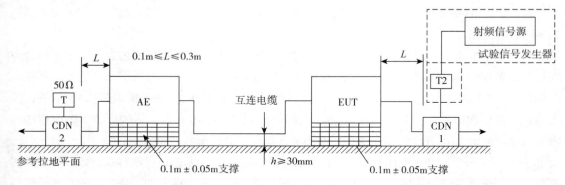

图3-4-32　仅连接一个CDN的二端口EUT布置示意图

如果可能：互连电缆应设置为1m长。

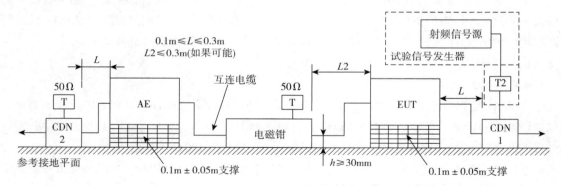

图3-4-33　试验中AE出现错误时的布置示意图

T：50Ω负载；

T2：功率衰减器（6dB）。

CDN：耦合/去耦网络。

2）钳注入

AE的配置应尽可能接近要求的共模阻抗，每个AE应尽可能体现实际使用时的安装条件。

——每个AE应置于参考平面上方0.1m高的绝缘支架上。

——钳置于被测电缆上。将电平设置程序中预先确定好的试验信号电平提供给钳。试验时，应将电流注入钳输入端口的屏蔽层或电磁钳的接地柱连接至参考地平面（图3-4-34和图3-4-35）

——去耦网络安装在AE和EUT之间的每一条电缆上，被测电缆除外。

——除连接到每个AE的电缆外，应为连接到每个AE的所有电缆提供去耦网络。

——连接到每个AE的去耦网络（除EUT和AE之间的）距AE的距离不应超过0.3m。AE与去耦网络之间的电缆或AE与注入钳之间的电缆既不捆扎，也不盘绕，且应保持在高于参考地平面30mm的高度。

——被测电缆一端是EUT，另一端是AE。EUT可以使用CDN连接到多个AE；然而，在EUT和多个AE之间只有CDN端接50Ω负载。

——当使用多个钳注入时，逐一在每根被测电缆上进行注入，未进行注入的电缆应进行去耦处理。

当使用钳注入且在AE一侧不满足共模阻抗要求时，AE的共模阻抗必须小于或等于EUT的被测端口的共模阻抗，否则，在AE端口应采取措施（例如，使用CDN-M1或从AE到地之间加150Ω电阻），以满足此条件并谐振。其注入程序，除需遵循上述几点外，还需遵循：

——每种AE和EUT应尽可能接近实际运行的安装条件。例如，将EUT连接到参考地平面上或者将其放在绝缘支架上。

——将电流监测探头（具有低插入损耗）插入注入钳和EUT之间，监视由感应电压产生的电流来修正试验电压。报告中应记录所施加的修正后的试验电压值。

3）直接注入（图3-4-36）

当使用直接注入到电缆屏蔽层时，应采取以下措施：

——EUT应置于距参考平面0.1m高度的绝缘支架上。

——在被测电缆上，去耦网络应位于注入点和AE之间，尽可能靠近注入点。第二个端口应使用150Ω（CDN用负载端接）。在所有其他附属于EUT的电缆上应安装去耦网络（当端口开路，CDN可以认为是去耦网络）。

——注入点应位于参考地平面上方，从EUT的几何投影到注入点之间距离为0.1~0.3m。

——试验信号应通过100Ω电阻直接注入到电缆屏蔽层。

当直接连接到金属箔屏蔽层上时，应适当加以注意，以确保良好的连接来产生可靠的试验结果。

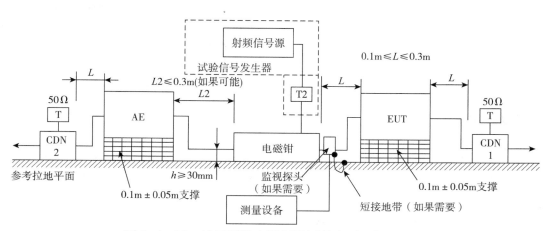

图3-4-34　使用钳注入装置的试验布置一般原理图

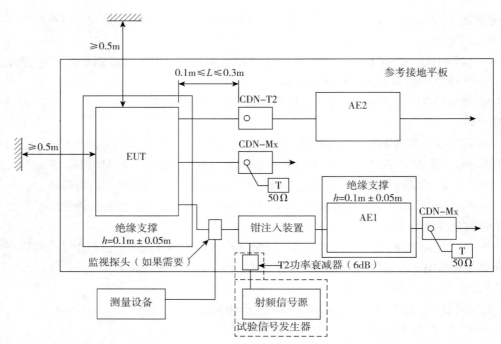

图3-4-35 位于接地平面的试验单元使用钳注入的示例

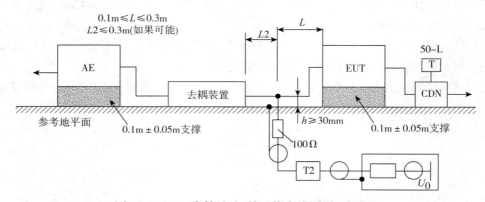

图3-4-36 直接注入到屏蔽电缆试验原理图

4. 开始试验

（1）根据EUT的类型和典型工作条件确定试验信号电平、频率。

（2）根据试验电缆选择合适的注入方式，将试验电缆依次与对应检测装置连接。

（3）详细描述（如可采用拍照方式）记录当次试验中设备布置实际情况，观察EUT的运行情况并记录下运行中出现的现象。

（4）测试结束后保存试验文件，关闭检测设备和EUT电源。

四、结果判定

依据本章第一节的符合性判据进行结果判定。

五、原始记录表格

原始记录表格见表3-4-14。

表3-4-14 射频场感应的传导骚扰抗扰度试验记录

试验结果：

检验日期：

温度（℃）：　　　　相对湿度（％）：　　　　　　大气压力（kPa）：

（一）试验依据

☐ YY0505-20XX 条款 6.2.6

☐ GB/T 17626.6

☐

（二）试验要求

频率范围

☐ 0.15MHz-80MHz　　☐ 0.15MHz-230MHz　　☐ ————

试验电平

☐ 3Vrms　　☐ 10Vrms　　☐

调制方式

☐ 80%AM@1kHz　　☐ 80%AM@2Hz　　☐

步长

☐ 1%　　☐

驻留时间

☐ 1s　　☐ 3s　　☐

（三）试验场地

☐ 普通实验室

☐ 电磁屏蔽室

☐ 3 米法半电波暗室

☐ 10 米法半电波暗室

☐

（四）试验数据

试验供电电源：　　　　　　　　　　　　　　样品运行模式：

试验电缆	试验电平（Vrms）	注入方法	单项试验结果

备注：/

六、操作注意事项

1.试验时，EUT距离任何金属障碍物的距离至少为0.5m。

2.EUT包含的所有电源线和电位均衡端子都需要进行试验，至少应对设备或系统上每项功能的一根代表性电缆进行试验，患者耦合电缆可以逐个地或成束地进行试验。

3.选择试验用的电缆要有合适的CDN，且在试验期间应使CDN正确连接到位。不用于注入试验信号的所有CDN应端接50Ω负载。

4.从EUT引出的各种电缆彼此靠近，并且其接近部分长度大于10m，或从EUT到另一设备是用电缆盘或管道走线时，它们应作为一条电缆处理。

5.在实际安装中，如果电源线可各自分开走线，应用分立的CDN-M1，所有端入口应分开处理。

6.EUT具有功能接地端子（例如，为了射频的目的或者大的漏电流），应将它们连接到参考地平面上；由于电容跨接在CDN的带电部分之间，可能产生较高的漏电流，因此必须要有CDN与参考平面之间的安全连接（某些情况下，这些连接可能由CDN内部结构提供）；

7.在对平衡的多对电缆和对非屏蔽多芯电缆进行耦合和去耦时，用钳注入法更适合。

8.在电池充电期间不能使用、包括所有连接电缆的最大长度在内其最大尺寸小于1m且未与地、通信系统、任何其他设备或系统或患者相连的内部电源设备，免于该项试验。

9.设备或系统可以在任何一种标称输入电压和标称频率下供电。

起草人：何　骏　高　中（上海市医疗器械检测所）
复核人：轩辕凯（北京市医疗器械检验所）
赵佳洋（上海市医疗器械检测所）

第七节　电压暂降、短时中断和电压变化的抗扰度

电压暂降、短时中断和电压变化是由电网、电力设施的故障或负荷突然出现大的变化引起的。本试验旨在考察和评价医用电气设备经受电压暂降、短时中断和电压变化时的抗扰能力。

本部分规定了与低压供电网连接的医用电气设备电压暂降、短时中断和电压变化的抗扰度试验方法和试验等级。

本试验适用于额定输入电流每相不超过16A连接到50Hz或者60Hz交流网络的医用电气设备，不适用于与400Hz交流网络相连接的医用电气设备。

一、依据标准条款

6.2.7。

二、检验设备

（一）试验发生器

试验发生器应有防止其产生强骚扰发射的措施，否则这些骚扰注入供电网络，有可能会影响试验结果。试验发生器的技术要求见表3-4-15。

表3-4-15　试验发生器技术指标要求

空载时输出电压	±5%剩余电压值
输出端电压随负载变化	
100%输出，0A~16A	<5%UT
80%输出，0A~20A	<5%UT
70%输出，0A~23A	<5%UT
40%输出，0A~40A	<5%UT
输出电流能力	额定电压下每相电流的均方根值为16A。发生器应该有能力在额定电压的80%下输出20A，持续时间达到5秒。在额定电压的70%下输出23A，持续时间达到3秒。在额定电压的40%下输出40A，持续时间达到3秒（根据EUT的额定稳态电流情况，这一要求可以降低）
峰值冲击电流驱动能力（对电压变化试验不作要求）	不应受发生器的限值，但发生器的最大峰值驱动能力不必超过1000A（相对250V~600V电源），500A（相对220V~240V电源），250A（相对100V~120V电源）
发生器带有100Ω阻性负载时，实际电压的瞬间峰值过冲/欠冲	<5%UT
发生器带有100Ω阻性负载时，突变过程中电压上升时间tr和下降时间tf	1μs~5μs
相位变化（如果必要）	0°~360°
电压暂降和中断与电源频率的相位关系	<±10°
发生器的过零控制	±10°

试验发生器主要由调压器和开关组成，其中变压器来实现输出电压的调节控制，电子开关来完成输出电压的切换。

三、测试步骤

（一）环境设施的确认

实验室的气候条件应满足EUT操作和试验设备制造商给出的任何限制。如果相对湿度太大以致于在EUT或者试验设备上引起凝结，就不能进行试验。实验室的电磁条件应能保证EUT正常运行，使试验结果不受影响。

（二）受试样品的布置

1. 试验要求

（1）本试验以设备的额定工作电压作为规定电压试验等级的基础。当设备有一个额定电压范围时，应采用如下规定：

1）如果额定电压的范围不超过其低端的电压值的20%，则在该范围内可规定一个电压作为试验等级的基准。

2）在其他情况下，应在额定电压范围规定的最低端电压和最高端电压下试验。

例如：额定电压为110V~240V，则在此种情况下需要选取110V和240V两个电压作为试验等级的基准。

（2）用EUT制造商规定的，最短的电源电缆把EUT连接到试验发生器上进行试验。如果无电缆长度规定，则应是适合于EUT所用的最短电缆。试验原理图见图3-4-37。

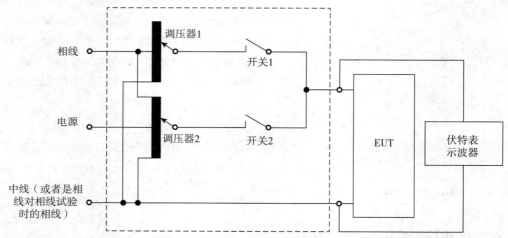

图3-4-37 采用调压器和开关进行电压暂降、短时中断和电压变化的试验原理图

电压暂降——70%电压暂降正弦波波形见图3-4-38。

（3）额定输入功率为1kVA或低于1kVA的ME设备和系统以及所有生命支持的ME设备和系统，应在表3-4-16规定的抗扰度试验电平上符合YY 0505中6.2.1.10的要求。对于额定输入功率大于1kVA和额定输入电流小于或等于每相16A的非生命支持ME设备和ME系统，只要设备或系统保持安全，不发生组件损坏并通过操作者干预可恢复到试验前状态，则允许在表3-4-

16规定的抗扰度试验电平上偏离YY 0505中6.2.1.10的要求。额定输入电流超过每相16A的非生命支持ME设备和ME系统，免予表3-4-16规定的试验。

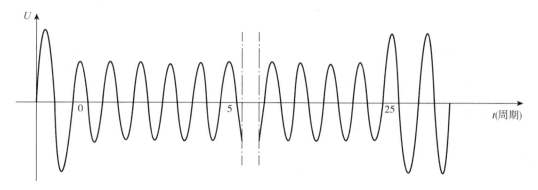

图3-4-38　70%电压暂降正弦波波形

注：电压减少到70%，持续25个周期，在过0处突变

（4）只要ME设备或ME系统保持安全，不发生组件损坏并通过操作者干预可恢复到试验前状态，则允许ME设备和ME系统在表3-4-17规定的抗扰度试验电平上偏离YY 0505中6.2.1.10的要求。生命支持ME设备和ME系统如果允许偏离YY 0505中6.2.1.10要求的这个允差，应提供符合适用的国家或国际标准的报警，以表明与基本性能有关的预期运行的终止或中断。

受试设备应按每一种选定的试验等级和持续时间组合，顺序进行三次电压暂降或中断试验，最小间隔10秒（两次试验之间的间隔）均应在每个典型的工作模式下进行试验。

表3-4-16　电压暂降的抗扰度试验电平

电压试验电平 UT /（%）	电压暂降 UT/（%）	持续时间（周期）
<5	>95	0.5
40	60	5
70	30	25

注：UT指施加试验电平前的交流网电源电压。

表3-4-17　电压中断的抗扰度试验电平

电压试验电平 UT /（%）	电压暂降 UT /（%）	持续时间（s）
< 5	>95	5

注：UT指施加试验电平前的交流网电源电压。

2.试验布置　试验时用EUT制造商规定的，最短的电源电缆把EUT连接到试验发生器上进行试验。如果无电缆长度规定，则应是适合于EUT所用的最短电缆。

（三）测试程序

1.确定受试设备的典型工作条件。

2.确定电源试验电压的频率在额定频率±2%以内。

3.将受试设备电源线连接试验发生器电源输出端，按每一种选定的试验等级和持续时间组合，顺序进行三次电压暂降或电压中断试验，两次试验之间最小间隔10秒。

4.拍照记录当次试验中设备布置实际情况，观察并记录测试过程中任何性能降低的情况。

5.测试结束后保存试验文件，关闭试验发生器电源和受试设备电源。

6.每组试验后，应进行一次全面的性能检查。

四、结果判定

依据本章第一节的符合性判据进行结果判定。

五、原始记录表格

原始记录表格见表3-4-18。

表3-4-18 电压暂降、短时中断和电压变化的抗扰度试验记录

	试验结果：	
检验日期：		
温度（℃）：	相对湿度（％）：	大气压力（kPa）：

（一）试验依据

- ☑ YY 0505-20XX 条款 6.2.7
- ☑ GB/T 17626.11
- ☐

（二）试验要求

电压暂降

☑	> 95% UT，0.5 周期	☑	60% UT，5 周期	☑	30% UT，25 周期	☐

电压中断

- ☑ >95% UT，5s

注：UT 指施加试验电平前的交流网电压

（三）试验场地

- ☑ 普通实验室
- ☐ 电磁屏蔽室
- ☐ 3m 法半电波暗室
- ☐ 10m 法半电波暗室
- ☐

（四）试验数据

电压暂降

试验供电电源：AC220V 50Hz	样品运行模式：
试验重复次数（次）：3	试验时间间隔（s）：10

试验电平 UT/（%）	相位 （deg）	持续周期（周期）	单项试验结果
<5	0	0.5	
<5	180	0.5	
40	0	5	
70	0	25	
备注：/			

电压中断

试验供电电源：	样品运行模式：
试验重复次数（次）：	试验时间间隔（s）：

试验电平 UT/（%）	相位 （deg）	持续时间（s）	单项试验结果
<5	0	5	
备注：/			

六、操作注意事项

1. 多相设备和系统应逐相进行试验；即对每一相分别独立进行试验。

2. 试验电压应步进式改变并从过零点开始。对于多相ME设备和ME系统，电压暂降试验的受试相和中断试验的任意相应以过零点为基准。试验文件应包含基准相位。

3. 拟使用交/直流转换器的直流电源输入的ME设备和ME系统，应使用符合ME设备或ME系统制造商技术要求的转换器进行试验。抗扰度试验电平应施加于转换器的交流电源输入端。

4. 对于电源输入具有多路电压设定或自动变换电压范围能力的ME设备和ME系统，应以最小和最大额定输入电压进行试验。试验应在最小额定电源频率下进行。

5. 对于有内部备用电池的ME设备和ME系统，应在表3-4-16和表3-4-17规定的试验后验证ME设备或ME系统仅在网电源供电时继续工作的能力。

6. 对于带有一根以上电源线的ME设备和ME系统，在每根电源线都应单独进行试验。

起草人：高中　张　芸（上海市医疗器械检测所）
复核人：王建军（辽宁省医疗器械检验检测院）
肖　潇（北京市医疗器械检验所）

第八节 工频磁场抗扰度

工频磁场是由导体中的工频电流产生的，或极少量的由附近的其他装置（如变压器的漏磁通）所产生，在有电流流过的地方都伴有磁场，实际工作中磁场的产生有两种方式：一是由正常的工作电流所产生的稳定的、磁场幅值相对较小的磁场，另一种是由非正常的工作电流所产生的持续时间短但磁场幅值较高的磁场。本项试验旨在考察医用电气设备抗工频磁场骚扰的能力。

一、依据标准条款

6.2.8.1。

二、检验设备

（一）电流源

电流源输出波形应与试验磁场的波形一致（为正弦波），并能为相应的感应线圈提供所需的电流，且输出电流的总畸变率<8%。

稳定持续方式工作时的输出电流范围：1~100A，除以线圈因数。

短时方式工作时的输出电流范围：300~1000A，除以线圈因数。

短时方式工作时的整定时间：1~3秒。

（二）感应线圈

与电流源相连接的感应线圈，应产生与所选试验等级和规定的均匀性相对应的磁场强度。

感应线圈应具有适当的尺寸，以包围受试设备（在三个互相垂直的方位上）。

下面列举的感应线圈尺寸可以在整个受试设备（台式设备或立式）体积内产生磁场，其偏差为±3dB。

（1）用于台式设备的感应线圈　对小型设备（如计算机监视器、电子血压计、电子体温计等等）试验时，标准尺寸的感应线圈是边长为1m的正方形，或直径为1m的圆形，由截面较小的导体制成。

标准正方形线圈的试验体积为0.6m×0.6m×0.5m（高度）。

为了使场均匀性比3dB更好或对更大的设备进行试验，可使用标准尺寸的双重线圈（亥姆霍兹线圈）。

间隔距离为0.8m的标准尺寸双重线圈，其场均匀性为3dB的试验体积为0.6m×0.6m×1m（高度）。

（2）用于立式设备的感应线圈　线圈应能包围受试设备，其大小应使得线圈的一边到EUT外壳的最小距离等于所考虑受试设备尺寸的1/3。

试验体积由线圈的试验面积（每条边的60%×60%）乘以高度（对应于线圈较短一边的50%）来决定。

三、测试步骤

（一）环境设施的确认

（1）温度　15℃~35℃。

（2）相对湿度　25%~75%。

（3）大气压力　86kPa~106kPa。

（4）电磁环境　实验室的电磁环境应能保证正确操作受试设备，而不至影响试验结果。否则，试验应在法拉第笼中进行。

特别是，实验室的背景电磁场应至少比所选定的试验等级低20dB。

应在施加试验磁场之前进行设备性能的预校验，预校验可按照如下方法进行：将场强探头放在感应线圈中心（在没有被测设备时），并具有适当的方向性以探测磁场强度的最大值，同时调整感应线圈中的电流，以得到由试验等级规定的磁场强度。

（二）受试样品的布置

设备和系统，应在3A/m的抗扰度试验电平上符合YY 0505中条款6.2.1.10）的要求。

受试设备的所有电缆都应有1m的长度暴露在磁场中（如果可能）。

应采用浸入法对EUT施加试验磁场。

为了探测EUT的最敏感侧/位置（主要是对固定式的设备而言），可采用临近法（图3-4-39）进行试验，这种方法不用于校验。

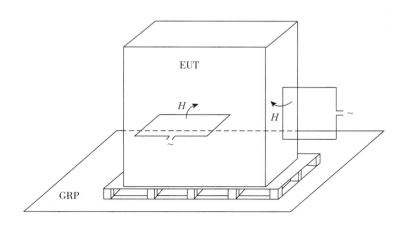

图3-4-39　用临近法探测磁场敏感性

实验室内应具有接地参考平面；接地参考平面应与实验室安全接地系统连接。

受试设备的布置和连接要满足其功能要求，受试设备和辅助设备应放在接地参考平面上，它们与接地参考平面之间有0.1m厚的绝缘支撑。

设备外壳应经EUT的接地端子直接与接地参考平面上的安全接地连接。

电流源应放在距离感应线圈不超过3m远处，并应与接地参考平面连接；感应线圈应放置在距离实验室墙壁和其他磁性物体至少1m远的位置。

台式设备布置示意图如图3-4-40所示。

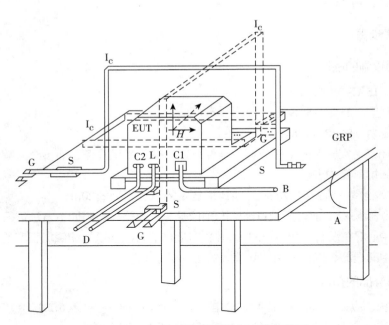

图3-4-40　台式设备测试布置示意图

GRP—接地平面；C1—供电回路；A—安全接地；C2—信号回路；S—绝缘支座；L—通信线路；EUT—受试设备；

B—至电源；IC—感应线圈；D—至电流源，模拟器；G—至试验发生器

受试设备应处于上述规定的感应线圈产生的磁场中。然后感应线圈应旋转90°，以使受试设备暴露在不同方向的试验磁场中；立式设备布置示意图如图3-4-41所示。

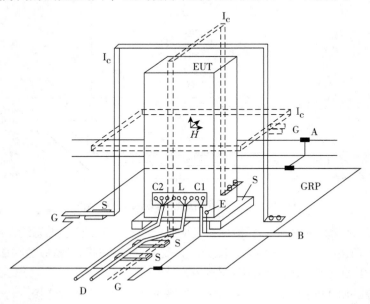

图3-4-41　立式设备测试布置示意图

GRP—接地平面；C1—供电回路；A—安全接地；C2—信号回路；S—绝缘支座；L—通信线路；EUT—受试设备；

B—至电源；IC—感应线圈；D—至电流源，模拟器；G—至试验发生器

受试设备应处于上述规定的适当大小尺寸的感应线圈所产生的试验磁场中，通过移动感应线圈来重复进行（为使试验磁场重叠），在每个正交方向对受试设备的整体进行试验。试验应以线圈最短一边的50%为步长，沿受试设备的侧面将线圈移动到不同的位置重复进行。

为使受试设备暴露在不同方向的试验磁场中，感应线圈应旋转90°，按上述相同步骤进行试验。

（三）测试程序

1.确定受试设备的典型工作条件。

2.根据受试设备类型选择合适的试验布置。

3.拍照记录本次试验中受试设备布置实际情况，观察并记录测试过程中任何性能降低的情况。

4.从电流源上移除感应线圈，关闭电流源。

四、结果判定

依据本章第一节的符合性判据进行结果判定。

五、原始记录表格

原始记录表格见表3-4-19。

表3-4-19　工频磁场抗扰度试验记录

试验结果：

检验日期：		
温度（℃）：	相对湿度（%）：	大气压力（kPa）：

（一）试验依据

☑ YY 0505-201X 条款 6.2.8.1

☑ GB/T 17626.8

☐

（二）试验要求

试验频率		
☐ 50Hz	☐ 60Hz	☐ _____

试验等级	
☐ 3A/m	☐ _____

（三）试验场地

☑	普通实验室
☐	电磁屏蔽室
☐	3m 法半电波暗室
☐	10m 法半电波暗室
☐	

（四）试验数据

试验供电电源：AC220V 50Hz	样品运行模式：①
试验频率（Hz）：50	试验持续时间（s）：180

试验等级 （A/m）	线圈方向	试验结果
3	X、Y、Z	符合

备注：/

六、操作注意事项

1. 试验应在50Hz和60Hz两频率上进行，除非设备或系统规定仅用其中一个，只需在该频率上做试验。

2. 试验期间设备或系统应以与施加的磁场相同的频率供电。

3. 如果设备或系统是内部电源供电或由外部直流电源供电，则试验应在50Hz和60Hz两频率上进行。除非设备或系统预期仅在一个频率的供电区使用，则只需在该频率上进行试验。

4. 试验时，设备或系统可以在任何一种标称电源电压下供电。

起草人：张　芸（上海市医疗器械检测所）
　　　　许慧雯（中国食品药品检定研究院）
复核人：徐　扬（湖北省医疗器械质量监督检验研究院）
　　　　邵玉波（中国食品药品检定研究院）

中国食品药品检验检测技术系列丛书

中国药品检验标准操作规范　2019年版

药品检验仪器操作规程及使用指南

生物制品检验技术操作规范

药用辅料和药品包装材料检验技术

医疗器械安全通用要求检验操作规范

体外诊断试剂检验技术

食品检验操作技术规范（理化检验）

食品检验操作技术规范（微生物检验）

实验动物检验技术

全球化妆品技术法规比对*

化妆品安全技术规范*

---

* 已在其他出版社出版。